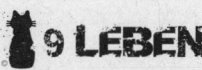 9 LEBEN

## Über die Autorin

Knapp eine Million Menschen sollen jährlich in Deutschland an Lyme-Borreliose erkranken. Eine davon ist Dipl. Soz.päd. Birgit Jürschik-Busbach, Jahrgang 1960, die lange Jahre als Pressereferentin und Online-Redakteurin u. a. im medizinischen Bereich arbeitete. 2009 übersetzte sie, neben weiteren medizinischen Fachartikeln, die „Leitlinien zur Diagnose und Behandlung der Lyme-Borreliose und anderer zeckenübertragenener Krankheiten" des US-Borreliose-Experten, Dr. Joseph J. Burrascano, ins Deutsche.

Im Sommer 2006 zog die Autorin mit ihrer Familie für einige Jahre in die USA, wo sich wenige Monate später die ersten Krankheitssymptome zeigten. Nach zahlreichen Fehldiagnosen brachte ein Flug nach Deutschland und ein findiger Arzt Anfang 2007 die richtige Diagnose. Von da an erlebte die Autorin, die inzwischen wieder mit Mann, Kind und Hund in Deutschland lebt, dass kaum etwas, was sie bis dato über Zeckenstiche und Borreliose aus den Medien erfahren hatte, richtig ist.

Zudem tobt, von der Öffentlichkeit weitgehend unbemerkt, ein heftiger medizinischer Streit um nahezu jeden Aspekt der Erkrankung. Ein Streit, dessen Wurzeln in den USA liegen, der jedoch fatale Folgen für Patienten in Europa hat. Für ihre intensive Recherche war es für die Autorin von großem Vorteil, dass sie – in den USA lebend – einen direkten Zugang zu wichtigen US-amerikanischen Quellen fand. Das öffnete ihr Türen zu Informationen, die bisher im deutschsprachigen Raum wenig bekannt sind.

Birgit Jürschik-Busbach

# Die verschwiegene Epidemie

## Zeckenstich – Borreliose
### Hilflose Patienten, ratlose Ärzte
### Wie Politik, Wissenschaft und Medizin versagen

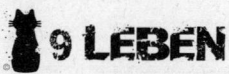 9 LEBEN

## Haftungsausschluss

## Besuchen Sie uns auch im Internet:

www.verschwiegene-epidemie.de
www.facebook.com/die.verschwiegene.epidemie
www.9LEBENverlag.de

3. überarbeitete, aktualisierte Auflage März 2012
Copyright © 2012 by 9 LEBEN Verlag

ISBN: 978-3-981-41050-1

*Für Yannic, Peter und meine Eltern.*

*Wen sonst?*

# Inhalt

# Danksagung

Sie dürfen mir glauben: Nie in meinem Leben hatte ich vor, ein Buch über eine Krankheit zu schreiben, die durch einen Zeckenstich verursacht wird. Doch es ist anders gekommen. Im Herbst 2006 erkrankte ich an Lyme-Borreliose. Ein halbes Jahr lang konnte kein Arzt die richtige Diagnose stellen, bis ich zu einem Hals-Nasen-Ohren-Arzt kam. Er hörte mir aufmerksam zu, kombinierte richtig und ersparte mir damit quälende Ungewissheit und eine weitere Ärzte-Odyssee. An ihn ist an dieser Stelle daher mein erster herzlicher Dank gerichtet.

Danken möchte ich auch den Ärzten im Borreliose Centrum Augsburg, wo man entdeckte, dass ich durch den unbemerkten Zeckenstich noch mit weiteren Krankheitserregern infiziert worden war und unverzüglich eine adäquate, ausreichend dosierte Therapie einleitete.

Vor allem aber danke ich von ganzem Herzen meinem „Arzt aus Leidenschaft", der mich so individuell und erfolgreich weitertherapierte, dass nicht nur dieses Buch vor Ihnen liegt, sondern ich inzwischen auch meine geliebten Halb-Marathonläufe wieder aufnehmen konnte und schlicht mein Leben zurück bekam. Etwas, das nicht gerade selbstverständlich ist, wenn man unter chronischer Borreliose leidet.

Dem vom Borreliose und FSME Bund e.V. so engagiert betriebenen Online-Patientenforum mit seinen ehrenamtlichen ModeratorInnen habe ich ebenfalls viel zu verdanken. Immer wieder konnte ich dort meine Fragen, Zweifel und Beschwerden schildern. Der Trost und Zuspruch von LeidensgenossInnen war mir sicher. Euch allen vielen Dank für Eure wertvollen Tipps.

Ein großes Dankeschön an dieser Stelle auch allen Ärzten und Wissenschaftlern, die sich – häufig gegen Widerstände – für die weitere Erforschung und eine bessere Diagnostik und Therapie der Lyme-Borreliose engagieren. Ganz besonders sind hier die Deutsche Borreliose-Gesellschaft e. V. und ihre Mitglieder zu nennen.

Als meine Familie und ich in den USA lebten, hatten wir zwar aufgrund meiner Erkrankung keine leichte Zeit, wurden aber überaus unbürokratisch und uneingeschränkt von den Vorgesetzten unterstützt. Nichts davon war selbstverständlich. Ob in Leverkusen, Monheim oder Raleigh, wir danken jenen Menschen, die jetzt ganz genau wissen, dass sie gemeint sind!

Ich bedanke mich bei meinen allzeit hilfsbereiten Freundinnen und Freunden Petra, Gisela, „Losel", Lilli, Elke, Helgard, Manfred und natürlich bei meinen Eltern und meinem Sohn - kurzum bei allen, die sich tapfer durch die fremde Materie und das anfangs viel zu umfangreiche Manuskript kämpften. Ihr habt mir nicht nur Stunden Eurer Lebenszeit gegeben, sondern auch wertvolle Korrektur- und Kürzungsvorschläge. Ohne Euch wäre das Buch wahrscheinlich doppelt so dick und zehnmal so langweilig geworden. Alles, was an diesem Buch nicht gefällt, ist ausschließlich meiner mangelnden Einsicht zuzuschreiben und geht allein auf meine Kappe.

Wer eine richtig nette Verlegerin kennen lernen möchte, sollte sich an den Drachenmond Verlag wenden, wo Bücher mit viel Liebe und Herzblut gemacht werden. Liebe Astrid, ohne Deine vielen wertvollen Tipps „aus der Praxis" und Dein stets fröhliches Mutmachen wäre ich vermutlich auf halbem Weg gestrandet. Mein Dank gilt desweiteren auch Katja, die für interessante Medienkontakte sorgte.

Den größten Dank schulde ich meinem Mann Peter. Er war immer der Erste, der meine Entwürfe zu lesen bekam, er war der Erste, der mich ermutigte und der wusste, dass ich dieses Buch schreiben sollte, lange bevor ich es selbst ahnte. Danke für Deine Liebe, Deine unermüdliche Unterstützung und für jeden Tag, den wir miteinander verbringen!

Ganz zuletzt danke ich auch unserer Hundedame Luna für ihre altersweise Geduld mit mir. Für ihren Geschmack bin ich sicher viel zu oft am Laptop gewesen, statt mit ihr im Wald. Luna, glaub mir, diese Zeit hat nun ein Ende. Ich hol' jetzt die Leine. Auf geht's!

# Vorwort

Was ist eine Epidemie? Laut Wikipedia, der Internet-Enzyklopädie, „die zeitliche und örtliche Häufung einer Krankheit innerhalb einer menschlichen Population, wobei es sich dabei im engeren Sinne um Infektionskrankheiten handelt".

Das Thema dieses Buchs ist die Lyme-Borreliose und schon der Titel sagt, dass es rund um diese Erkrankung ein Problem oder besser einen ganzen Problemkreis gibt. Dieses Buch ist kein medizinisches Buch, hier geht es nicht um Diagnostik und Therapie im eigentlichen Sinne, es reiht sich somit nicht in die Vielzahl der Borreliose-Leitfäden und Ratgeberbücher ein. Dieses Buch gibt stattdessen einen detaillierten Überblick über die Hintergründe für das ganze Desaster rund um dieses Krankheitsbild und die beteiligten Akteure. Ein Novum und damit ein einzigartiges Buch, das bislang gefehlt hat.

Als ich anfangs in meiner Hausarztpraxis in Köln 1999 die ersten Borreliosepatienten behandelte, war ich, wie viele meiner Kollegen der Ansicht, dass diese Infektion eine doch eher seltene Erkrankung sei, ohne große Herausforderungen an Diagnostik und Therapie. Wie hatte ich mich geirrt. Nur zwei Jahre später waren so viele betroffene Patienten in meiner Sprechstunde – Kinder, Senioren, Menschen jeden Alters – dass ich notgedrungen die Behandlung zu einem meiner Praxisschwerpunkte machte. Über 10 Jahre ist, angesichts dieser Flut von Kranken, nur noch dieser Praxisschwerpunkt übrig geblieben.

Warum wird die Infektion durch Borrelien und die Erkrankung in unserer Gesellschaft gesundheitspolitisch geächtet? Was passiert hier in unserer Zivilisation angesichts einer immer weiter um sich greifenden und potenziell bedrohlichen Erkrankung? Welche Hintergründe hat es, dass betroffene Patienten Schwierigkeiten mit der Borreliose-Diagnose und -therapie haben? Welche Erklärungsmöglichkeiten gibt es dafür, dass behandelnde Ärzte und Institutionen die Lyme-Borreliose scheinbar nicht ernst nehmen?

Borreliose ist eine Epidemie und es stellt sich die Frage, warum das eigentlich in der breiten Öffentlichkeit nicht bekannt ist. Was wird dagegen unternommen? Und was ist zu tun, wenn man an Lyme-Borreliose erkrankt, wie so viele?

Trotz intensiver eigener Erfahrungen mit dem Thema, habe ich das Buch mit Spannung gelesen und über die vielen Facetten der Thematik gestaunt. Als Insider kennt man die wichtige einschlägige Literatur und die Meinung der Kollegen. Natürlich kann man aber auch, angesichts der heutigen Informationsflut, nicht jede Studie zum Thema kennen, nicht jede Neuerscheinung sofort lesen, nicht immer alles so hinterfragen oder kritisch werten, wie es der Brisanz des Themas gerecht würde. Wie in einem Kaleidoskop werden in diesem Buch wichtige

Informationen und Hintergründe immer wieder neu geschüttelt und sortiert und siehe da: viele Bilder sind nicht stimmig, passen nicht zusammen. Zu viele rein wirtschaftliche Interessen, Einflüsse der Pharmaindustrie, Machtkämpfe unter Kollegen, das Rennen um Veröffentlichungen und wissenschaftliche Anerkennung, dies alles führt zu einer äußerst fragwürdigen Struktur im Gesundheitssystem und zu einem Ergebnis, das nicht im Sinne der Patienten sein kann. Dieses Buch über Lyme-Borreliose sollte eine Pflichtlektüre für Patienten und Mediziner sein.

Dr. med. Gisela Breitgraf

Köln, 26.02.2011

## KAPITEL 1

## *Feindliche Übernahme*

Das Aufstehen war mir bereits sehr schwer gefallen. Meine Augen sind verklebt und ich spüre jeden Muskel. Eine heftige Erkältung? Ja, vermutlich. Der Tag, an dem sich mein Leben änderte, lässt sich genau bestimmen: Es ist der 24. Oktober 2006 in North Carolina, USA. Die schleichende Invasion hat begonnen.

Gut drei Monate zuvor war ich mit meiner Familie vorübergehend von Deutschland in die USA gezogen. Nach Raleigh, North Carolina. Als die Umzugskartons ausgepackt waren, die Möbel an ihrem Platz standen und sich wieder eine gewisse Alltagsroutine einstellte, freuten wir uns darauf, unsere neue Heimat zu erkunden. Aber daraus wurde nichts.

Von der vermuteten Erkältung erholte ich mich nicht mehr. Wochen zogen ins Land. Jede Nacht lag ich schweißgebadet im Bett, inzwischen auch wach gehalten von seltsamen Hustenattacken, die zunehmend mit furchtbarer Atemnot endeten. Alle Nasennebenhöhlen waren entzündet. Kobolde lebten in mir, die meine Gehörgänge verstopften und sie erst nach Stunden wieder freigaben. Geräusche drangen nur dumpf an mein Ohr und immer öfter verschwamm auch die Welt vor meinen Augen.

Mit den Tagen und Wochen addierten sich die Symptome: Plötzlich einsetzender Schwindel, Übelkeit, Heiserkeit, Herzrasen, heftige Schmerzen an den Rippen, als stünden sie in Flammen. Stundenlang schliefen mir die Arme ein, fühlten sich taub und pelzig an. Dazu nie gekannte Kurzatmigkeit, Kopfschmerzen und eine tiefe, lähmende Erschöpfung. Der Spuk schien kein Ende mehr zu nehmen.

In North Carolina lief ich von Arzt zu Arzt, sammelte Diagnosen, Arzt- und Medikamentenrechnungen wie Briefmarken. Was auch immer die Ärzte versuchten, es half nichts. Inzwischen begann ich einfachste Dinge zu vergessen, mein Kopf war wie in Watte gepackt. Ein unerklärlicher Nebel legte sich über jedes Neuron und jede Synapse. Ich konnte nicht mehr klar denken.

Hartnäckig behaupteten die US-Ärzte, schuld sei vermutlich eine Allergie oder eben die Nasennebenhöhlenentzündung. Der Allergologe machte Test um Test. Kein Hinweis auf eine Allergie. Schließlich riet er, ich solle meine chronische Nasennebenhöhlenentzündung in den Griff bekommen und gab mir die Adresse eines Hals-Nasen-Ohren-Arztes. Ein Tipp, für den ich nur bedingt dankbar war, kam ich doch gerade von einem HNO, der mich zu ihm, dem Allergologen, überwiesen hatte.

Meine chronische Pansinusitis (Entzündung aller Nasennebenhöhlen) sollte also die Ursache all meiner Malaisen sein? Ehrlich gesagt, ich glaubte es zu keinem Zeitpunkt. Zu viele Symptome passten nicht ins Bild. Aber der HNO gab sich sicher. Für 800 Dollar wurden Computertomographie-Aufnahmen meiner Nasennebenhöhlen angefertigt. Eine Operation sei unumgänglich, beschied er mich. Gegen die Atemnot – „Es ist halt alles entzündet" – verschrieb er Prednisolon (Kortison). Nach einer Woche Kortison war meine Gesundheit im freien Fall. Ich buchte einen Flug nach Deutschland.

## In einer neuen Wirklichkeit

Februar 2007. Das Telefon klingelt. Der HNO in Deutschland war auf die Idee gekommen, mein Blutserum auf Antikörper gegen Borrelien untersuchen zu lassen. Nun drängt er mich, schnell in die Praxis zu kommen. Er schlägt eine intravenöse antibiotische Behandlung vor. Eine Lyme-Borreliose sei schuld an meinen Symptomen, sagt er, verursacht durch das Spirochätenbakterium *Borrelia burgdorferi*. Lyme-Borreliose? Ich kann mich weder an eine Zecke erinnern, noch an eine Wanderröte. Und doch soll es Borreliose sein?

Zu diesem Zeitpunkt wusste ich so wenig über diese Krankheit, dass ich erleichtert dachte: „Wie gut, dass es keine FSME ist." Und so lehnte ich die angebotene intravenöse Behandlung ab. Mit einem Antibiotika-Rezept für Doxycyclin über drei Wochen verließ ich die Praxis. Endlich eine Diagnose. Erleichtert, mit der Aussicht auf schnelle Genesung, kehrte ich zu meiner Familie zurück.

Ich ahnte nicht, dass ich mit der Borreliose-Diagnose zwischen die Gefechtslinien einer erbittert geführten medizinischen Fehde geraten war. Einer Kontroverse, welche die nicht gerade zur Polemik neigende *Süddeutsche Zeitung* „Borreliose-Krieg" nennt. „Zwischen den Fronten des Borreliose-Kriegs fühlen sich die Patienten zu Recht alleingelassen. Es hapert an allem, was in der modernen Medizin wichtig ist: Diagnose und Therapie sind nicht standardisiert; ob eine Behandlung angeschlagen hat, lässt sich objektiv kaum messen", schreibt das Tagesblatt.

Die Situation ist schlimmer. Immer mehr Menschen erkranken. Annähernd eine Million jedes Jahr – allein in Deutschland, schreibt die Patientenvereinigung BFBD aufgrund von Krankenkassenberechnungen. Eine Epidemie. Aber eine verschwiegene. Das Bild, das der Öffentlichkeit vermittelt wird, sieht harmlos aus: Borreliose ist selten, leicht an der Wanderröte zu erkennen und binnen kürzester Zeit zu kurieren.

Nichts davon stimmt. Tatsächlich ist diese Infektionskrankheit weit verbreitet, wird oft nicht erkannt, in der Folge fehldiagnostiziert und falsch behandelt. Das Resultat sind in viel zu vielen Fällen chronisch kranke Patienten, die nicht mehr geheilt werden können.

Längst trifft es so viele Menschen, dass man sich fragt, warum diese Infektion und das Ausmaß ihrer Verbreitung sowohl politisch, als auch von Seiten medizinischer Wortführer derart heruntergespielt wird. Wieso werden entscheidende Fragen nicht beantwortet? Warum gibt es so viele Ungereimtheiten? Gibt es womöglich geheim gehaltene Interessenskonflikte? Cui bono – und wem nützt das?

Auf der Suche nach Antworten las ich Tausende von Seiten, druckte hunderte Artikel und Studienergebnisse aus. Ich vergrub mich ins Internet. Nur, um am Ende erschrocken festzustellen, dass zwischen den Haufen leerer Tonerkassetten, den Büchern und Papierbergen, die Gewissheiten schwanden.

Stück für Stück habe ich seitdem versucht, das Puzzle zu einem Bild zusammenzusetzen. Einzelne Puzzleteile mögen fehlen, doch auch so zeigt sich ein überraschend hässliches Bild. Es besteht aus Wissenschaftlern, die stillschweigend ihre Finanzen durch Versicherungskonzerne aufbessern lassen und als Gutachter gegen Patienten fungieren, aus fragwürdigen Hypothesen, die notorisch als Wahrheiten verkauft werden und aus ausgeprägten Eigeninteressen der Autoren einer medizinischen Leitlinie. Wie Mehltau legen sich manipulierte Studienergebnisse, Fehlinformationen, Patente und Big Pharma über jeden Aspekt der Borreliose-Infektion. Getoppt wird diese Mesalliance noch durch medizinische Leitlinien, die Patienten zu unfreiwilligen Teilnehmern eines Massenexperiments machen, das an der Grenze zum Unethischen liegt.

Wer sagen mag, ich sei nicht qualifiziert genug, dieses Buch zu schreiben, dem möchte ich entgegnen, wer, wenn nicht die Opfer einer sich epidemisch ausbreitenden Erkrankung können über die Epidemie diskutieren? Unsere tägliche Erfahrung mit dieser tückischen Krankheit und die Reaktionen unseres Umfelds sorgen für eine Lernkurve, die auch Ärzte im Einzelfall kaum teilen können. Zählen nicht Patienten und ihre Erkrankungen zu den Grundmauern, auf denen die Medizin ihre Ausbildung und Expertise baut?

Mit diesem Buch möchte ich den Tausenden und Abertausenden meiner Mitpatienten eine Stimme geben. Unzählige Borreliosekranke leiden und viele Ärzte, die gewillt sind, sie angemessen zu behandeln, leiden ebenfalls. Diese Ärzte werden in Deutschland durch Regresse bedroht und in den USA durch die Gerichtssäle und vor die Medical Boards (Ärztekammern) gezerrt.

Dieses Buch ist auch für all jene gedacht, die nicht mehr die Kraft haben, sich gegen die Meinung ihrer Ärzte zu stemmen, die sie mit Diagnosen wie „somatoforme Störung", „Rheuma", „Multiple Sklerose" oder „Arthritis" nach Hause schicken, ohne differenzialdiagnostisch eine Lyme-Borreliose in Erwägung zu ziehen.

Weltweit erhalten Millionen Menschen Diagnosen wie „Chronisches Erschöpfungssyndrom", „Post-Lyme-Syndrom" oder „Fibromyalgie-Syndrom". Sie leiden an mysteriösen Syndromerkrankungen, deren Ursachen bis heute nicht bekannt und belegt sind, die jedoch in Studien immer wieder mit einer Infektion durch *Borrelia burgdorferi* in Verbindung gebracht werden.

„Die Krankheit hat extrem viele Gesichter. Das führt zu vielen Fehl-diagnosen", räumt Professor Alexander Kekulé von der Universität Halle-Wittenberg gegenüber einer Zeitung ein. „[...] Rheuma, Thrombose, Fibromyalgie (Muskel-Sehnen-Schmerzen), Schlaganfall, Gelenkentzün-dungen (in Knie, Handgelenk, Schulter, Kiefer), multiple Sklerose. Der Patient wird manchmal Monate und Jahre falsch behandelt, während sich die Borreliose-Bakterien im Nervensystem einnisten."

Nichts davon wusste ich, als ich die Wartezimmertüren öffnete.

# KAPITEL 2

## *Einleitung*

Möchten Sie im Sommer wieder mehr Zeit draußen verbringen? Lieben Sie es, zu wandern oder im Garten zu arbeiten? Toben sich Ihre Kinder auf der Wiese des städtischen Parks und im Freibad aus? Legen Sie sich gerne mal ins Gras und genießen ein Sonnenbad?

Falls Sie diese Fragen mit Ja beantworten, sollten Sie unbedingt Ihren Blick für ein Spinnentier schärfen, das oft nicht größer ist, als der Punkt am Ende dieses Satzes. Ein Tier, das es sich an versteckten Körperstellen für eine Blutmahlzeit gemütlich macht und allein in Deutschland unzählige Bundesbürger jedes Jahr neu erkranken lässt. Die Rede ist von Zecken.

Wir leben in sonderbaren Zeiten. Es erkranken inzwischen so viele Menschen wie noch nie durch Zeckenstiche, gleichzeitig wird die wachsende Gesundheitsgefahr von den Medien, von offizieller Seite und manchen medizinischen Meinungsführern verharmlost und heruntergespielt.

Die „offiziellen" Erkrankungszahlen, die Gesundheitsbehörden über die häufigste von Zecken übertragene Infektion, die Lyme-Borreliose, melden, lauten „40 000 – 100 000 Neuerkrankungen pro Jahr". Das ist auch das, was Redakteure immer wieder in den Zeitungen veröffentlichen. Zahlen, die jedoch zwei Jahrzehnte alt sein sollen, wie der Borreliose und FSME Bund Deutschland e.V. (BFBD) berichtet.

Die WHO (World Health Organization) schätzt, in Deutschland seien bereits zwei bis vier Millionen Menschen mit dem Borreliose-Erreger *Borrelia burgdorferi* infiziert. Krankenkassen kommen nach Angaben des Borreliose und FSME Bund Deutschland e. V. allein aufgrund diagnostizierter Wanderröte, dem Frühstadium der Lyme-Borreliose, auf Zahlen, die acht- bis zehnmal so hoch sind, wie die „offiziellen" des Robert Koch-Instituts oder die des Nationalen Referenzzentrums Borrelien. Angesichts der Krankenkassen-Zahlen haben die Zahlen, die von offizieller Seite verbreitet werden, mit der Realität nicht mehr viel zu tun.

Weltweit gehören Zecken zu den gefährlichsten Krankheitsüberträgern überhaupt. Bereits 1991 wurde in wissenschaftlichen Publikationen darauf aufmerksam gemacht, dass Zeckenstiche eine zunehmend ernste Gefahr für die öffentliche Gesundheit darstellen. Mit einem einzigen Stich können sie viele verschiedene Krankheitserreger auf den ahnungslosen Wirt übertragen. Unklar bleibt dabei für jeden Gestochenen, wie sich im Einzelfall der unheilvolle Cocktail aus Bakterien, Viren, Pilzen und anderen krankmachenden Mikroben zusammensetzt. Allein mit den gefährlichen Borrelien ist in manchen Gegenden bereits jede zweite Zecke infiziert.

> *Mit einem einzigen Stich können Zecken viele verschiedene Krankheitserreger übertragen.*

Die Zeiten sind wahrlich sonderbar: Menschen werden durch Borreliose chronisch krank und nicht selten erwerbsunfähig, dessen ungeachtet behauptet so mancher Mediziner medienwirksam, eine chronische Borreliose gebe es gar nicht und falls doch, existiere sie nur in der lebhaften Phantasie der Patienten. Dabei berufen sie sich auf US-Wissenschaftler und Leitlinienautoren, denen mit Misstrauen zu begegnen ist, wie wir noch sehen werden.

Fakt ist, die von Zecken übertragenen Erreger lösen häufig schwere chronische Erkrankungen aus. Meist bleibt deren Ursache unerkannt, denn Borrelien imitieren bei ihrem Treiben extrem viele Krankheitsbilder – geradezu eine Einladung zur Fehldiagnose. Auch das ist ein Umstand, der selten thematisiert wird.

Fibromyalgie, Multiple Sklerose, Polyneuropathie, Arthrose, Schilddrüsenunterfunktion, Gelenkrheuma oder Depression – ohne adäquate Differenzialdiagnostik lässt sich kaum ausmachen, wie viele Patienten unter gesundheitlichen Folgen leiden, die von einem Spirochätenbakterium namens *Borrelia burgdorferi* verursacht wird. Jahre, manchmal jahrzehntelang bevölkern diese Patienten die Wartezimmer, ohne dass Ihnen wirklich geholfen wird.

## Was George W. Bush, Richard Gere und Bastian Schweinsteiger verbindet

Anfang April 2007. Ann-Kathrin Linsenhoff, eine der erfolgreichsten Dressurreiterinnen erklärt ihren Rücktritt vom aktiven Reitsport. Eine Lyme-Borreliose zwingt sie, sich vom Leistungssport zu verabschieden.

Im gleichen Monat verkünden die Medien, ein Zeckenstich habe eine hartnäckige Entzündung im Knie des Fußballnationalspielers Bastian Schweinsteiger verursacht. Das Boulevardblatt *BILD* weiß zu berichten: „Ein solcher Biss kann schlimme Folgen haben: Bundesligist Thomas Schneider (Stuttgart und Hannover) sowie Zoltan Sebescen (Leverkusen) mussten wegen einer dadurch hervorgerufenen Borreliose-Infektion sogar ihre Karrieren beenden."

Im Sommer 2006 erhält der Arzt Dr. Raphael Stricker, seinerzeit Vorsitzender der US-Borreliosegesellschaft ILADS (International Lyme And Associated Diseases Society), einen Anruf aus Washington D.C., der ihn nervös macht. „Es war ein merkwürdiges Telefongespräch", sagt Stricker einer US-Zeitung, „ich wurde ein wenig paranoid." Unzählige Fragen über die Behandlung von Lyme-Borreliose sollte Stricker dem Fremden am Telefon beantworten. Ein Jahr später berichten die Medien, der amerikanische Präsident George W. Bush sei an Borreliose erkrankt und erfolgreich behandelt worden. Für den Borreliose-Experten Stricker klärte sich damit der mysteriöse Anruf aus Washington auf.

*Nach Berechnungen der Krankenkassen sollen 2009 in Deutschland knapp 1 Million Menschen neu an Lyme-Borreliose erkrankt sein.*

Nicht nur George W. Bush erkrankte. Auch Richard Gere, Schauspielerkollege Michael J. Fox, das Model Christy Turlington und die Emmy-Award-Preisträgerin Amy Tan erwischte es. Die Liste der mehr oder weniger illustren Gesellschaft, in der man sich als Borreliosepatient befindet, ist lang. Und sie zeigt eines: Es kann jeden treffen.

Dabei haben sich in den vergangenen Jahrzehnten immer neue Mythen um diese Erkrankung gebildet. Manche glauben bis heute, sie sei eine Art Arthritis und müsse mit geschwollenen Gelenken einhergehen; andere denken, nur die Haut – Stichwort Wanderröte – sei betroffen und viele glauben, Borreliose sei selten und einfach zu kurieren.

## Mythen, Halbwahrheiten und die Wirklichkeit

Wie viel wissen Sie über zeckenübertragene Infektionen? Was glauben Sie? Erkranken mehr Menschen durch einen Zeckenstich an FSME (Frühsommer-Meningoenzephalitis) oder an einer Lyme-Borreliose? Falls Sie auf FSME getippt haben, sind Sie, genau wie ich und viele andere Menschen auf die Medien- und Marketingstrategie der Impfstoffhersteller hereingefallen.

## Ladenhüter oder Verkaufsschlager?

Im Jahr 2009 wurden dem Robert Koch-Institut 313 Fälle von FSME in Deutschland gemeldet; im Jahr 2008 waren es 289. Die Erkrankung nimmt meistens – nach Angaben von Ärzten – einen milden Verlauf. Außerdem kann man sich gegen FSME durch eine Impfung schützen. Das ist auch der entscheidende Grund, warum viele Menschen beim Thema Zecken sofort an FSME denken.

Mit dem Impfstoff lässt sich gutes Geld verdienen. Die Medien- und Marketingstrategie der Impfstoffhersteller zahlt sich aus. Bei der österreichischen Tageszeitung *Der Standard* hat man das mal genauer nachgerechnet: „Die Zeckenimpfung ist in Österreich ein hervorragendes Geschäft für Pharmafirmen, Ärzte und Apotheker – der Kundenstrom versiegt dank Dauerkampagnen nicht." Basierend auf der veröffentlichten Durchimpfungsrate der Österreicher kommt die Zeitung, vorsichtig geschätzt, auf jährlich 2 Millionen Impfdosen zu 22,50 Euro für Erwachsene und 19,30 Euro für Kinder. Das macht einen Markt von mindestens 40 Millionen Euro, plus etwa fünf Millionen Euro, die die Ärzte von den Krankenkassen für das Impfen bekommen.

Weit mehr Menschen erkranken jedes Jahr durch einen Zeckenstich nicht an FSME, sondern an Lyme-Borreliose (nachfolgend auch kurz

Borreliose). Hier sprechen wir nicht über einige hundert Betroffene, sondern – wie bereits erwähnt – sollen knapp eine Million Menschen, allein in Deutschland im Jahr 2009 neu betroffen gewesen sein.

Berücksichtigt man noch die Patienten, die aufgrund von Fehldiagnosen „unter falscher Flagge" durch Deutschlands Arztpraxen und Kliniken segeln, sind es vermutlich weit mehr als eine Million Erkrankter. So oder so. Damit gehört die Borreliose zu den häufigsten Infektionskrankheiten in Deutschland; nach Angaben der Patientenorganisation BFBD sogar zur häufigsten bakteriellen Infektion, gleichwohl – das sagt kaum jemand.

Noch viel weniger Menschen wissen: Patienten werden nach einem Zeckenstich oft nur unzureichend oder gar nicht ursächlich behandelt und in der Folge chronisch krank. Das hat erschütternde Gründe, wie wir noch lesen werden. Nur soviel vorab: Einer davon hat mit medizinischen Leitlinien zu tun. Über den Sinn medizinischer Leitlinien lässt sich trefflich diskutieren; im Fall der Lyme-Borreliose zeigt sich jedoch, wie gefährlich sie sein können. Ganz besonders dann, wenn bei ihrer Erstellung die Interessen der Leitlinienautoren und der Pharma- und Versicherungskonzerne geheim gehalten wurden und die intellektuelle Eigenständigkeit der Leitlinienverantwortlichen bezweifelt werden muss.

> *Die Lyme-Borreliose ist ein Lehrstück über die Manipulation der öffentlichen Meinung.*

## Medizinische Leitlinien – die Justiz ermittelt

Sommer 2009. Auf der ganzen Welt horchen Borreliosepatienten und Patientenvereinigungen auf. In Washington D.C. findet eine neunstündige, öffentliche Anhörung statt, die vom Justizministerium des US-Bundesstaats Connecticut erzwungen worden war. Thema: Die umstrittenen medizinischen Leitlinien der amerikanischen Gesellschaft für Infektionskrankheiten, IDSA (Infectious Diseases Society of America), zur Diagnostik, Therapie und Prävention der Lyme-Borreliose.

Das ist ein historisch beispielloser Vorgang. Es geht um eine Leitlinie, auf die sich Ärzte weltweit und damit auch in Deutschland, der Schweiz und in Österreich stützen. Sie behandeln ihre Patienten guten Gewissens „leitliniengerecht", ohne zu ahnen, welche Folgen das haben kann.

Warum muss sich überhaupt ein amerikanisches Justizministerium einschalten, wenn es um die Diagnose und Behandlung einer Infektion geht? Und wieso wird immer wieder Bezug auf Studienergebnisse aus den USA genommen, auf einflussreiche US-Wissenschaftler, auf amerikanische Leitlinien-Autoren und auf US-Behörden? Und das, obwohl wir es in Europa mit teilweise anderen Borrelienstämmen zu tun haben und die US-Ergebnisse daher nur eingeschränkt übernommen werden können. Die nachdenklich stimmende Antwort lautet: Weil in Deutschland so gut wie keine Forschung über zeckenübertragene Infektionen stattfindet. Die Lehrstühle verwaisen.

Beispiel Medizinische Entomologie (Insektenkunde). Unter dem Titel „Zecken-Doktor nach Amerika" berichtet die *Rheinische Post* über einen „der wenigen Fachleute für medizinische Entomologie (Insektenkunde) in Deutschland", der sich nach Ablauf einer befristeten Assistentenstelle im Ausland etwas suchen muss. Dabei sei er als Privatdozent nur noch einer von zwei [!] in Deutschland mit Universitäts-Lehrbefugnis für medizinische Entomologie. Schon 2003 habe man in einem Bericht für das Umweltbundesamt auf die Gefahren hingewiesen und aufgezeigt, dass man in Deutschland wegen der offenen Fragen mehr tun müsse. „Lyme-Borreliose wird sein Schwerpunkt sein […]", schreibt das Blatt, nur leider in Amerika und nicht in Deutschland.

„Dass es immer wieder zu Fehleinschätzungen hinsichtlich der Ausbreitung von Krankheitserregern durch Tiere kommt, führt [Professor Walter A.] Maier auch auf die personell bescheidene Ausstattung im Fach „Medizinische Entomologie" in Deutschland zurück. So seien viele Experten aus Altersgründen ausgeschieden." Ähnliches berichtet auch der Bonner *General-Anzeiger*. Die Stellen würden an den Universitäten anderen Fächern zugeschlagen.

Es fehlt nicht nur an medizinischen Entomologen. Es fehlt auch an infektiologischem Know-how in der medizinischen Fortbildung und am politischen Willen, die einschlägige Forschung zu fördern. Deutschland ist Borreliose-Liliputland.

In den USA fließen dagegen Millionen US-Dollar in die Erforschung zeckenübertragener Infektionen beim Menschen. Dort werden nach wie vor die meisten Studienergebnisse publiziert und – ganz entscheidend – aus den USA kommen die medizinischen Leitlinien zur Diagnose und Therapie der Lyme-Borreliose, an deren Empfehlungen sich medizinische Fachgesellschaften weltweit und damit auch hierzulande anlehnen. Leitlinien, die sich die oberste US-Gesundheitsbehörde, CDC (Centers of Disease Control and Prevention), zu eigen gemacht hat.

> *53 Prozent glauben, die FSME-Impfung schütze sie vor Borreliose.*

Für Pharmakonzerne ist die Borreliose tendenziell ein Ladenhüter. Borreliose ist eine bakterielle Infektion. Wird sie erkannt, kommt der Patient an Antibiotika nicht vorbei. Aber ob Amoxillin, Penizillin oder Roxithromycin – die Patente für viele der eingesetzten Antibiotika sind längst abgelaufen und billige Nachahmerpräparate auf dem Markt. Manche patentabgelaufenen Originale sind sogar so günstig, dass sich noch nicht einmal mehr Herstellung und Vertrieb eines Generikums (Nachahmerpräparat) lohnt. FSME dagegen ist für die Pharmaindustrie ein vielversprechender Impfstoffmarkt, der gerade in Deutschland noch lange nicht gesättigt ist.

### Fußnoten statt Schlagzeilen

Weitere Schieflagen sorgen für Halb- und Falschwissen. Der Grund, warum die meisten von uns die Gleichung „Zeckenstich = FSME" im Kopf haben, ist die FSME-lastige Behandlung des Themas Zecken in den Medien. FSME, Schweinegrippe oder SARS beherrschen die Schlagzeilen, weil Nachrichtenredaktionen allzu oft bestimmen, worüber sich die Bürger aufzuregen haben. So werden der weit verbreiteten Borreliose, die bis zur Schwerbehinderung führen kann, allenfalls Fußnoten zugebilligt. Eine verzerrte Berichterstattung, die nicht ohne Folgen bleibt.

Das österreichische Kuratorium für Verkehrssicherheit befragte 2008, gemeinsam mit der Basler Versicherung, österreichische Bürger zum Wissensstand über Borreliose. Das Ergebnis: Nur zwei Prozent der Befragten wissen, dass Zecken nahezu das ganze Jahr über gefährlich sind und gerade mal fünf Prozent ist klar, dass sie jederzeit, auch mitten in der Stadt, durch einen Zeckenstich infiziert werden können. 69 Prozent kennen die Lyme-Borreliose überhaupt nicht und 53 Prozent glauben gar, die FSME-Impfung schütze sie auch vor Borreliose.

### Die Mär von der Wanderröte

Haben Sie schon einmal von der Wanderröte, dem typischen Frühsymptom einer Borreliose gehört? Oder geht es Ihnen vielleicht wie mir? Ich dachte, falls ich durch einen Zeckenstich mit Borrelien, den Borreliose-Erregern, infiziert würde, könnte ich das problemlos an einer Wanderröte erkennen. So zumindest liest und hört man es immer wieder in Zeitschriften, Apothekenmagazinen und TV-Beiträgen. Dass die Erkrankung zunächst unbemerkt bleiben kann, weil sich, je nach Studie, gerade mal bei maximal der Hälfte aller Betroffenen überhaupt eine Wanderröte bildet, ist eine Information, die in der breiten Öffentlichkeit gerne unterschlagen wird.

Mindestens die Hälfte der Zeckenopfer hat mit der Früherkennung Pech. Kein augenfälliges Frühsymptom, keine Wanderröte, nichts, was sie dem Arzt zeigen können.

> *Mindestens die Hälfte der Borrelien-Infizierten entwickelt keine typische Wanderröte und nur 20 Prozent der Erkrankten können sich an eine Zecke oder einen Zeckenstich erinnern.*

Wochen, Monate, sogar Jahre können vergehen, bis sich nach einer Borrelien-Infektion Beschwerden entwickeln. Enorme Müdigkeit und Erschöpfung, Schweißausbrüche, Schwindel, grippeähnliche Beschwerden oder Rückenschmerzen – die Vielfalt der Symptome ist groß. Wer soll da auf eine Borreliose tippen?

Die Sache wird auch nicht leichter, wenn man bedenkt, dass sich nur 20 Prozent der Zeckenopfer überhaupt an eine Zecke oder einen Zeckenstich erinnern können, wie Studien gezeigt haben. Wie soll man da das Eine mit dem Anderen in Verbindung bringen?

Es ist dieser verzögerte Krankheitsausbruch, der die Borreliose so tückisch macht. „Bei den Erregern einer Lungenentzündung ist nach zwei Wochen klar, wer gewonnen hat – der Mensch oder die Bakterien", sagt Dr. med. Dieter Hassler in einem *SPIEGEL*-Interview. Der Borreliose-Experte leitet eine 20-Jahre-Langzeituntersuchung. „Weil aber viele Zeckenopfer nie ein solches Tier an ihrer Haut entdeckt haben, wird die richtige Diagnose in diesem [Früh]-Stadium verpasst."

Die ersten Symptome einer Borreliose können wenig spektakulär und unspezifisch sein. Das macht es für Arzt und Patient schwer, die Infektion als solche zu erkennen. Bleibt die Borreliose unerkannt und der Patient in der Folge kausal unbehandelt, ruiniert sie nicht selten das Leben. Erwerbsunfähigkeit und Frühverrentung bilden im schlimmsten Fall das Ende der unseligen Entwicklung.

Wie aber kommt es, dass offenbar breite Bevölkerungsschichten kaum etwas oder falsches über Borreliose wissen? Sind es die schlecht recherchierten und schwammig formulierten Berichte in den Medien, die erheblich zum landläufigen Informationsdefizit beitragen?

> *Wie schwierig die Borreliose-Diagnose sein kann, zeigt allein die Tatsache, dass sich noch nicht einmal eine verbindliche Inkubationszeit festlegen lässt. Tatsächlich ist ein Zeckenstich wie eine Zeitbombe, von der man nicht weiß, wann sie explodieren wird.*

Unter der Schlagzeile „Zecken auf dem Vormarsch" liefert die *Stuttgarter Zeitung* ein typisches Beispiel: „[…] in den meisten Fällen heile die Krankheit vollständig aus, ohne weitere gesundheitliche Folgen zu haben. Bedingung sei jedoch, dass sie rechtzeitig mit Antibiotika behandelt werde. Betroffene sollten daher einen Arzt aufsuchen, sobald sich die Haut nach einem Zeckenbiss rot verfärbe oder wenn sie Fieber oder Schmerzen haben", schreiben sie.

Wer schon in der Schule gut in Textinterpretation und -analyse war, ist hier im Vorteil. Das Schlüsselwort heißt „rechtzeitig". Genau hier lauert die Falle. Es werden eben viele Patienten nicht „rechtzeitig" mit Antibiotika behandelt, weil, wie wir wissen, sich das gut zu erkennende Frühsymptom, die Wanderröte, nicht einstellen will. Welcher Arzt tippt auf Borreliose, wenn man ihm Fieber oder Schmerzen schildert? Und ob diese Infektionskrankheit „in den meisten Fällen" vollständig ausheilt, ist mindestens ebenso fraglich. Das Forschungsteam von Professor Reinhard K. Straubinger an der Ludwig Maximilians-Universität München stellt fest, dass „man Borrelien nach allen bisherigen Erfahrungen zwar eindämmen, aber nicht besiegen [kann]."

## Erstaunliche Labortests

Hegen Ärzte einen Borrelioseverdacht veranlassen sie eine Blutuntersuchung. Der sogenannte ELISA-Test (Enzyme-linked immunosorbent assay) soll ihnen verraten, ob sie es mit dem Erreger *Borrelia burgdorferi* zu tun haben. Dieser Suchtest hat jedoch eine unangenehme Eigenschaft: Er produziert falsche Resultate im Übermaß. Anstatt Kranke zu identifizieren, sortiert dieser Test sie vielfach aus. Der ELISA ist als Suchtest höchst unzuverlässig. Ein Problem, das Patienten und vielen Ärzten gar nicht bekannt ist. Dazu später mehr.

## Nichts ist wie es scheint

Wenn diese Krankheit so leicht zu erkennen und zu heilen ist, warum wurde eigens ein Nationales Referenzzentrum Borrelien in Deutschland eingerichtet? Und wozu betreibt die amerikanische NASA ein Satelliten-Überwachungsprogramm zur Beobachtung von Zeckenpopulationen? Warum sind Millionen US-Dollar in die Erforschung eines Impfstoffs gegen eine „harmlose" Erkrankung

> *„Aufgrund des steigenden Invaliditätsrisikos bei Borreliose zahlt die Allianz jetzt auch bei Infektion durch einen Zeckenbiss."*
> *Allianz-Pressemitteilung*

geflossen? Und wieso gibt es trotz allem bisher keine Impfung gegen Borreliose?

Über 76 Millionen US-Dollar sollen allein die Leitlinienautoren in den USA an staatlichen Forschungsmitteln für die Borreliose erhalten haben. Was muss denn so intensiv erforscht werden, wenn die Infektion mit einer maximal vierwöchigen antibiotischen Behandlung in jedem Fall geheilt wird, wie die Leitlinienautoren der IDSA nicht müde werden, zu behaupten? Ist die Erkrankung wirklich so selten und simpel, wie uns Leitlinienautoren, Medien, Meinungsbildbeauftragte und Gesundheitspolitiker glauben machen wollen? Warum bieten Versicherungen dann einen Versicherungsschutz gegen die Folgen eines Zeckenstichs an?

> *Die Europäische Gesundheitskommission hält Borrelia burgdorferi seit Jahren für überwachungspflichtig.*

Laufend werden Patente rund um die Borreliose und weitere von Zecken übertragene Ko-Erreger eingereicht – ganz besonders häufig übrigens von den besagten US-Leitlinienautoren. Borreliose wird sowohl wissenschaftlich als auch militärisch erkundet und Soldaten werden ausdrücklich aufgefordert, bei einem Zeckenstich das Spinnentier, falls möglich, sofort zur Überprüfung einzusenden.

In den neuen Bundesländern und in Berlin ist vor Jahren die Meldepflicht für die Borreliose eingeführt worden. Die Zahl der gemeldeten Borreliosefälle steigt seitdem unaufhaltsam. Dabei bilden „gemeldete" Fälle noch nicht einmal die Realität ab. Erfahrungsgemäß ist mit hohen „Meldeverlusten" zu rechnen, wie es im Amtsdeutsch heißt. Die Dunkelziffer dürfte also beträchtlich höher liegen.

In den meisten alten Bundesländern weigern sich die zuständigen Landesministerien seit vielen Jahren beharrlich, die Borreliose meldepflichtig zu machen; ebenso das Bundesgesundheitsministerium. Dabei erklärte die zuständige EU-Gesundheitskommission bereits 2003 den Borreliose-Erreger, *Borrelia burgdorferi*, für überwachungspflichtig, was durchaus eine bundesweite Meldepflicht nahelegt. Raten Sie mal, was die Bundesregierung und die Landesregierungen seitdem unternommen haben? Richtig, nichts. Landtagsanfragen und -anträge zur Meldepflicht werden mit fragwürdigen Begründungen abgeschmettert. Wie viele erkranken weiß man „offiziell" daher gar nicht so genau. Eine erwünschte Situation? Vielleicht. Tatsächlich wird so die Gefahr für die Bevölkerung gefährlich unterschätzt, verschleiert oder verschwiegen.

## Albtraum Borreliose

Sich krank zu fühlen und die Ursache nicht zu kennen, ist sehr belastend. Patienten sind daher erleichtert, wenn sie endlich erfahren, an welcher Krankheit sie leiden und wie man sie behandeln kann. Anders bei der Borreliose. Was bis zur Diagnose nur die Wenigsten wissen: Nahezu alles über die zur Chronifizierung neigende Krankheit ist kontrovers und umstritten. Welche diagnostischen Tests sind aussagefähig? Was sind die wirklich typischen Symptome? Wie lange muss oder soll man therapieren? Mit welchen Antibiotika und in welcher Dosierung? Was ist mit dem Post-Lyme-Syndrom? Gibt es überhaupt Evidenzen (Nachweise, Beweise) für die Existenz eines solchen Syndroms? Oder kann die Borreliose chronisch werden? Kann Borreliose nachweislich geheilt werden? Nichts, aber auch gar nichts ist bislang sicher und ausreichend erforscht; Nachweise fehlen an allen Ecken und Enden.

## Eine Lüge, oft genug erzählt, wird zur Wahrheit

Die Infektion wirft viele Fragen auf. Zu viele. Daher kann es nicht nur darum gehen, die breite Öffentlichkeit über die häufigste durch Zecken verursachte Krankheit zu informieren, sondern vor allem darum, ein Bewusstsein dafür zu schaffen, dass es noch viele unbeantwortete Fragen und medizinische Kontroversen zur Diagnostik und Therapie gibt. Das, was als „wahr" bezeichnet wird, basiert in Wirklichkeit auf völlig unzureichenden Nachweisen. Ein entscheidender Punkt, der immer wieder in Vergessenheit zu geraten droht. Bezogen auf die Borreliose steht zu befürchten, dass Lenin Recht hatte: „Eine Lüge, oft genug erzählt, wird zur Wahrheit."

Machen wir uns gemeinsam auf die Suche nach Antworten. Was steckt wirklich hinter der Lyme-Borreliose? Warum gibt es Jahrzehnte nach der Entdeckung des Krankheitserregers weder eine sicher heilende Therapie, noch einen Impfstoff, noch einen zuverlässigen Krankheitsnachweis? Wie konnte es zu dieser für Patienten und Ärzte verqueren Situation kommen? Wer hat eigentlich seine Finger im Spiel, wenn es um die Deutungshoheit über diese Infektion geht? Und was haben Patienten in Deutschland, der

Schweiz und Österreich mit medizinischen Leitlinien aus dem „Land der unbegrenzten Möglichkeiten" zu tun?

Bevor Sie auf Entdeckungsreise gehen, möchte ich Sie warnen. Dieses Buch ist keine leichte Lektüre, vermutlich nicht das Richtige für einen entspannten Tag am Strand und auch nichts, das man bei laufendem Fernseher „nebenbei" lesen kann. Vielleicht tut Ihnen dieses Buch noch nicht einmal gut, weil Sie sich womöglich aufregen werden.

Am besten aber vergessen Sie zunächst alles, was Sie bisher über Zecken, Zeckenstiche oder zeckenübertragene Krankheiten wie Borreliose gehört haben. Tatsächlich übertrifft die Realität jede Phantasie. Wenn es um Lyme-Borreliose geht, hat man es plötzlich mit wissenschaftlichen Grabenkämpfen und großen Egos zu tun, mit jahrelangen Manipulationen, mit Ränkespielen und gezielter Irreführung. Vor allem begegnen wir US-Experten, die den Verlockungen der Pharmaindustrie und der Versicherungsbranche erlegen sind. Und so geht es vor allem um Geld. Um viel Geld.

## KAPITEL 3

# *Eine mysteriöse Krankheit*

Unter dem Mikroskop windet und schlängelt es sich; mit dem bloßen Auge ist es gar nicht zu sehen. So winzig, fast ein Nichts und dennoch hoch komplex. Es wandelt seine Gestalt, verändert die Größe, die Form, narrt Forscher, Ärzte und Patienten. Die Rede ist von einem trickreichen Überlebenskünstler, dem Bakterium *Borrelia burgdorferi (Bb)*. Obwohl diese Mikrobe Europa bereits seit der Eiszeit bewohnt und sich weltweit millionenfach am Blut seiner Wirte labt, wurde sie erst 1981 entdeckt.

Viele glauben, die Lyme-Borreliose sei in den späten 1970ern im US-Städtchen Lyme entdeckt worden. Das ist höchstens die halbe Wahrheit. Sicher, zwei Kinder erhielten Mitte der 70er die Diagnose rheumatoide Arthritis. Sie standen mit geschwollenen Knien vor ihren Ärzten in der Stadt Lyme, litten unter Heiserkeit, Fieber und tiefer Müdigkeit. Das Ergebnis: Ratlose Ärzte, eine unzufriedene Mutter und ein Rheumatologe, der kurze Zeit später begeistert glaubt, er habe eine völlig neue Krankheit entdeckt. Hätte er einen Blick hinüber ins „alte Europa" geworfen, wäre sein innerer Jubel vermutlich sofort erstorben, so aber kommt es anders.

Tatsächlich beschreibt der deutsche Arzt Alfred Buchwald bereits 1883 einen Fall von *„diffuser, idiopathischer Hautatrophie"* bei einem 36-jährigen Patienten. Ein Symptom, von dem man heute weiß, dass es durch eine chronische Infektion mit *Borrelia burgdorferi (Bb)* verursacht wird.

Über drei Jahrzehnte hinweg, von 1883 bis 1913, berichten ein Dutzend Ärzte über frühe und chronische Hautmanifestationen der Lyme-Borreliose. Später nennt man diese Erscheinung *Acrodermatitis chronica atrophicans (ACA)*, eine atrophische Hauterkrankung, mit papierdünner Haut und geschädigtem Nervensystem. 1909 präsentiert der schwedische Hautarzt Arvid Afzelius seine Forschungsergebnisse über eine sich ausbreitende, ringförmige Hautrötung. Zwölf Jahre später veröffentlicht er seine Arbeiten und vermutet, diese Hautrötung werde durch einen Zeckenstich verursacht. Er beschreibt dabei auch Symptome einer

Gehirnhautentzündung. Die beschriebene Hautrötung kennen wir heute als Wanderröte, Erythema migrans (EM).

In den zwanziger Jahren des 20. Jahrhunderts schildern die beiden französischen Ärzte Charles Garin und Charles Bujadoux den Fall eines Patienten mit Gehirnhautentzündung, schmerzhafter Entzündung der Nervenwurzeln und einer Wanderröte nach einem Zeckenstich. Sie sind überzeugt, dass es sich hierbei um eine Infektion durch Spirochäten-Bakterien handelt. Zur spiralförmigen Bakterienfamilie der Spirochäten gehören sowohl der Erreger der Syphilis, als auch der Verursacher der Lyme-Borreliose. Die beiden Ärzte beschreiben zudem erstmals die neurologische Beteiligung der Infektion, bezeichnen die Krankheit jedoch als Zeckenlähmung.

1949 zeigen Studien an 57 Patienten mit der atrophischen Hauterkrankung *ACA*, dass Penizillin eine wirksame Therapie ist. Sieben Patienten werden damit geheilt, bei 28 bessern sich die Beschwerden und nur fünf zeigen lediglich leichte Verbesserungen. Die bakterielle Ursache der *ACA* ist damit eindeutig. In Europa gibt es somit in den 1950ern zahlreiche Hinweise und Studien, die darauf hindeuten, dass es sich bei Arthritis, der Wanderröte oder der atrophischen Hauterkrankung *ACA* um eine durch Zecken übertragene bakterielle, systemische Infektion handelt, die man mit Penizillin wirksam therapieren kann. Eine wichtige Feststellung, wie wir noch sehen werden.

In den USA ist man noch nicht so weit. Erst 1956 wird die Wanderröte dort in einem medizinischen Lehrbuch beschrieben. Es ist das Jahr, in dem eine junge Künstlerin im US-Bundesstaat Connecticut am Porträt eines kleinen Mädchens arbeitet. Eine Arbeit, die ihr zunehmend schwerer fällt, denn ihre Gelenke sind geschwollen, sie leidet unter Kopfschmerzen und einer Art Hautausschlag. Zunächst schiebt sie die Beschwerden auf ihre Schwangerschaft. Die Symptome verschwinden wieder.

1965 kehren sie jedoch mit Macht zurück. Nun leidet sie auch unter Gedächtnisproblemen, plötzlich einschießenden Schmerzen und einer tiefen Müdigkeit, die nicht mehr aufhören will. Ende der 60er Jahre beginnen auch ihre Kinder unter unerklärlichen Schmerzen, Magen-Darm-Beschwerden, Hautausschlägen und Kopfschmerzen zu leiden. Die Familie konsultiert Ärzte über Ärzte, erhält mehr als ein Dutzend Diagnosen und zig Rezepte – nichts hilft. Zwischenzeitlich wird sie in die psychiatrische

Abteilung einer Klinik eingewiesen, da man glaubt, ihre Beschwerden seien durch Depressionen verursacht.

Auch wenn alle Welt zu glauben scheint, der Yale-Wissenschaftler Allen C. Steere habe die Lyme-Borreliose entdeckt, ist und bleibt das ein Irrtum. Bereits 1970 bezog sich der US-Kollege Rudolph Scrimenti auf die Arbeiten des Schweden Hellerström und veröffentlichte eine Beschreibung des ersten Falls einer Wanderröte in den USA. Der Patient ist ein 57-jähriger passionierter Jäger aus Wisconsin, der sich nach der Jagd die Zecken immer selbst entfernte. Scrimenti beschreibt bei diesem Patienten, neben der Wanderröte, auch die begleitenden neurologischen und arthritischen Symptome sowie den möglichen Einsatz von Penizillin als Therapie. Er vermutet Spirochäten- oder Rickettsienbakterien als Krankheitserreger, die, so glaubt er, durch Zecken übertragen werden. Für ihren Verdacht werden Scrimenti und Hellerström – einer ruhmlosen wissenschaftlichen Tradition folgend – zunächst von Kollegen belächelt. Wäre Scrimenti eitel gewesen, hieße die Lyme-Borreliose heute vielleicht Scrimenti-Borreliose oder Scrimenti-Disease, wer weiß. So aber richten sich die Scheinwerfer von nun an auf eine ländliche Kleinstadt in den USA.

Von alldem weiß die junge Künstlerin nichts. Entschlossen greift sie am 16. Oktober 1973 zum Telefonhörer und wählt die Nummer des Connecticut Department of Health. Die Anruferin heißt Polly Murray. Sie lebt in Lyme, im US-Bundesstaat Connecticut. Polly ist nicht nur eine talentierte Künstlerin; sie und Judith Mensch sind eigentlich die wahren „Entdecker" der Lyme-Borreliose.

Polly Murray beginnt Daten über 14 weitere Anwohner zu sammeln, die in Lyme über ähnliche Beschwerden klagen. Über all die Jahre hatte sie nicht aufgehört, daran zu glauben, dass es wohl eine noch unbekannte Krankheit ist, die sie, ihre Familie und viele Menschen in ihrer Umgebung plagt. Unentwegt hatte sie seit 1971 in medizinischen Fachbüchern und -magazinen nach Krankheiten gesucht, die mit ihren oder vergleichbaren Symptomen einhergingen. Ohne Erfolg.

Mit ihrem Anruf im Connecticut Department of Health bringt sie schließlich den Stein ins Rollen, auch wenn man sie zunächst abwimmelt. Arthritis sei schließlich nicht ansteckend und auch nicht meldepflichtig. Ihr behandelnder Arzt kritisiert ihre Aktion und fordert sie auf, sich einen

Rheumatologen zu suchen. Polly telefoniert mit Ärzten der Yale-Universität, auch weil ihre Kinder wiederholt mit juveniler Arthritis (Gelenkentzündung bei Kindern unter 16 Jahren) diagnostiziert wurden, einer eher seltenen Erkrankung.

Sie wird an einen jungen Arzt verwiesen, der sie bittet, im November erneut in die Rheumatologische Abteilung der medizinischen Fakultät zu kommen. Polly nutzt die Zeit für eine Telefonkampagne. Sie ruft jeden an, den sie kennt und fragt, ob sie wiederum Menschen kennen, die unter den gleichen oder ähnlichen Symptomen leiden wie ihre Familie. Gewissenhaft notiert sie die Krankheitsverläufe und bittet um Erlaubnis, diese Informationen an das Connecticut Department of Health weitergeben zu dürfen.

> *1975 beginnt das Yale-Projekt „Lyme-Arthritis".*

Eines Abends erhält Polly den Anruf von Judith Mensch, einer Psychiaterin, die ebenfalls seit Jahren unter mysteriösen Symptomen leidet. Ihre ärztlichen Kollegen diagnostizierten ihr eine „Depression". Auch sie ist ratlos. Judiths Tochter Anne und ein Nachbarmädchen erkranken, genau wie Pollys Kinder, an „Arthritis".

Unterdessen kehrt der Epidemiologe Dr. David Snydman 1975 nach dem Urlaub an seinen Schreibtisch beim Connecticut Department of Health zurück und findet die Nachricht vor, er solle Mrs. Murray und Mrs. Mensch in Lyme anrufen, es gäbe „verdammt viele Arthritisfälle dort".

Nachdem er mit den beiden Müttern telefoniert hat, ruft er die Ärzte in der Umgebung an, fragt, wie viele Arthritisfälle sie behandeln. Schnell wird ihm klar, dass er über keine verlässlichen Zahlen verfügt. Er beginnt eine Studie, besucht Patienten mit gleichartigen Beschwerden, befragt die Ärzte und kommt zu dem Schluss, dass Merkwürdiges in und um Lyme geschieht.

Am 18. November 1975 hat Polly Murray die Krankheitsverläufe weiterer 35 Personen aufgezeichnet. Am 20. November fährt sie, wie ihr geheißen, erneut zur Yale-Universität. Ein Arzt, Anfang dreißig, begrüßt sie freundlich. Sein Name: Dr. Allen Caruthers Steere.

## Yale ermittelt – der „Fall Lyme-Arthritis"

Ursprünglich wollte Steere Violinist werden. Er ist talentiert und spielte mit dem bedeutenden Geiger Itzhak Perlman. Gleichwohl kommt es anders. Eine Sehnenverletzung, die er sich bei einem Basketballspiel zuzieht, zwingt ihn zu einem Wechsel des angestrebten Berufs. Er studiert Medizin an der Columbia University und verbringt sein letztes Studienjahr in Liberia, wo Infektionskrankheiten zum Alltag gehören.

Später arbeitet er für die US-Gesundheitsbehörde CDC (Centers of Disease Control and Prevention). Er gehört dort, wie ehemals Dr. Snydman, zum „Epidemic Intelligence Service" (EIS), einem quasi-militärischen CDC-Geheimdienst, der 1950, nach Ausbruch des Koreakriegs, ins Leben gerufen wurde. Dabei ging es nicht nur um die Jagd nach neuen Seuchen und deren Erregern, sondern auch um biologische Kriegsführung. 1951 begann man damit, die ersten EIS-Officer auszubilden. Zwar wurden Biowaffen in den 1970ern verboten, aber da war diese Sonderabteilung längst etabliert.

Absolventen des zweijährigen EIS-Trainings besetzen weltweit Schlüsselpositionen bei Gesundheitsbehörden, in der Industrie, den Medien, der WHO und den Universitäten. Übrigens auch beim Robert Koch-Institut. Der Leiter der Abteilung Infektionskrankheiten, Dr. med. Gérard Krause, arbeitete als Epidemiologic Intelligence Service Officer der CDC in Atlanta. Zufall oder nicht, zu den ehemaligen EIS-Fachkräften gehören nicht nur Steere, sondern auch die IDSA-Leitlinienautoren Alan Barbour und Mark Klempner sowie der ehemalige Leiter des Borrelioseprogramms der NIH (National Institutes of Health), Ed McSweegan.

1975, als Steere den Anruf von Dr. Snydman erhält, arbeitet er in Yale gerade an einem Grundlagenforschungsprojekt über weiße Blutkörperchen – nicht sehr aufregend nach dem Epidemic Intelligence Service. So ist es kaum verwunderlich, dass er sich mit Verve auf die mysteriösen Krankheitsfälle in Lyme stürzt.

Polly Murray berichtet, Steere habe ihr über drei Stunden lang aufmerksam zugehört, als sie ihm ihre und die weiteren aufgezeichneten Krankheitsverläufe schilderte. Beim Abschied bittet er, alle genannten Patienten mögen zur Untersuchung nach Yale kommen, er wolle eine

„Landkarte" der seltsamen Erkrankung zeichnen. Straße für Straße. Das „Projekt Lyme-Arthritis" beginnt.

Im Januar 1976 schreibt Steere, er habe inzwischen 39 Patienten gefunden, die ebenfalls unter „Arthritis" litten, und – es könnte sich um eine viral bedingte Infektion handeln.

> *Wer einen Fehler macht und ihn nicht korrigiert, begeht einen zweiten.*
>
> *Konfuzius*

Halb Yale sucht nun nach der Ursache für diese „Arthritis". Ist sie ansteckend? Ist etwas mit dem Trinkwasser in Lyme nicht in Ordnung? Steere verschreibt den Patienten Aspirin. Polly erhält einen Brief von ihm. Er und seine Kollegen glauben, es handele sich bei der „Arthritis" höchstwahrscheinlich um eine von Insekten übertragene Infektion, schreibt er.

Die Yale-Wissenschaftler entwerfen Forschungspläne und kümmern sich um die Finanzierung ihres Projekts. Steere hat inzwischen 51 Einwohner in Lyme und Umgebung ausgemacht, die offenbar alle an „Arthritis" leiden. Diese „Arthritis", so Steere, zeichne sich durch einen kurzen und milden Verlauf aus, mit längeren symptomfreien Perioden, sie sei vermutlich selbstlimitierend und Aspirin eine hilfreiche Behandlung. Mindestens vier von 1000 Einwohnern scheinen an dieser Erkrankung zu leiden, glaubt er. Im Verlauf des Schreibens an Polly geht Steere auch auf weitere Tests ein, die alles in allem nur selten auffällig seien. Die Ergebnisse der Blutuntersuchungen zeigten keinerlei Hinweise auf ein bekanntes Bakterium oder irgendein Virus. Die geographische und saisonale Verteilung der Patienten lasse aber eine infektiöse Ursache der Erkrankung vermuten. Er und seine Forschungskollegen glauben, dass diese Art von Arthritis eine bislang unbekannte Krankheit sei, die sie nach dem Ort ihrer Entdeckung „Lyme-Arthritis" benennen. Steere denkt wirklich, er habe mit seinen 33 Jahren den heiligen Gral der medizinischen Wissenschaft gefunden. Stolz verkündet er, sein Team und er hätten eine vollkommen neue Krankheit in den USA entdeckt. Ein verhängnisvoller Fehler. Vor allem für die Patienten, wie sich noch herausstellen wird.

Es stört zunächst nicht, dass Steere und seine Yale-Kollegen keine Verbindung zwischen einer Wanderröte und der „Lyme-Arthritis" herstellen können. Offenbar haben sie bislang weder die europäische Literatur studiert, noch scheinen sie die entsprechenden Veröffentlichungen der US-Literatur zu kennen. Hinzu kommt der „Fluch der Fachärzte", angesichts einer Multi-Organ-Infektion. Rheumatologen „können Knie", aber nicht Haut. Sie sprechen wohl auch nicht mit den Dermatologen in Yale. Letztere hätten vielleicht das mangelnde Wissen über die in Europa so zahlreich beschriebene Verbindung zwischen einer Wanderröte und einem Zeckenstich, nebst bakterieller Ursache und wirksamer Penizillin-Therapie, ausgleichen können, das unterbleibt jedoch offenbar.

Im Sommer 1976 sind das Yale-Team und Steere sehr beschäftigt. Sie untersuchen nun die Insekten der Lyme-Region und fangen alle möglichen Tiere ein, in der Hoffnung, Parasiten zu finden. Das Grundwasser und Tierhalter werden getestet. Jeder „Lyme-Arthritis-Patient" wird intensiv über seine Ess- und Trinkgewohnheiten, zum Drogenkonsum und nach durchgemachten Erkrankungen

> *Yale sucht nach der Ursache für die sich epidemisch ausbreitende „Arthritis".*

befragt. Die Yale-Forscher verteilen Glasröhrchen an die Einwohner – sie sollen damit „verdächtige" Insekten einfangen.

Polly Murray aber ist enttäuscht über den Steere-Brief. Sie hat den Eindruck, Dr. Steere und seine Kollegen verharmlosen die Erkrankung. Kein Wort über die entkräftende Schwere der Symptome, mit denen die Patienten Tag für Tag, Jahr um Jahr leben müssen. Auch wenn Dr. Steere keine Massenhysterie auslösen wollte, so hätte er in seinem Brief anerkennen müssen, dass es sich um eine überaus ernstzunehmende Krankheit handelt, findet Polly.

Ende Mai reagieren die Medien. Der CBS-Radiosender bringt einen ersten Bericht, TV-Sender folgen und die *New York Times* veröffentlicht eine Titelstory über Lyme-Arthritis. Anwohner warnen vor den Folgen einer „Massenhysterie". Sie befürchten Probleme mit dem Tourismus und für den Immobilienmarkt in der Lyme-Gegend.

In der Zwischenzeit zieht Steere weitere Kollegen hinzu, unter ihnen auch Lieutenant Commander William E. Mast vom Medical Corps der US Naval Reserve. Dieser erwähnt, er habe seit 1975 zehn Patienten mit Wanderröte untersucht, wissend, dass diese Wanderröte in der europäischen Fachliteratur mehrfach beschrieben wurde. Er habe seine Patienten

mit Antibiotika behandelt und die Ergebnisse seien gut gewesen. Lediglich zwei Patienten hätten leichte arthritische Beschwerden zurückbehal-
ten, berichtet er. Auch Polly fragt Dr. Steere, ob man es bei Lyme-Arthritis schon mit Antibiotika versucht habe? Aber in Yale sieht man keinen
Unterschied zwischen Lyme-Arthritis-Patienten, die mit oder ohne Antibiotika behandelt wurden.

Im August 1976 versucht Polly Dr. Steere davon zu überzeugen, dass
die erkältungsähnliche Symptomatik, die Magen-Darm-Beschwerden, die
Heiserkeit und das Fieber ebenfalls zum „Lyme-Syndrom" gehören und
nicht nur die arthritischen Beschwerden, auf die sich die Rheumatologen
so beharrlich konzentrieren.

Rheumatologen interessieren sich naturgemäß mehr für Gelenke, als
für Magen-Darm-Beschwerden oder Heiserkeit. Da er in der Synovialflüs-
sigkeit der Gelenke keine Bakterien gefunden hatte, glaubt Steere nicht
an eine bakterielle Ursache, sondern an einen viralen Erreger. Angesichts
seiner bemerkenswerten Unkenntnis, vielleicht auch Ignoranz, über den
Stand der einschlägigen, internationalen Forschung ist es nicht verwunderlich, dass er meint, Antibiotika seien bei dieser mysteriösen Krankheit
wirkungslos. Dabei steht seine Ansicht in einem eklatanten Widerspruch
zu den bereits veröffentlichten Fachartikeln in jener Zeit, die über effektive Therapien mit Antibiotika berichten.

„Wer einen Fehler gemacht hat und ihn nicht korrigiert, begeht einen
zweiten", soll Konfuzius gesagt haben. Steere und seine Forschungskollegen aus Yale nehmen eine Position ein, die sie später kaum ohne Gesichtsverlust wieder räumen können. Sie korrigieren ihren Fehler nicht und schaden von nun an den Patienten.

Während Polly und Judith damit beschäftigt sind, Beweise zu sammeln
und der Marinearzt Dr. Mast seine „Wanderröte"-Patienten mit Antibiotika behandelt, untersucht ein Arzt in der Kleinstadt Hamden, Connecticut, ebenfalls diese mysteriöse Krankheit: Dr. Charles Ray Jones, 40, ein
großgewachsener freundlicher Kinderarzt, der erst kürzlich von New York
nach Connecticut gezogen ist. Erstaunt hatte er 1970 festgestellt, dass
eine ähnliche Erkrankung, wie die seltene juvenile rheumatoide Arthritis,
offenbar in Hamden häufig vorkommt. Diese, der juvenilen Arthritis so
ähnliche Erkrankung, scheint zu kommen und zu gehen. Die Patienten

leiden zudem an Kopfschmerzen und tiefer Müdigkeit, doch sie weisen keine Immunmarker auf, die für diese Arthritisform typisch sind. Ohne den Namen oder die Ursache für die mysteriöse Krankheit zu kennen, stolpert Jones über eine Therapie.

Einige der Kinder mit der „neuen Krankheit" hatten sich mit Streptokokken infiziert. Er behandelt sie mit Antibiotika. Zu seiner Verblüffung verschwindet nicht nur die Streptokokken-Infektion. Mit ihr verschwindet auch diese neue Form der „Arthritis".

Obwohl er dafür noch keine Erklärung hat, ist Jones klinische Strategie nun klar. Er beobachtet seine jungen Patienten und wenn er Symptome der „neuen Krankheit" bemerkt, behandelt er sie für ein oder zwei Wochen, notfalls auch länger, mit Antibiotika. Für ihn scheint die Sache eindeutig: Er hat es offenbar mit einer bakteriellen Infektion zu tun. Die Kinder in Lyme bleiben von nun an kranker, als die Kinder in Hamden, die in der Tat seltener Spätsymptome zeigen.

Was Jones zu diesem Zeitpunkt nicht ahnt: Mit der Eröffnung seiner Kinderarztpraxis in Connecticut begibt er sich in das Epizentrum eines Sturms, der zum Orkan anschwellen wird. Einem Orkan, der ihn Jahrzehnte später fast zu verschlingen droht. Was mit dem Anruf zweier Mütter beim Connecticut Department of Health beginnt, endet für Dr. Jones 2007 mit der Klage „Der Staat von Connecticut vs. Dr. Charles Ray Jones". Noch schreiben wir das Jahr 1970 – Jones kann nicht wissen, dass er Jahrzehnte später zu den unzähligen Opfern einer neuen Inquisition gehören wird.

Zwar kommt auch den Yale-Forschern kurz der Gedanke, was immer auch die Lyme-Arthritis auslöst, könnte dasselbe „Ding" sein, das auch die Wanderröte verursacht. Doch Steere glaubt einfach nicht, dass diese beiden Krankheiten dieselben sind. Er argumentiert, „seine" Connecticut-Patienten leiden schließlich an Arthritis, und nicht an dermatologischen oder neurologischen Symptomen, wie in der europäischen Literatur beschrieben. Er ist wohl zu begeistert von „seiner Entdeckung".

Zusammen mit Kollegen veröffentlicht Steere 1977 in den *Annals of Internal Medicine* den Beitrag: „Erythema Chronicum Migrans and Lyme Arthritis. The enlarging clinical spectrum", also: Wanderröte und Lyme-Arthritis, das erweiterte klinische Spektrum. Jetzt gibt auch er zu, dass es nicht länger nur um geschwollene Knie geht. Steere et al. beschreiben, dass die assoziierten Symptome von symptomfrei bis Krankheitsgefühl, von Müdigkeit, Schüttelfrost und Fieber, Kopfschmerzen, Nackensteife, Rückenschmerzen, Myalgien (Muskelschmerzen), Übelkeit, bis zu Erbrechen und Heiserkeit reichen. Sie schreiben, der diagnostische Marker sei die Wanderröte.

1977 veröffentlichen Steere et al. einen Artikel im Fachjournal *Arthritis & Rheumatism*. Stolz schreiben sie: „Lyme arthritis is thought to be a previously unrecognized clinical entity". Steere ist sich ganz sicher, eine neue Krankheit entdeckt zu haben.

1978. Das medizinische Establishment zeigt sich skeptisch, doch noch hat kein anderer Forscher den bakteriellen Erreger gefunden. So wird Steere von der Öffentlichkeit als eine Art Magellan der Medizin in den Himmel gehoben. Die *New York Times* schreibt über ihn. Steere wird berühmt. Fortan gilt er als der „Lyme-Experte" schlechthin.

1979 folgt ein weiterer Artikel. Steere et al. berichten, Lyme Disease, definiert durch eine Wanderröte, könne auch „neurologische,- kardiologische,- oder Gelenk-Beteiligungen" beinhalten. Die „Lyme-Arthritis" wird nun zur „Lyme Disease", zur „Lyme-Krankheit". Eine unbedeutende Kleinstadt zieht in die englische Sprache ein. Es soll jedoch noch ein paar Jahre dauern, bis das Pathogen entdeckt wird.

1977 glaubte man, Arthritis sei eine von mehreren möglichen Folgen der Wanderröte und keine strikte Bedingung für diese Krankheit. Zwar schildern Steere und seine Kollegen inzwischen ein breites Spektrum an Symptomen, aber noch immer behandeln Dr. Mast und Dr. Jones ihre Patienten, die an einer Wanderröte oder an Lyme-Arthritis leiden, mit Antibiotika, während die Yale-Forscher um Steere sie ihnen weiterhin vorenthalten. Sie verabreichen stattdessen Kortison und Aspirin.

1993 veröffentlichen Steere et al. im *Journal of the American Medical Association* den Artikel „The Overdiagnosis of Lyme disease". Sie klagen, die Lyme-Krankheit würde überdiagnostiziert und überbehandelt. Steere kommt damit an einen Punkt, an dem er, der „Lyme-Disease-Experte", Drohungen und Personenschutz erhält. Das New England Medical Center, wo Steere 14 Jahre lang Chef der Rheumatologie und Immunologie war, heuert Sicherheitspersonal an, das ihn bei öffentlichen Auftritten schützen soll. Jemand, der sich Frank nennt, schickt ihm die Nachricht „Steere has been scheduled for termination". Eine unverhohlene Todesdrohung. Jener Arzt, der als Erster die Beschwerden der Borreliosepatienten untersuchte, ist zu ihrem verhassten Gegner geworden. Eine erstaunliche Karriere.

Zurück ins Jahr 1977. Was kümmert Steere die internationale medizinische Literatur. Die „europäische Krankheit" ist für ihn eine andere, als die, die er untersucht, behandelt und „entdeckt" hat. Er gibt seinen klinischen Beobachtungen in Yale den Vorzug und sucht weiter nach einem Virus. Allerdings, erinnert sich Dr. Willy Burgdorfer, ruft Steere ihn in diesem Sommer zweimal an, weil er wissen will, wie man Zecken seziert.

Zwischen 1980 und 1981 beginnt Steere damit, mögliche Antibiotika-Therapien zu untersuchen. Er entdeckt, was viele Kollegen bereits wissen: Antibiotika helfen, meistens.

1985 veröffentlicht er einen Artikel über die Wirksamkeit von Antibiotika bei der Behandlung arthritischer Manifestationen der Lyme-Borreliose und schreibt: „Wir folgern, dass Lyme-Arthritis häufig erfolgreich mit [...] Penizillin behandelt werden kann."

Man fragt sich, warum Steere das Rad neu erfinden muss? Bereits 1953 hatte Janson in seinem Artikel „Häufigkeit, klinisches Bild, Therapie und Ätiologie des Erythema chronicum migrans" (Incidence, clinical picture, therapy and etiology of erythema chronicum migrans, Med Klin (Munich). 1953 Aug 7), publiziert, dass 58 seiner 65 Patienten gut auf eine Behandlung mit Penizillin ansprachen. Zu diesem Zeitpunkt waren innerhalb der vergangenen 30 Jahre sowohl in den USA als auch in Europa 18 Artikel veröffentlicht worden, die die Wirksamkeit der Antibiotika bei der Behandlung der Wanderröte beschrieben.

1970 hatte Scrimenti über die erfolgreiche Behandlung der Wanderröte nebst Folgeerscheinungen mittels Bicillin (Penizillin) berichtet und 1977 veröffentlichten Mast und Burrows im *Journal of the American Medical Association* einen Artikel über die erfolgreiche Therapie mit dem Antibiotikum Erythromycin. Alle Studien berichten exakt das, was Steere schließlich 1985 meinte herausfinden zu wollen: Obwohl nicht in allen Fällen wirksam, so ging es Patienten mit einer Penizillin-Therapie sehr viel besser.

Und man darf sich weiter wundern. Steere erkennt nun zwar an, dass eine antibiotische Therapie hilfreich ist, er hält nichtsdestotrotz bis heute an der universellen Dauer von 10 bis maximal 31 Behandlungstagen fest. Ein Therapiezeitraum, der seiner Meinung nach, in allen Stadien der Lyme-Borreliose ausreichend sei. Für ihn sind weiterhin bestehende neurologische, kardiologische und arthritische Beschwerden dem Chronischen Erschöpfungssyndrom oder dem Fibromyalgie-Syndrom zuzuordnen. Falls das nicht passt, sind sie „post-infektiös" oder etwas Anderes. Jedes Problem, das nach 31 Tagen Behandlung noch existiere, sei nicht durch die Mikrobe verursacht, sondern eine autoimmune Reaktion, glaubt Steere.

Wäre es nicht nahe liegend gewesen, darüber nachzudenken, dass seine antibiotische Therapie womöglich einfach nur zu kurz, zu niedrig dosiert oder mit dem falschen Antibiotikum durchgeführt wurde? Fakt ist: Viele Einwohner von Lyme bleiben dank Steere und seinen Glaubenssätzen für Jahre ohne ursächliche Therapie. Ein ethisch fragwürdiger Ansatz, der erste dunkle Schatten vorauswirft.

Dass Rheumatologen eine multisystemische Infektionskrankheit erforschen, ist nicht gerade eine glückliche Fügung. Mit der gleichen Autoimmun-Theorie, mit der Rheumatologen andere Formen einer Arthritis als „post-infektiös" erklären, blickt Steere auf die Lyme-Krankheit. Die nahezu willkürlich festgelegte Therapiedauer von maximal 31 Tagen steht in deutlichem Kontrast zu den aggressiven Behandlungen, die sonst für viele Infektionskrankheiten gelten. Wäre die Ursache ein Virus und wäre es nicht dieselbe Krankheit, wie sie bereits in Europa beschrieben wurde, dann hätte Steere unter Umständen Recht gehabt. So aber zimmert er die Bühne für eine bittere Fehde zwischen ihm und den Patienten, denen er eigentlich helfen will.

Mit bemerkenswerter Geschwindigkeit erobert jetzt der Begriff „Lyme Disease" auch andere Sprachen und Länder. Von Lettisch bis Japanisch – innerhalb eines Jahrzehnts, nachdem Steere die Infektion mit *Borrelia burgdorferi* so nannte, wird die Lyme-Krankheit nahezu überall auf der Welt „entdeckt".

## Des Rätsels Lösung

Noch in der Mitte des 20. Jahrhunderts schien es nahe zu liegen, dass Schweden oder Deutsche *Borrelia burgdorferi* und die durch sie verursachte

Borreliose entdecken würden. In Europa und nicht in den USA war die Malvorlage mit den vielen Punkten entstanden – nur hatte niemand in der alten Welt es vermocht, die Punkte so miteinander zu verbinden, dass das Bild entstand. Hinzu kommt die Hybris der medizinischen Welt. In den 1980er Jahren glaubte man nahezu alle bakteriellen Infektionen zu kennen und sie grundsätzlich mit Antibiotika heilen zu können. Die wirklich neue Front der Infektionskrankheiten schien – am Vorabend von AIDS – bei den Viren zu liegen.

Während Steere und sein Yale-Team fieberhaft das „Lyme-Virus" suchen, wird die bakterielle Ursache der Lyme-Borreliose in einer kleinen Stadt im US-Bundesstaat Montana gefunden. Einem Bundesstaat, in dem bislang kein einziger Fall von Lyme Disease gemeldet worden ist.

Der Schweizer Mikrobiologe Dr. Willy Burgdorfer, angestellt beim Rocky Mountain Laboratory (RML) der National Institutes of Health, gilt als einer der Top Zecken-Experten in der Welt. 1925 in Basel geboren, hatte er schon immer ein Faible für Biologie. So beginnt er am Schweizer Tropeninstitut der Universität Basel ein Studium und promoviert in Zoologie, Parasitologie und Bakteriologie über die Übertragung des Zeckenrückfallfiebers durch Lederzecken, infiziert mit *Borrelia duttonii*. Rudolf Geigy, der Gründer und erste Direktor des Schweizer Tropeninstituts ist schon früh sein Mentor. 1948 besucht Geigy das Rocky Mountain Laboratory (RML) in Hamilton, Montana. Der damalige RML-Direktor verspricht Geigy, er werde für jeden seiner Studenten, der sich für die Biologie der Zecken interessiere, eine Post-Doktorandenstelle freihalten. Das wird Burgdorfers Weg.

Einen Tag vor Heiligabend 1951 wechselt er nach Montana ans RML. Im Frühjahr 1952 verliebt er sich in Gertrude See, genannt „Dale". Eigentlich wollte er nur für ein Jahr dort forschen, aber der Liebe wegen bleibt Burgdorfer in den USA, heiratet seine Dale, kauft sich ein Haus und wird Vater.

## Zecken-Chirurgie

Unermüdlich seziert Burgdorfer Zecken und andere Anthropoden, identifiziert Pathogene und veröffentlicht über 200 Artikel und Bücher.

Burgdorfer beackert ein sehr breites Forschungsfeld, das aus Rückfallfieber, Pest, Tularämie, dem Colorado Zeckenfieber, Rocky Mountain Fleckfieber sowie anderen bakteriellen und viralen Infektionen besteht.

Wir alle wissen, wissenschaftliche Entdeckungen sind häufig von Zufällen und unabsichtlichen Entdeckungen geprägt. Ein Forscher sucht etwas ganz Bestimmtes und findet etwas ganz Anderes. So geschieht es auch Willy Burgdorfer, als er mit seinen Untersuchungen zum Ausbruch des Rocky Mountain Fleckfiebers beginnt.

1981 herrschte in den USA große Angst vor dem Wiederauftreten des gefährlichen Rocky Mountain Fleckfiebers – innerhalb weniger Jahre waren bereits etliche Menschen daran gestorben. Burgdorfer sucht die Quelle der Epidemie im Nordosten des Landes. Doch niemand kennt die Zeckenspezies, die den Fleckfieber-Erreger überträgt. Burgdorfer tippt auf die Hundezecke. Tausende Hundezecken werden gesammelt und an Burgdorfers Labor geschickt. Er seziert sie; von *R. rickettsii,* dem gesuchten Erreger, allerdings keine Spur.

Nun richten sich die Augen der Forscher auf die Hirschzecke (*Ixodes scapularis*). Mehrere hundert werden an Burgdorfer geschickt, aber es bleibt dabei: Kein Hinweis auf den Rocky Mountain Fleckfieber-Erreger, auch nicht in Hirschzecken.

Zwei Zecken geben Burgdorfer jedoch Rätsel auf. Seiner üblichen Routine folgend, hatte er sie mit einem augenchirurgischen Skalpell seziert und ihre Körperflüssigkeit unter dem Mikroskop untersucht. Erstaunt sieht er Mikrofilariae, Wurmlarven. Neugierig geworden, seziert er die beiden Zecken nun Stück für Stück, Gewebe für Gewebe. Er verstellt sein Mikroskop und sieht genau hin. Tatsächlich: Relativ lange und unregelmäßig gewendelte Mikroorganismen, die wie schraubenförmige Bakterien aussehen, bewegen sich träge vor seinen Augen.

Anders als Steere und seine Kollegen ist Burgdorfer mit der europäischen Literatur vertraut. Er erinnert sich an den österreichischen Dermatologen Lipschütz, der Forscher aufforderte, insbesondere den Darmtrakt und die Speicheldrüsen von Zecken zu untersuchen. Burgdorfer kennt auch die Arbeiten von Hellerström, der vermutete, dass Zecken Spirochäten übertragen. Elektrisiert seziert er weitere 125 Zecken und findet in Zweidrittel von ihnen wieder Spirochäten. Im Labor macht sich

Aufregung breit. Die ganze Welt sucht nach der Ursache für Lyme Disease und er glaubt, sie gerade vor sich zu sehen. „Es war nicht wirklich ein Aha-Moment", sagt er später, „es war ein: „Was um alles in der Welt ist das da in dem Abstrich?" Er erinnert sich an seine früheren Arbeiten über das Rückfallfieber. „Willy, das sind Spirochäten!", durchfährt es ihn.

Hatte er nicht früher mal einen Artikel über die Wanderröte (Erythema migrans) gelesen, dem arthritische Beschwerden folgten? Gab es nicht Vermutungen, diese seien durch Spirochätenbakterien ausgelöst, die von Zecken übertragen werden? Er denkt dabei insbesondere an den Lennhoff-Artikel und an eine Vorlesung von Hellerström in Cincinnati vor dreißig Jahren. Die Symptome des Erythema migrans erinnern ihn an jene der neuen „Lyme Disease". Könnten nicht beide Erkrankungen durch Zecken übertragen werden? Und heißt es nicht, dass beide auf Penizillin ansprechen? Vielleicht, denkt Burgdorfer, sind das Erythema migrans und Lyme Disease sogar ein und dasselbe, verursacht durch Spirochäten?

1982 findet der Kölner Neurologe Dr. med. Rudy Ackermann in Schafzecken 19 verschiedene Spirochätenspezies (Ackermann, R. et al.: Spirochäten-Ätiologie der erythema-chronicum-migrans-Krankheit). Er hatte die Schafzecken an drei unterschiedlichen Stellen in Deutschland, in denen Menschen an Wanderröte litten, gefunden. Ackermann behandelt die Wanderröte und andere Erscheinungen der Krankheit erfolgreich antibiotisch mit Penizillin und Tetrazyklin. Er folgert: „Die Befunde sprechen dafür, daß es sich bei der isolierten Spirochäte um den Erreger der europäischen Erythema-chronicum-migrans-Krankheit (ECM) handelt. Antigenaufbau und Gestalt ähneln denen des Erregers der Lyme-Krankheit."

1983 identifiziert Burgdorfer Spirochäten auch in Schweizer Schafzecken, die mit jenen identisch sind, die er in den US-Hirschzecken fand. Wie sich herausstellt, handelt es sich bei diesen um Borrelien, um jene Spezies, die später *Borrelia garinii* und *Borrelia afzelii* genannt werden. Auch sie verursachen Borreliose. Die Spirochätenbakterien in den Schweizer Schafzecken und den US-Hirschzecken beweisen, dass die europäische Wanderröte und die US-amerikanische Erkrankung schlicht ein- und dieselbe sind. Burgdorfer hat den Jackpot geknackt: Der schwer zu fassende Erreger der Wanderröte in Europa und der Lyme-Krankheit in den USA ist entdeckt.

Während sich Burgdorfer durch alle verfügbaren Daten und Unterlagen über Spirochäten-Infektionen durch Zeckenstiche arbeitet, stößt er auch auf ältere europäische Studien. Veröffentlichungen, die Steere als irrelevant für die Lyme-Krankheit betrachtet hatte. Burgdorfer ahnt, dass die Lyme-Krankheit in Europa bereits seit mindestens hundert Jahren beschrieben wurde. Steere, oder eigentlich Scrimenti, hatten somit keine „neue" Krankheit entdeckt, sondern eine altbekannte „wieder-entdeckt". Wie groß wird die Enttäuschung bei Steere sein?

### Von Nachweisen und Postulaten

Zunächst müssen die Krankheitserreger jedoch zweifelsfrei nachgewiesen werden.

Der Arzt, Mikrobiologe und Begründer der modernen Klinischen Infektiologie, Robert Koch, hatte, basierend auf den Arbeiten seines Lehrers Jakob Henle, drei Postulate formuliert (Henle-Koch-Postulate ). Mittels dieser Postulate soll experimentell bewiesen werden, dass pathogene Keime die Verursacher von Infektionskrankheiten sind. Eigentlich war es Kochs Mitarbeiter, Friedrich Loeffler, der 1884 drei Schritte in seiner Arbeit über den Diphtheriebazillus als „Postulate" bezeichnete:

„Wenn nun die Diphtherie eine durch Mikroorganismen bedingte Krankheit ist, so müssen sich auch bei ihr jene drei Postulate erfüllen lassen, deren Erfüllung für den strikten Beweis der parasitären Natur einer jeden derartigen Krankheit unumgänglich notwendig ist:

*„Es müssen constant in den local erkrankten Partien Organismen in typischer Anordnung nachgewiesen werden."*

Soll heißen: Der Erreger muss mikroskopisch regelmäßig in den betroffenen Körpergeweben nachgewiesen werden können.

*„Die Organismen, welchen nach ihrem Verhalten zu den erkrankten Theilen eine Bedeutung für das Zustandekommen dieser Veränderungen beizulegen wäre, müssen isoliert und rein gezüchtet werden."*

Das bedeutet, der Erreger muss auch außerhalb des Organismus herangezüchtet werden können.

*„Mit den Reinkulturen muss die Krankheit wieder erzeugt werden können."*

Was heißt: Eine Reinkultur des mutmaßlichen Erregers sollte im gesunden Tier die Krankheit auslösen und damit die pathogenen Eigenschaften des gezüchteten Erregers nachgewiesen werden.

Systematisch macht man sich an die Arbeit. Dr. Edgar Grunwaldt, der Arzt, der seit Jahren Borreliose-Patienten mit Penizillin gegen ihre, wie er bis dato meinte, „Insektenstiche" behandelt, hatte hunderte Blutproben seiner Patienten gesammelt. Er stellt sie nun Burgdorfer zur Verfügung. Und tatsächlich: Die Blutseren enthalten Antikörper gegen die soeben entdeckte Spirochäte. Das ist das erste Postulat.

Alle Vermutungen Burgdorfers wären vielleicht in einer Sackgasse geendet, hätte Burgdorfer nicht einen großen Vorteil, der ihn von seinen Vorgängern unterscheidet: Er kann die Spirochäten in seinem Labor züchten und mit ihnen experimentieren. So fragt Burgdorfer sein Team, ob sie die Spirochäten aus dem Mitteldarm isolieren und in einer Nährlösung kultivieren können? Dazu muss man wissen: Spirochäten sind perfekt an ihre lebenden Wirte angepasst, es ist schwierig, sie außerhalb ihrer Wirte, beispielsweise in einer Petrischale, wachsen zu lassen. Burgdorfers Mitarbeiter, Barbour und Stoenner, hatten zuvor bereits eine andere Borrelienspezies, *Borrelia hermsii*, in-vitro gezüchtet (in-vitro = organische Vorgänge, die außerhalb eines lebenden Organismus stattfinden, bspw. in einem Reagenzglas). In einer nochmals optimierten Nährflüssigkeit können sie die Spirochäten anzüchten. Damit ist das zweite Postulat erfüllt.

Schließlich platzieren die Forscher infizierte Zecken am Bauch gesunder Laborkaninchen. Alle Kaninchen entwickeln nach spätestens 12 Wochen eine langanhaltende Wanderröte. Die Bluttests zeigen, dass sie Antikörper gegen die Spirochäten gebildet haben. Dieses Ergebnis veröffentlichen Burgdorfer et al. 1982 im *Science*-Journal. Auch das dritte Postulat kann damit abgehakt werden.

Seit Kochs und Löfflers Zeiten war ein weiteres Postulat hinzugekommen. Das vierte Postulat. Es bezieht sich auf die immunologische Erreger-Wirt-Beziehung, auf die Fähigkeit des Erregers, nach seinem Eindringen und der Vermehrung die Antikörperbildung im Wirt zu stimulieren. Die Spirochäten müssen für das vierte Postulat direkt von einem menschlichen Wirt angezüchtet werden.

Diesem Vorhaben widmet sich der Dermatologe Dr. Bernard Berger. 1984 veröffentlicht er seine Ergebnisse (Berger, Bernard W. MD: Erythema Chronicum Migrans of Lyme Disease), in denen er beschreibt, wie er zunächst 51 Patienten mit Erythema chronicum migrans untersuchte und bei dreißig von ihnen 49 Hautbiopsien durchführte. Mit Hilfe der Warthin-Starry-Silberfärbung gelingt ihm schließlich der Spirochäten-Nachweis. Unter großen Schwierigkeiten gewinnt auch die Steere-Truppe Spirochäten aus menschlichem Blut und Liquor. Das letzte Postulat ist erfüllt und die spirochätale Ursache der Lyme-Borreliose bewiesen.

Wir schreiben das Jahr 1983. In Yale wird das erste Internationale Symposium über Lyme-Borreliose abgehalten. Diskutiert wird, wie die neue Spirochäte genannt werden soll. Die Isolate der ersten Borrelien-Anzucht waren zunächst B-31 genannt worden, nun soll dieser Krankheitserreger endlich einen „richtigen" Namen erhalten. Wird man das Bakterium nach Allen C. Steere benennen? Nein. Es ist Burgdorfer, der nominiert wird. *Borrelia burgdorferi* nimmt von nun an einen Platz im Kosmos der Krankheitserreger ein.

1984 dann der letzte große Tusch: Dem Mikrobiologen Russell Johnson gelingt es, das Erbgut der neuen Spirochäte zu entschlüsseln. Ja, es ist tatsächlich eine bis dato ganz und gar unbekannte, neue Spirochäte.

Wie bei jedem Rennen laufen die Ersten, die bereits auf der Zielgerade sind, Gefahr, Opfer von Neid und Missgunst zu werden. Vielleicht ist das eine Erklärung, warum Burgdorfers Entdeckung immer wieder von herablassenden Kollegen als reiner Zufallstreffer, als „zur richtigen Zeit am richtigen Platz gewesen sein" gering geschätzt wird. Könnte nicht andersherum ein Schuh daraus werden? Pasteurs Diktum, das Glück bevorzuge den vorbereiteten Geist, trifft es wohl eher.

Über Jahrzehnte hinweg hatte man in der Gegend von Montauk, Long Island, eine rätselhafte Erkrankung „Montauk-Knie" genannt; nun stellt sich heraus, es ist die Lyme-Krankheit. In Europa entdecken Forscher *Borrelia burgdorferi* bei einem Fuchs aus Österreich, er wurde 1888 zur Strecke gebracht. Desgleichen findet man bei einer Katze aus Ungarn aus dem Jahr 1884. Im November 2011 veröffentlicht *National Geographic*, man habe bei der Eismumie „Ötzi" Borrelien gefunden. Unter diesen Bakterien litten Menschen also bereits vor 5300 Jahren. Offenbar ist die Lyme-Krankheit mindestens tausende von Jahren alt, nur kannte man die Ursache nicht und hatte auch keinen Namen für sie.

> *Der Wettlauf um Forschungsmittel beginnt. Als Sieger gehen die Yale-Rheumatologen durchs Ziel.*

Der Wettlauf um Forschungsmittel beginnt. Als Sieger gehen die Yale-Rheumatologen durchs Ziel. Der US-Kongress bewilligt zunächst von 1990 bis 1993 über die CDC-Behörde 1 Million US-Dollar jährlich. Das NIH erhöht ebenfalls das Finanzvolumen für die Lyme Disease-Forschung.

Mit der Zeit machen sich erste Ressentiments und Animositäten innerhalb der internationalen Forschungsgemeinde breit. Diese Erkrankung wurde in Europa erkannt und erforscht, lange vor den Amerikanern, doch US-Wissenschaftler von Yale behaupten, sie hätten sie „entdeckt". Steere gibt ihr den Namen Lyme Disease. Die Europäer bevorzugen den Begriff „Borreliose" (Infektion mit Borrelien). 1985 findet in Wien das „Second International Symposium on Lyme Disease and related Disorders" statt. Um die Begriffe zu vereinheitlichen, wird vorgeschlagen, den Oberbegriff „Lyme-Borreliose" einzuführen.

> *Die Entdeckung der Lyme-Borreliose durch Patientinnen ist eine der großartigen Detektivgeschichten in der modernen Medizin.*

Wie auch immer man die von *Borrelia burgdorferi* verursachte Infektion nennen möchte; die Entdeckung der Lyme-Borreliose durch Patientinnen ist eine der großartigen Detektivgeschichten in der modernen Medizin. Die Meriten kommen letzten Endes den beiden couragierten Müttern, Polly Murray und Judith Mensch zu. Sie bedienten sich unbewusst epidemiologischer Werkzeuge, trugen die Krankheitsfälle, Symptome und Daten in der Region zusammen und zwangen mit ihrer Beharrlichkeit und der Skepsis gegenüber den fragwürdigen Diagnosen der Ärzte, die Gesundheitsbehörden die gesundheitlichen Probleme der Familien in Lyme ernst zu nehmen.

Eine Krankheit wurde „wieder-entdeckt", allerdings polarisiert sie die medizinische Welt auch nach mehr als vierzig Jahren wie kaum eine andere.

# KAPITEL 4

## *Die unterschätzte Gefahr*

Sicher, viele Zahlen über das Leiden in der Bevölkerung sind falsch und es herrscht – schon allein aus Gründen der Aufmerksamkeit – ein Hang zu hohen Zahlen. So sollen acht Millionen Deutsche an Diabetes leiden und zehn Millionen ihren Harn nicht halten können. Eine hohe Zahl von Betroffenen erhöht schließlich den Druck auf Geldgeber und Medien. Da werden Krankheitsdefinitionen gerne mal ausgeweitet, was schlagartig die Anzahl der Betroffenen steigen lässt.

Für die Volkskrankheit COPD (chronisch-obstruktive Lungenerkrankung) kursieren Krankenzahlen von drei bis zehn Millionen in Deutschland. Wie der Trick geht, verrät ein Epidemiologe der *Süddeutschen Zeitung*: „Beeindruckend hohe Zahlen werden zum Beispiel erreicht, indem man einfach alle Raucher mit eingeschränkter Lungenfunktion im Stadium Null in die COPD-Definition einschließt." Drastischere Beispiele lieferten in der Vergangenheit auch die Krankheitsdefinitionen für Bluthochdruck oder den Cholesterinwert.

Während alle Welt versucht, per weitgefasster Krankheitsdefinition die Fallzahlen in die Höhe zu treiben, passiert bei der Lyme-Borreliose kurioserweise das Gegenteil. Von verschiedenen Seiten bemüht man sich seit Jahren hartnäckig, die Zahl der Erkrankten so gering wie möglich erscheinen zu lassen.

### Von Pandemien und „Killerviren"

Bekannt ist, dass Journalisten bei neu erkannten Risiken dazu neigen, diese zu übertreiben – inhaltlich und vom Umfang der Berichterstattung her, das sogenannte „Overreporting". Dieser medialen Skandalisierung und Überbewertung neuer Risiken steht die Unterbewertung oder Nichtbeachtung („Underreporting") altbekannter Gefahren gegenüber, selbst wenn deren Gefahrenpotenzial steigt.

Im November 2002 erkrankten Menschen in der chinesischen Provinz Guangdong an einem bis dato unbekannten Virus. Die Erkrankung wird als SARS (Schweres Akutes Respiratorisches Syndrom) bezeichnet und äußert sich wie eine atypische Lungenentzündung; der Volksmund spricht von der „Vogelgrippe". Kräftig schürten die Medien die Angst der Bevölkerung. Fernsehsender überboten sich mit Sondersendungen zu diesem „Killer-Virus". Am 22. Mai 2003 schrieb der *STERN*: „SARS tötet und die Welt schaut weg."

Nein, die Welt schaute nicht weg – sie starrte in Wirklichkeit wie gebannt auf die Gefahr der neuen gefährlichen Pandemie. Zieht man Bilanz, so erkrankten bis zum Sommer des Jahres 2003 weltweit rund 8500 Menschen an SARS; circa 900 starben.

Es kann hier nicht darum gehen, Todesopfer gegeneinander aufzurechnen, aber man muss die Dimension sehen: Allein im Jahr 2009 starben mehr als 4000 Menschen in Deutschland im Straßenverkehr. Jährlich beklagen wir durchschnittlich mindestens 8000 Grippe-Tote. Mindestens eine dreiviertel Million Menschen sterben jedes Jahr weltweit an Malaria. Will da noch jemand ernsthaft behaupten, dass das reale Gefahrenpotenzial mit dem medialen übereinstimmt?

Die Sache ist insofern bedenklich, als der an- oder abschwellende Trommelwirbel in Zeitungen, Zeitschriften, Radio- und TV-Beiträgen darüber bestimmt, was wir für bedrohlich oder vernachlässigbar halten.

Beispiele gefällig? Jährlich infizieren sich in Deutschland 50 000 Menschen mit dem Hepatitis B-Virus und 7500 quälen sich mit dem mitunter tödlichen Darmkeim *Clostridium difficile*. Lesen wir darüber etwas? Können Sie sich an eine TV-Sendung oder einen Radiobeitrag zum Thema *Clostridium difficile* oder Hepatitis B erinnern? Vermutlich nicht. Sogar AIDS/HIV leidet inzwischen an einem medialen „Aufmerksamkeitsdefizitsyndrom". Und die (chronische) Borreliose? Sie ist ein mediales und medizinisches Waisenkind, das weit abgeschlagen irgendwo hinter Berichten über Fußpilz oder Zöliakie landet.

„Die Konkurrenz um Aufmerksamkeit nimmt zu. Das bedeutet mehr Sensationsmache und weniger Seriosität", schreibt der Schweizer Klub für Wissenschaftsjournalismus in seinem November-Bulletin 2009 und führt aus, was das bedeutet: „Wenn Themen wichtiger werden, beginnen sie, in der Redaktion zu wandern. Der Wissenschaftsjournalist verliert dann z.B. die Zuständigkeit für BSE oder die Schweinegrippe – und wenn sich die Kollegen aus der Politik oder dem Feuilleton darum kümmern, geht das oftmals mit Kompetenzverlusten einher. Wenn Forscher von Journalisten zu Statements herangezogen werden, zählt oft mehr deren Medienkompetenz als ihre Forscher- und Fachkompetenz. [...] Die verschärften Wettbewerbsbedingungen verleiten die Medien auch dazu, immer dieselben Forscher zu präsentieren. Die Suche nach Fachkompetenz ist aufwändig. Meist reicht es ja, wenn *irgendein* Wissenschaftler vor laufender Kamera sein 1.30 [Min.]-Statement abgibt – am besten einer, den man in der Redaktion bereits kennt."

### Wie wirklich ist die Wirklichkeit? Zahlenspiele ...

Journalisten vertrauen dem Robert Koch-Institut (RKI). Fragen sie nach Erkrankungszahlen für die Lyme-Borreliose, liefert das RKI geschätzte Zahlen zwischen „40 000 bis zu 100 000 Neuerkrankungen pro Jahr". In einer Pressemitteilung aus dem Jahr 2008 weist der Borreliose und FSME Bund Deutschland e.V. (BFBD) darauf hin, dass das RKI diese Zahlen seit sage und schreibe 17 Jahren verbreite. 2012, bei Drucklegung, verbreitet das RKI diese Zahlen immer noch. Dann wären sie schon gut 20 Jahre alt. Das mutet umso erstaunlicher an, als die dem RKI gemeldeten Erkrankungsfälle allein in den neuen Bundesländern und Berlin steigen und steigen. Von 2002 bis 2006 um satte 100 Prozent. Wie passt das zusammen?

Zeitdruck und Konkurrenz lassen bei den Medien zeitintensive Recherchen zur Rarität werden. Wenn nicht gerade voneinander abgeschrieben und nachgeplappert wird, stützt man sich bei etwas komplexeren Themen auf nur eine einzige „offizielle" Quelle. Nur so ist es zu erklären, dass seit Jahren die immer gleichen Zahlen des RKI in den Medien verbreitet werden, ohne dass jemand stutzig wird.

Dafür schafft es FSME, so sicher wie es jedes Jahr Frühling wird, in die Schlagzeilen. Österreicher wiesen 2009 bereits die weltrekordverdächtige Durchimpfungsrate von 86 Prozent auf, will man dem Impfstoffhersteller Baxter glauben. Auch in Deutschland steigt die FSME-Impfrate; sie liegt für die „Risikogebiete" im Mittel bei 28,1 bis 35,6 Prozent. Tausende lassen sich impfen und so mancher wiegt sich in Sicherheit. „Ich bin gegen Zecken geimpft", sagen sie. Broschüren und Zeitungen zeigen Land-karten, betitelt mit „Zecken-risikogebiete". Gemeint sind zwar Gegenden, in denen die Spinnentiere besonders wahr-scheinlich mit dem FSME-Virus infiziert sind, bei Lesern und Fernsehzuschauern in Deutschland kommt jedoch – nicht zuletzt aufgrund der irreführenden Berichterstat-tung – die Botschaft an, nur im Süden oder Südosten der Republik seien Zecken infektiös, im Rest des Landes nicht.

> **Beispiel: FSME-Statistik 2007**
>
> **FSME-Risikogebiete Bayern**
> **und Baden-Württemberg (B-W)**
> Einwohner Bayern 12,5 Mio., B-W 10,7 Mio.
> FSME-Impfquote: Bayern 35,6%, B-W 28,1%
> Nicht gegen FSME geimpfte Einwohner:
> Bayern 8,1 Mio., B-W 7,7 Mio.
> Gemeldete FSME Fälle:
> Bayern 110, B-W 96
> FSME-Erkrankungsfälle in %:
> Bayern 0,001%, B-W 0,001%

Wie ist das FSME-Risiko einzuschätzen? Gefährdet sind beispielsweise die Bayern und Baden-Württemberger. Betrachtet man die Einwohnerzah-len, die FSME-Impfquoten und die gemeldeten FSME-Fälle der beiden Bundesländer, stellt man fest, dass in Bayern und Baden-Württemberg lediglich 1 bis 2 von 100 000 Einwohnern an FSME erkranken.

In den meisten Ländern gibt es Behörden oder Institute, deren gesetz-licher Auftrag die Krankheitsüberwachung ist, insbesondere der Infekti-onskrankheiten. In den USA ist es die CDC-Behörde, in Österreich das Bundesministerium für Gesundheit, in der Schweiz das Bundesamt für Gesundheit und in Deutschland ist damit das Robert Koch-Institut (RKI) durch das Bundesgesundheitsministerium beauftragt.

Das RKI berät nicht nur das Bundesgesundheitsministerium, sondern informiert und berät auch die (Fach)-Öffentlichkeit. Das Institut soll dafür sorgen, dass Infektionskrankheiten erkannt, verhütet und bekämpft werden. Darüber hinaus soll es wissenschaftliche Erkenntnisse erarbeiten, die als Grundlage gesundheitspolitischer Entscheidungen dienen. „Im Hinblick auf das Erkennen gesundheitlicher Gefährdungen und Risiken nimmt das RKI eine zentrale „Antennenfunktion" im Sinne eines Früh-warnsystems wahr", schreibt die Organisation selbst auf ihrer Website.

Wie verbreitet ist also die Lyme-Borreliose in Deutschland? Wie viel Prozent aller Zecken sind eigentlich mit Borrelien infiziert? Wo ist das Infektionsrisiko in Deutschland besonders hoch oder wo besonders niedrig? Wie hoch ist das Übertragungsrisiko? Welche epidemiologischen Studien führt das RKI dazu regelmäßig durch? Und zu welchen Ergebnissen kommt man dabei?

## Wie wirklich ist die Wirklichkeit? Die Europäische Kommission ...

Um ein Problem lösen zu können, benötigt man vor allem eine Vorstellung von der Größe des Problems. Das scheint auch die EU erkannt zu haben. Im Jahr 2003 trat die Richtlinie 2003/99/EG des Europäischen Parlaments und des Rates vom 17. November 2003 in Kraft. Diese zählt die „Borreliose und ihre Erreger" zu den „überwachungspflichtigen Zoonosen und Zoonoseerregern". Zoonosen sind Krankheiten, die von Tieren auf Menschen übertragen werden. Die Mitgliedsstaaten der EU sind gehalten, heißt es in der Richtlinie, entsprechende vergleichbare Daten zu erfassen, um die Gefahren und das Risiko für die Bevölkerung erkennen, beschreiben und bewerten zu können.

Sieben Jahre später, am 4. März 2010, fragt der EU-Abgeordnete Bernd Lange unter dem Betreff: „Meldepflicht und einheitliche Standards in der EU bei Zeckenkrankheiten" schriftlich bei der EU-Kommission nach. Er schreibt: „Die Anzahl der Erkrankungen durch Zeckenbisse ist in den letzten Jahren in Europa durch die Klimaerwärmung immer weiter angestiegen. Im Gegensatz zur FSME gibt es bisher beim Auftreten von Borreliose und Ehrlichiose keine europaweite Meldepflicht. Ebenso bestehen keine einheitlichen Laborstandards bei der Diagnose und keine einheitlichen Therapierichtlinien. Hierdurch werden die vielfältigen Symptome einer Lyme-Borreliose oft übersehen und die Erkrankung verschleppt, mit schwerwiegenden Folgen für die Patienten und hohen Kosten für die Gesundheitssysteme. Die Erkrankten werden teilweise jahrelang fälschlicherweise als MS-Erkrankte oder psychisch Kranke behandelt. Dies vorausgeschickt, frage ich die EU-Kommission: Unterstützt die Europäische Kommission die Auffassung, dass die europaweite Einführung einheitlicher Test- und Therapieverfahren für Erkrankungen durch Zeckenbisse wünschenswert wäre? Welche Maßnahmen wird die Kommission ergreifen, um die Diagnose und Therapie von Erkrankungen durch Zeckenbisse zu verbessern?"

Am 28. April 2010 erhält Bernd Lange eine Antwort vom maltesischen EU-Gesundheitskommissar John Dalli: „Der Kommission ist die Epidemiologie der von Zecken übertragenen Krankheiten und das mögliche Risiko, welches diese für die menschliche Gesundheit darstellen, bekannt. Das Europäische Zentrum für die Prävention und die Bekämpfung von Seuchen überwacht die epidemiologische Situation von durch Zecken übertragenen Krankheiten – wie z. B. Lyme-Borreliose, Enzephalitis, Hämorrhagisches Krim-Kongo-Fieber, Zecken-Rückfallfieber und Tularämie – in der Union. [...] Gemäß den EU-Rechtsvorschriften zur Überwachung und Kontrolle übertragbarer Krankheiten müssen die Mitgliedstaaten Überwachungssysteme für von Zecken übertragene Krankheiten einrichten und die Kommission sowie die anderen Mitgliedstaaten von jedem Ausbruch übertragbarer Krankheiten, einschließlich solcher, die von durch Zecken übertragene Mikroorganismen ausgelöst wurden, informieren. Die Kommission beabsichtigt, zur Förderung der Überwachung und Meldung von durch Zecken übertragenen Krankheiten eine Festlegung gemeinsamer Normen und Kriterien zur Definition der wichtigsten Krankheiten, einschließlich der Lyme-Borreliose, vorzuschlagen."

Erneut bekräftigt der EU-Gesundheitskommissar, was bereits seit 2003 gilt: Gemäß den EU-Rechtsvorschriften müssen die Mitgliedstaaten Überwachungssysteme für von Zecken übertragene Krankheiten einrichten. Ein klassisches Mittel dafür ist die Meldepflicht.

Was haben Fuchsbandwürmer, Hundebandwürmer und Salmonellen gemeinsam? Richtig! Sie sind allesamt meldepflichtig. Egal, ob man sich Infektionen über Mückenstiche, Läuse, Milben, kontaminierte Lebensmittel und Trinkwasser zuzieht; sie sind fast immer meldepflichtig. Seit dem 1. Juli 2008 sind sogar Komplikationen bei Tätowierungen, Piercings und Schönheitsoperationen in Deutschland meldepflichtig. Die häufigste von Zecken übertragene Infektionskrankheit dagegen wird nur in Berlin, den neuen Bundesländern und seit kurzem im Saarland und in Rheinland-Pfalz gemeldet. Das Bundesgesundheitsministerium weigert sich bislang beharrlich und auf Empfehlung des RKI eine bundesweite Meldepflicht für die Lyme-Borreliose einzuführen. Ohne bundesweite Meldepflicht keine bundesweiten Daten. Ohne Daten keine realistische Gefahren- und Risikobewertung. Die EU schreibt Deutschland daher ins Stammbuch: „Die Lyme-Borreliose ist eine potenziell ernste Infektion, die in Deutschland häufig ist. Doch es gibt nur wenige Daten zur Inzidenz [Häufigkeit der Neuerkrankungen], Verbreitung und klinischen Manifestation." So soll es wohl auch bleiben.

Ein ähnliches Bild bietet sich in Österreich. Mangels Meldepflicht und verlässlicher Daten werden Zahlen extrapoliert, es wird vermutet und geschätzt. Der IDSA-Leitlinienautor Professor Gerold Stanek schreibt „Zur Epidemiologie der Lyme-Borreliose in Österreich & Borreliose-Update 2008: Jährlich werden etwa 16% der Bevölkerung von Zecken gestochen; 4 – 8% der von Zecken gestochenen Personen erkranken manifest. Damit ergibt sich für Österreich mit einer Bevölkerung von ca. 8 Millionen Menschen eine geschätzte Inzidenz von im Minimum 0,6% und im Maximum von 1,0%, also eine geschätzte Zahl von 51 000 bis 80 000 Neuerkrankungen an Lyme-Borreliose pro Jahr."

In der Schweiz hat man 2003 die Meldepflicht für Borreliose sogar wieder abgeschafft. Dort heißt es beim Bundesamt für Gesundheit (BAG) jetzt: „Aus diesem Grund ist eine genaue Aussage über die Inzidenz der Lyme-Borreliose nicht möglich." Seitens des BAG kann jetzt dank fehlender Meldepflicht auch nur noch „vermutet" werden. Die BAG-Vermutungen liegen bei 3000 Borreliose-Fällen pro Jahr.

Die freiwillige Meldung verschiedener Ärzte in der Schweiz (Sentinella-Erhebung) kam 2008 auf 12 000 Neuerkrankungen – das Vierfache der BAG-„Vermutungen".

### Wie wirklich ist die Wirklichkeit? Die Krankenkassen ...

Anlässlich einer Pressekonferenz zitiert die Patientenorganisation BFBD e. V. im Sommer 2010 die Anzahl der Borreliosediagnosen der Techniker Krankenkasse (TK) für das Jahr 2009: Nur bei der TK seien es allein 68 047. Hochgerechnet auf die Gesamtbevölkerung Deutschlands und angesichts von sieben Millionen TK-Versicherten kommt der BFBD auf mehr als eine dreiviertel Million diagnostizierter Borreliose-Fälle für 2009.

Beispiel Niedersachsen: Nach Auswertungen der Techniker Krankenkasse (TK) mussten in den Jahren 2006 bis 2008 über 215 000 Niedersachsen wegen einer Borreliose einen Arzt aufsuchen. Auch die Krankenhäuser hätten steigende Zahlen gemeldet, heißt es bei der Krankenkasse. „Wurden im Jahr 2006 noch 603 Niedersachsen aufgrund der Infektionskrankheit stationär behandelt, waren es 2007 bereits 743 (bundesweit über 8.000), dies ergibt ein Plus von fast 24 Prozent."

Wie die Situation in Nordrhein-Westfalen ist, beschreibt die TK in ihrer Pressemitteilung vom August 2009: „Rund 100.000 Borreliose-Infektionen in NRW – feuchter Sommer begünstigt Ausbreitung". Das scheint auch die NRW-Gesundheitsministerin Barbara Steffens auf den Plan gerufen zu haben. Gegenüber der *Neuen Rhein Zeitung* fordert sie „anlässlich der sprunghaft angestiegenen Borreliose-Infektionen [...] eine Kostenübernahme der Krankenkassen für Borreliose-Tests."

Nach Angaben von Dr. med. Nicolaus, Geschäftsführer des Borreliose Centrums Augsburg, habe die TK bei der Zahl der Neuerkrankungen nur jene Fälle gezählt, bei denen eine Wanderröte auftrat. Dies, so Nicolaus, sei nur bei etwa 60 Prozent der Fall, deshalb dürfte die Dunkelziffer weitaus höher ausfallen.

Ob Niedersachsen oder Nordrhein-Westfalen, ob Norden oder Süden, ob Deutschland, Österreich oder Schweiz – Zecken sind überall infektiös und inzwischen eine ernstzunehmende Gefahr für die Bevölkerung.

### Wie wirklich ist die Wirklichkeit? Das Deutsche Ärzteblatt ...

2009 veröffentlicht das *Deutsche Ärzteblatt* einen Artikel mit der Überschrift „Lyme-Borreliose – aktueller Kenntnisstand". Genannt werden in diesem, zur ärztlichen Fort- und Weiterbildung zertifizierten Artikel, phantastisch-niedrig anmutende Neu-Erkrankungszahlen von 100 bis 150 Fällen/100 000 Einwohner. Kein Wunder, ist doch in diesem Artikel auch die Rede von „Überdiagnose" und „Übertherapie". Der Borreliose-Experte und medizinische Gutachter, PD Dr. med. Walter Berghoff, stellt zu diesem Artikel klar: „Die jährliche Inzidenz, d.h. die Anzahl von jährlichen Neuerkrankungen an Lyme-Borreliose von 100-150 Fällen /

100.000 Einwohnern stellt eine grobe Unterschätzung der Problematik dar. Im Text wird Bezug genommen auf die sogenannte „Würzburger Studie" von Huppertz […], gegen die erhebliche methodische Einwände bestehen, da es sich, wie bei zahlreichen anderen Publikationen, um ein vorselektiertes Kollektiv handelt. Werden andere Quellen zu Grunde gelegt […] beträgt die Inzidenz mindestens das fünffache. Zudem geht ein Teil der Erkrankung in ein jahrelanges chronisches Stadium über, so dass sich in der Summation noch höhere Zahlen ergeben (Prävalenz)."

Der Artikel und damit der „aktuelle Kenntnisstand" scheint auch sonst mit bedenklich vielen Fehlern behaftet zu sein, die Berghoff in einer kritischen Stellungnahme detailliert aufführt. Selbst die Krankheitsbezeichnungen werden in diesem Artikel munter durcheinander geworfen. Ist zunächst noch von der Lyme-Borreliose die Rede, wechselt man in der „Schlussfolgerung" zur „Neuroborreliose".

Für diese zweifelhafte Zusammenstellung gibt es Fortbildungspunkte. Angesichts derart „fortgebildeter" Ärzte wundert es nicht, dass Borreliosepatienten große Probleme haben, einen Arzt zu finden, der sich mit zeckenübertragenen Infektionen wirklich auskennt.

Auf einen weiteren *Ärzteblatt*-Borreliose-Artikel vom 12. April 2010 antwortet eine Ärztin mit der Überschrift „Zweifel an Aktualität des Ärzteblatts": „Meine Erfahrungen als Allgemeinärztin widersprechen in vielem dem, was ich im Deutschen Ärzteblatt zum Thema Borreliose lese. Meine Patienten haben häufig kein Erythema migrans [Wanderröte] (besonders die mit neurologischen Beschwerden), sind oft jung (20-40J), Borreliose ist nicht selten und auch nicht immer gut heilbar. Die CME Einheit [CME-Punkt ist ein zertifiziertes Fortbildungsangebot für Ärzte] zum Thema habe ich mit voller Punktzahl bestanden – und stelle bestürzt fest, daß die dort vorgeschlagene Therapie in vielen Fällen nur eine vorübergehende Besserung bringt. Stehe ich damit allein da – oder geht es vielen Kollegen ähnlich wie mir?"

Es geht auch anderen Kollegen so. Das zeigt der Brief, den eine Ärztin an das *Deutsche Ärzteblatt* schickte. Sie schreibt: „[…] Als ich erkrankte, habe ich mich zunächst an der CME Einheit des deutschen Ärzteblattes von 1-2009 orientiert und Rückfälle erlitten. (Derzeit bin ich deswegen erwerbsunfähig). Mittlerweile habe ich gelernt, – daß die CME Einheit

DIE VERSCHWIEGENE EPIDEMIE

gravierende Mängel hatte, die ein anerkannter Gutachter zum Thema (PD Dr. med. Walter Berghoff) auch aufzeigte, dessen Kritik aber nicht aufgegriffen wurde […]."

In dieses Bild passt auch der Blogkommentar von „Heike N". Sie schreibt am 28. Dezember 2010: „[…] 2009 wurde ich von einer Zecke gestochen, als Allgemeinärztin wusste ich ja aus der Fortbildung des Deutschen Ärzteblattes und der MMW wie gut die Borreliose zu behandeln sei und orientierte mich dann als ich Beschwerden bekam, an diesen Empfehlungen. Die Beschwerden wurden weniger um nach Therapie umso heftiger aufzuflammen. Ich war mit meinem Latein am Ende. ELISA negativ, ich landete in der burn-out Ecke. Nach monatelanger Suche fand ich schließlich eine Infektionsmedizinerin, die mich behandelte – nach 6 Monaten Beschwerden war der ELISA dann schließlich auch positiv und die Erkrankung weit fortgeschritten. Seit über einem Jahr bin ich erwerbsunfähig, viele Beschwerden haben sich unter Antibiotika gebessert. Einige sind geblieben. Das Ärzteblatt und die MMW haben meine Leserzuschriften bezüglich der in meinen Augen unzureichenden Fortbildung nicht publiziert. Mein Rentenversicherer (Ärzteversorgung) hat die Erkrankung bislang nicht anerkannt. Bei vielen Kollegen stoße ich auf Unverständnis. Nach 3 Wochen Antibiotika ist die Borreliose doch ausgeheilt! Vielleicht wäre ich bei rechtzeitiger entschiedener Behandlung inzwischen wieder gesund und arbeitsfähig?"

## Wie wirklich ist die Wirklichkeit? Das Umweltbundesamt ...

2009 stellt das Umweltbundesamt (UBA) nüchtern fest: „Insbesondere die Fallzahlen der durch Zecken übertragenen Lyme-Borreliose nehmen in Europa ständig zu. […] Überwachungsprogramme für Überträger wie Mücken oder Zecken gibt es nur in einzelnen europäischen Ländern. Sie fehlen in Deutschland."

Beim UBA denkt man offensichtlich auch über den Krankheitsverlauf anders als beim RKI oder im *Ärzteblatt*. Die Borreliose sei eine Krankheit, deren Therapie, „oft langwierig und nicht immer erfolgversprechend ist", erläutert das UBA gegenüber dem *SPIEGEL*.

Der Forschungsbericht Nr. 20061218/11 UBA-FB 00454 des Bundes-umweltamts liest sich wie ein einziger Rüffel für die Untätigkeit der zuständigen deutschen Gesundheitsbehörden. „Die Übertragung von Infektionskrankheiten hat in Deutschland in den letzten 10 Jahren aber bereits durch die heimischen Zeckenarten eine deutliche Verschärfung erfahren", heißt es. Über die Borrelien-Durchseuchungsrate der Zecken ist zu lesen: „Die Daten [z. B. 18 % in einem Gebiet mittlerer Zeckendichte] liegen z. T. erheblich höher als die in der früheren Untersuchung gewonnenen. […] Die Gefahren, die durch eingeschleppte Zeckenarten bzw. durch die von ihnen übertragenen Infektionserreger drohen, lassen sich derzeit nur vermuten. […] Das Ziel […] eine vollständige Bestandsaufnahme der an Vektoren [Überträger] gebundenen Krankheiten in Deutschland vorzunehmen, konnte noch nicht vollständig erreicht werden. Die Gründe dafür sind vor allem darin zu sehen, dass in vielen Bereichen keine Daten zu finden waren oder dass nur Jahrzehnte alte Daten vorlagen. […] Es erscheint dringend notwendig, diese Untersuchungen in Deutschland unverzüglich zu beginnen, […] um die Informationslücken die zwischen der Bundesrepublik Deutschland und einigen Nachbarländern bezüglich der vektorassoziierten [= mit Krankheitsüberträgern wie z. B. Zecken verbundenen] Krankheiten bereits bestehen, unverzüglich zu schließen! […] wurden die vektorassoziierten Erkrankungen wegen scheinbar fehlender oder geringer Bedeutung kaum berücksichtigt […] Diese Sorglosigkeit, besonders in Deutschland, hat aber keine solide Basis: im Gegenteil. […] Die Situation in Deutschland ist vor allem deshalb besonders kritisch, weil es für die meisten vektoriell bedingten Erkrankungen keine Meldepflicht […] gibt."

Wäre der Bericht ein Schulzeugnis, die Kandidaten wären definitiv sitzen geblieben.

### Wie wirklich ist die Wirklichkeit? Was Politiker so sagen …

In Deutschland ist vieles geregelt. Die Länge von Schnullerketten, die Mülltrennung und welche Krankheiten bei Verdacht, Erkrankung oder Tod behördlich gemeldet werden müssen. FSME muss gemeldet werden, ebenso das durch Zecken übertragene Q-Fieber oder die humane spongioforme Enzephalopathie, früher Creutzfeld-Jakob-Krankheit. Letztere muss sogar namentlich gemeldet werden, da bei ihr rasches Handeln erforderlich sei, lautet die Begründung. Bei einer Inkubationszeit von zwei bis 40 Jahren, dürfte die Sache mit dem schnellen Handeln möglicherweise ein wenig problematisch werden, aber dieses Beispiel ist nicht das einzige, das zeigt, wie bizarr die Meldepflicht im Einzelfall gehandhabt wird.

Die einzelnen Bundesländer haben im Rahmen des Infektionsschutzgesetzes die Möglichkeit, eine Meldepflicht für die Lyme-Borreliose einzuführen, doch bis auf Saarland und Rheinland-Pfalz tun sie es nicht. Gut, das ist nicht ganz korrekt. Es ist nicht so, dass gar nichts getan wird. Seit Jahren gibt es immer wieder Landtagsanfragen, um die Meldepflicht wenigstens über das Landesrecht einzuführen.

Beispielsweise beantragte die CDU- und FDP-Fraktion des niedersächsischen Landtags im Juni 2004 die Bekämpfung und Behandlung der durch Zecken übertragenen Erkrankung „Borreliose". Unterschrieben ist der Antrag vom zeitweisen Bundesgesundheitsminister und damaligen FDP-Fraktionsvorsitzenden Dr. med. Philipp Rösler. Er und sein CDU-Kollege, David McAllister, begründen den Antrag mit – beim RKI möge man bitte mal aufmerken – der steigenden [!] Erkrankungshäufigkeit, mit dem erheblichen volkswirtschaftlichen Schaden, der durch diese Erkrankung ausgelöst werde, durch die schweren Schicksalsschläge „mit allen Konsequenzen für die persönliche und familiäre Entwicklung." Die Antragsteller weiter: „[…] Viele Menschen sind verunsichert, wie man Zeckenbisse behandeln soll. Darüber hinaus ist die Aufklärung über mögliche Folgeschäden gering."

Im Kampf mit Pharmalobbyisten, Krankenkassen und einem maroden Haushalt stand das Thema Borreliose-Meldepflicht für Gesundheitsminister Rösler nicht mehr auf der Tagesordnung. So ändern sich die Zeiten.

In Sachsen stellt die CDU- und SPD-Fraktion am 20. Dezember 2007 unter der Drucksache 4/10740 einen Antrag zum Thema Lyme-Borreliose an die Staatsregierung. Begründet wird auch dieser Antrag mit der stetigen Zunahme [!] der Borrelioseerkrankungen in den meldepflichtigen Bundesländern. „Die Ursachen dieser Zunahme sind jedoch auf Grund nicht vorhandener epidemjologischer Studien sowie einer fehlenden bundesweiten Meldepflicht, erklärungsbedürftig."

Die Antragsteller weiter: „[...] Trotz der Zunahme von Aufklärungs-kampagnen, v. a. durch die Selbsthilfegruppen, gibt es sowohl seitens der Bevölkerung als auch seitens der Mediziner große Wissensdefizite im Umgang mit der Erkrankung, ihrer Diagnose, Behandlung und Ver-meidung. Eine Aufnahme der Borreliose-Erkrankung in das Infektions-schutzgesetz (IfSG) und somit die Einführung einer bundesweiten Mel-depflicht ist dringend nötig. Die Verbreitung der Lyme-Borreliose hat in Deutschland ein Ausmaß erreicht, welches ein nationales Überwachungs- und Kontrollkonzept erfordert."

Das baden-württembergische Ministerium für Arbeit und Soziales beginnt seine Antwort auf die Anfrage des Landtagsabgeordneten Andreas Hoffmann, zur Einführung der Meldepflicht mit dem denkwürdigen Satz: „Über die Zahl der Borreliose-Fälle im Zeitraum 1996 bis 2007 sind keine genauen Aussagen möglich, da die Borreliose nicht meldepflichtig ist."

Immerhin rührten sich Rheinland-Pfalz und das Saarland beim politi-schen Mikado - sie haben 2011 die Meldepflicht eingeführt. Was ist mit den anderen Bundesländern? Bröckelt auch dort die Mauer? Warten wir es ab. In Nordrhein-Westfalen war man der Meldepflicht schon einmal sehr zugetan, wie der BFBD berichtet. Das war vor der Landtagswahl 2010. Nach der Wahl dann ... Sie ahnen es?

## Wie wirklich ist die Wirklichkeit?
## Das Nationale Referenzzentrum Borrelien ...

Vielleicht weiß man beim Nationalen Referenzzentrum Borrelien (NRZ) mehr? Schauen wir noch beim eigens ins Leben gerufenen Nationalen Referenzzentrum Borrelien (NRZ) nach. „Die Lyme-Borreliose ist die häu-figste durch Zecken übertragene Erkrankung in Deutschland mit geschätz-ten 60.000 bis 100.000 Neuerkrankungen pro Jahr", lautet die NRZ-Botschaft. RKI und NRZ scheinen sich in dieser Hinsicht einig zu sein.

Im Schnitt sind nach WHO-Angaben und älteren Studien 5,6 Pro-zent der Bevölkerung in Deutschland mit *Borrelia burgdorferi* infiziert, das entspricht annähernd fünf Millionen Menschen. Deutschland gehöre zu den Ländern mit der höchsten Neuerkrankungsrate, neben Österreich (geschätzte 75 000), Tschechien und Slowenien, heißt es in dem WHO-Bericht.

Der Privatdozent und Arzt für Allgemeinmedizin, Dr. Dieter Hassler, wollte es genauer wissen. 1987 wurde das Blut der Bewohner im baden-württembergischen Kraichtal auf Antikörper gegen Borrelien untersucht. Bei 16,7 Prozent, und damit bei jedem Sechsten, war der Test positiv, auch wenn sich kaum einer an einen Zeckenstich erinnern konnte. Verhängnisvoll: Nach spätestens acht Jahren entwickelten alle Anwohner mit positivem Test auch Symptome. Darüber berichtete *DER SPIEGEL* im Juni 2008. Die Ergebnisse der nichtselektierten Stichprobe der Gesamtbevölkerung untermauern, was Dr. Hassler auch auf seiner Website veröffentlicht: „Die Lyme-Borreliose ist eine außerordentlich häufige Erkrankung." Und weiter: „[...] kann heute als geklärt gelten, dass die Lyme-Borreliose eine primär chronisch verlaufende Infektionskrankheit ist, bei der es in Analogie zur Syphilis keine Spontanheilung gibt. Die These eines „Durchseuchungstiters" im Sinne einer durchgemachten, spontan überstandenen Infektion konnte nie belegt werden und sollte heute obsolet sein."

## Wie wirklich ist die Wirklichkeit?

Halten wir fest: Seit Jahren fehlen flächendeckende, epidemiologische Studien und belastbare Daten über das wahre Ausmaß und Infektionsrisiko der Lyme-Borreliose. Gleichzeitig gilt Deutschland, ebenso wie Österreich, bei der EU und WHO als Hochrisikogebiet für zeckenübertragene Infektionen. Alles deutet jedoch darauf hin, dass der Mangel an Studien, Daten und Forschung in absehbarer Zeit kaum behoben werden soll.

Regelmäßig veröffentlicht das RKI sein Epidemiologisches Bulletin. In der Ausgabe 32, aus dem Jahr 2005, heißt es: „Die Kenntnisse zu Vorkommen und Häufigkeit dieser Erkrankung [Lyme-Borreliose] in Deutschland sind weiterhin lückenhaft, generell wird aber davon ausgegangen, dass in allen Teilen Deutschlands eine Infektionsgefahr besteht." Dann folgen wieder die eigenen Zahlen: „Schätzungen belaufen sich auf über 60.000 Neuerkrankungen an Lyme-Borreliose pro Jahr in Deutschland."

Anscheinend hat man bislang beim RKI wirklich nur die dünne Basis der Meldedaten aus sechs östlichen Bundesländern, die alle zwei Jahre ausgewertet werden. Aber genau diese zeigen einen kräftigen Anstieg. Wie können dann jahrelang die immergleichen Zahlen an die Medien gegeben werden, die offenbar noch aus Zeiten stammen, als man für den Liter Benzin 1,20 DM zahlte?

Sollte man nicht meinen, dass das RKI, angesichts der auch von der EU erkannten Gefahrenlage bemüht sein müsste, sich ein realistischeres Bild vom Infektionsrisiko für die Bevölkerung zu machen? Ist es nicht beschämend, stattdessen immer wieder auf die politisch verschuldete, fehlende Meldepflicht zu verweisen, um dann – quasi achselzuckend – festzustellen, die Kenntnisse zu Vorkommen und Verbreitung der Borreliose blieben eben – leider, leider – lückenhaft?

Dabei weiß man beim RKI um den Mangel. „Eine Ausweitung der Meldepflicht durch eine Änderung des Infektionsschutzgesetzes (IfSG) hätte den Vorteil, dass repräsentative Aussagen über die geografische Ausbreitung der Lyme-Borreliose getroffen und langfristige Tendenzen beobachtet werden könnten. Damit stünden Daten zur Verfügung, die notwendig sind, langfristige realistische Gesundheitsziele zu formulieren und Analysen zur Wirkung und Wirksamkeit von Interventionen zu ermöglichen", schreiben Experten nach einem RKI-Workshop. Müsste, hätte, könnte … man verharrt im komfortablen Konjunktiv und empfiehlt sogar dem Bundesgesundheitsministerium *keine* bundesweite Meldepflicht einzuführen.

Immerhin. In Kürze sollen die Ergebnisse einer Seroprävalenzstudie der Lyme-Borreliose bei Kindern und Jugendlichen veröffentlicht werden. Ziel der Studie ist die Datengewinnung zur Krankheitshäufigkeit bei Kindern in unterschiedlichen Altersgruppen in Deutschland (Stichprobenauswahl) sowie eine Risikoanalyse. Man hatte aufgrund der Meldedaten (neue Bundesländer) festgestellt, dass insbesondere Kinder und Jugendliche offenbar häufiger erkranken als andere Altersgruppen.

Aber selbst dort, wo es die Meldepflicht gibt, hat sie ihre Tücken. Die gemeldeten Borreliose-Erkrankungen zeigen nur die Spitze des Krankheitsbergs und nicht das wahre Ausmaß. Seit 2002 werden sogar nur noch Frühformen erfasst, die auf ganz spezifischen, wenig realistischen Falldefinitionen basieren. 2008 war im *Ärzteblatt Sachsen* zu lesen: „Darüber hinaus weiß jeder Epidemiologe, dass dies [die gemeldeten Fälle]

Minimalwerte sind, da die Meldedisziplin der ärztlichen Kollegen durchaus verbesserungsbedürftig ist und auch eine Kontrolle dieser Ordnungswidrigkeiten durch das zuständige Gesundheitsamt nicht stattfindet. Das RKI: „Dieser Meldepflicht wird jedoch nicht immer Folge geleistet […]. Wie groß der Erfassungsverlust durch die Nichtbefolgung der Meldepflicht ist, wird derzeit für verschiedene Krankheiten in gesonderten epidemiologischen Studien untersucht."

Merken wir uns die Begriffe „Erfassungsverlust" und „fehlende Meldedisziplin", wenn wir uns fragen, auf welcher Basis Erkrankungszahlen errechnet werden.

## Da ist ein Elefant im Raum!

Er kann gar nicht übersehen werden, aber keiner scheint ihn zu bemerken. Mit dem englischen Sprichwort "There is an elephant in my room" will man ausdrücken, dass eine offensichtliche Wahrheit oder ein Problem eigentlich nicht übersehen werden kann, aber irgendwie schaut jeder angestrengt vorbei. Man entscheidet sich, so zu tun, als gäbe es den Elefant gar nicht und beschäftigt sich mit anderen Dingen.

Muss man ein Problem lösen, das man nicht sieht? Wohl kaum. Der Elefant bleibt jedoch im Raum und er wird von Jahr zu Jahr größer.

RKI und NRZ operieren mit „offiziellen" Zahlen, die völlig aus der Zeit gefallen sind; sie stehen im krassen Widerspruch zu den tatsächlich diagnostizierten Erkrankungsfällen der Krankenkassen. Das alles bleibt nicht ohne Wirkung. Auf Basis der offiziellen Zahlen werden gesundheitspolitische Entscheidungen getroffen. Wie diese bei derart niedrig angesetzten Erkrankungszahlen aussehen, kann sich jeder vorstellen.

Die Medien verbreiten diese Zahlen und bieten damit epidemiologischen „Spin-Doktoren" und den ewiggleichen und ewiggestrigen Propagandisten die Gelegenheit Mythen zu schaffen. Mythen wie: Die Borreliose ist selten.

KAPITEL 5

# Im Irrgarten der Borreliose-Diagnostik

Die Borrelien-Diagnostik sei für viele Kollegen ein Buch mit sieben Siegeln, lasen Ärzte in einem Artikel der *Medical Tribune*. Im Titel warnte das Magazin auch gleich vor den „Fallen im Borreliose-Dschungel". Das *Bayerische Ärzteblatt* wusste dagegen: „Die Diagnose der akuten Borreliose mit neurologischer Manifestation stellt in der Regel kein Problem dar." Und auch in einem „Praxis-Tipp" der *Medical Tribune* liest sich Beruhigendes: „[...] Insbesondere in der frühen Phase genügt mitunter ein Blick, um die Diagnose zu stellen und sofort sachgerecht therapieren zu können."

Als Patient ist man geneigt zu fragen: „Was denn nun?" Genügt ein Blick, um eine Lyme-Borreliose problemlos zu erkennen oder ist die Borreliose-Diagnose schwierig?

Das Problem: Fachblätter, Mediziner, Ratgebersendungen und die Presse stellen fast immer nur die Frühphase der Infektion dar. Sie sorgen damit für den nächsten Mythos, der da lautet: Borreliose ist einfach zu erkennen.

Ist Borreliose leicht zu erkennen? Ja, vielleicht, wenn die Zecke noch am Patientenkörper haftet und sich später lehrbuchgemäß eine kreisrunde Rötung bildet. Keine Frage, die Wanderröte ist ein eindeutiges Zeichen für eine Borrelieninfektion – wenn sie nur jeder bekäme. Wir wissen inzwischen, dem ist nicht so. Stattdessen können Patienten Wochen oder Monate nach einem unbemerkt gebliebenen Zeckenstich an Kopf- und Gliederschmerzen, Übelkeit, Erschöpfung, Schwindel, Nackensteifigkeit oder Gelenkschmerzen laborieren. Bei Kindern zeigen sich erste Borreliose-Symptome möglicherweise durch subtile Wesens- und Verhaltensänderungen. Die Leistungen in der Schule fallen ab, Jüngere wollen nicht mehr spielen, sie werden licht- und geräuschempfindlich und möchten immerzu schlafen.

Sogar geschlechtsspezifische Unterschiede wurden gefunden. Insbesondere während der Periode leiden Frauen verstärkt unter

Borreliosesymptomen und es gibt Arbeiten, die darauf hindeuten, dass Borrelien Hormonstörungen hervorrufen. Relativ oft wird bei Borreliose eine Hashimoto-Thyreoiditis beobachtet, eine autoimmun-verursachte chronische Entzündung der Schilddrüse. Wie überhaupt *Bb* in der Lage zu sein scheint, Schilddrüsenunterfunktionen auszulösen und den Hormonstoffwechsel zu beeinflussen.

Basierend auf den Arbeiten des US-Borreliose-Experten Dr. Joseph Burrascano sowie Angaben der Borreliosespezialisten Dr. med. Hopf-Seidel und Dr. med. Berghoff hier eine Symptomliste. Die Beschwerden müssen nicht alle und auch nicht gleichzeitig auftreten.

**Beschwerden, die – neben einem vermeintlich „grippalen Infekt" – auf eine Borreliose hinweisen können:**

- ❖ Tiefe Erschöpfung
- ❖ Schweißausbrüche, besonders nachts
- ❖ Herzrasen
- ❖ Kopf;- Muskel- und Gliederschmerzen
- ❖ Muskelkrämpfe und -zuckungen
- ❖ Gelenkschmerzen, auch in wechselnden Gelenken
- ❖ Gelenkschwellungen
- ❖ Entzündungen am Auge
- ❖ Kurzatmigkeit, Atemnot
- ❖ Husten
- ❖ Heiserkeit ohne Erkältung
- ❖ Schluckstörungen
- ❖ Konzentrationsprobleme, „Kopf-Nebel"
- ❖ Wortfindungsstörungen
- ❖ Übelkeit, Erbrechen, Durchfall

❖ Nackensteife

❖ Licht- und/oder Geräuschempfindlichkeit

❖ Schwindel

❖ Seh- und Hörstörungen

❖ Polyneuropathien, Kribbeln, Taubheitsgefühle

❖ Herzprobleme, bis zur Lyme-Karditis

❖ Hormon- und Schilddrüsenprobleme

❖ Unklare Leberwert-Erhöhungen

❖ Schmerzen an den Zähnen, am Kiefer

❖ Hartnäckige Nasennebenhöhlenentzündungen, Nasenschleim-hautschwellungen

❖ Blasenfunktionsstörungen, Harndrang

❖ Starke Schmerzen in Arm oder Bein (Vermutung: Bandscheiben-vorfall)

Der Arzt stellt – im Idealfall – eine Lyme-Borreliose aufgrund des Beschwer-debildes, der sogenannten „Klinik" fest. Allerdings droht Patienten hier möglicherweise Ungemach. „Was tun bei Borrelioseverdacht?", fragt die *Ärztezeitung* in einem Artikel, der Ärzten „Empfehlungen zur situationsge-rechten Labordiagnostik der Lyme-Borreliose" ans Herz legt. Dem Leser, allen voran den Ärzten, werden drei Szenarien vorgestellt, die wir uns einmal näher ansehen wollen, um zu verstehen, wo die Probleme liegen.

***Szenario Nummer eins:*** „Eine Person kommt mit festgesaugter Zecke in die Praxis oder die Zecke wurde unmittelbar entfernt."
    Ein „Borreliose für Dummies"-Szenario. Hier wird eine günstige, fak-tisch jedoch eher seltene Situation geschildert.

*Szenario Nummer zwei:* „Ein Patient hat Symptome, die auf einen Bor-relieninfekt hindeuten. Eindeutig ist die Situation bei Erythema migrans [Wanderröte]: sofort antibiotisch behandeln."

Was passiert mit der anderen Hälfte der Patienten, die keine Wander-röte entwickelt? Ohne Wanderröte wird die rechtzeitige Diagnose oft ver-passt. Ohne rechtzeitige Diagnose schließt sich das Zeitfenster schnell, in der die Infektion noch relativ unkompliziert mit Antibiotika kuriert werden könnte. Bei den zu spät Diagnostizierten, den zu lange unbe-handelt Gebliebenen wird die Borreliose chronisch. Das Leiden nimmt seinen Lauf, über Jahre hinweg, mit allen sozialwirtschaftlichen Kosten und Spätfolgen.

Kommt es zu einer Frühdiagnose mit anschließender Therapie, ent-stehen Kosten von durchschnittlich 100 Euro, errechnete Dr. Thomas Talaska von der Landesärztekammer Brandenburg; für das Spätstadium kam er auf Kosten von rund 70 000 Euro.

Es ist offensichtlich. Die stärkste Kraft, die gegen Patienten mit chro-nischer Borreliose arbeitet, sind die immens hohen Kosten der Langzeit-therapie. Wenn Krankenkassen sich suchend nach Möglichkeiten für Kosteneinsparungen umsehen, sollten sie das Thema Zeckenstiche und Borreliose-Diagnostik besser nicht vernachlässigen.

*Szenario Nummer drei:* „[…] Verdacht auf eine Borreliose-Spätmanifes-tation. […] Indizien für die Spätmanifestation sind Zeckenstiche, die der Patient schildert, eine hohe Expositionswahrscheinlichkeit, etwa in Risiko-berufen, Erytheme [Hautrötungen] und andere Symptome in der Anam-nese oder auch aktuell. Geachtet werden sollte vor allem auf Haut- und Gelenkveränderungen sowie neurologische Auffälligkeiten."

Schilderung eines Zeckenstichs? Das hatten wir schon. Eine hohe Expositionswahrscheinlichkeit? Wie viele Ärzte fragen wohl nach der „Expositionswahrscheinlichkeit für Zecken", wenn man mit Kopfschmer-zen, Schwindel, enormer Müdigkeit oder grippeartigen Symptomen in der Praxis erscheint? Und selbst wenn sie es täten – ist sich ein Patient, der in einer Großstadt lebt, seines „Expositionsrisikos" überhaupt bewusst? Wissen die Münchner, dass die Durchseuchung mit Borrelienbakterien alleine bei den adulten Zecken im Englischen Garten bei über 37 Prozent liegt? Selbst ein „Büromensch" kann sich dort im Sommer in seiner Mittagspause, auf dem Rasen sitzend, mit Borrelien und Schlimmerem infizieren. Da muss er noch nicht einmal zur Gruppe der Gartenliebhaber, Wanderer, Jogger, Reiter, Jäger, Angler, Campingfreunde oder Golfer gehören, die allesamt ein hohes „Expositionsrisiko" haben.

Die Frage nach einem „Risikoberuf" erübrigt sich heutzutage, angesichts der weit verbreiteten Outdoor-Hobbys, welche die meisten Menschen pflegen, von den Haustieren ganz abgesehen. Die anderen „richtungweisenden Befunde" sind, wie es in diesem Artikel ganz richtig heißt, „nicht so häufig".

In einer 10-jährigen, retrospektiven Anwendungsbeobachtung [retrospektiv = von der Gegenwart ausgehend, wird die Vorgeschichte untersucht] mit 90 chronisch an Borreliose Erkrankten – alle mit Erreger-Direktnachweis, zeigte sich, dass ganz andere Symptome als die in Fachbüchern und medizinischen Fachjournalen beschriebenen vorherrschen: Statt an der in Lehrbüchern als typisch beschriebenen Hauterscheinung *Acrodermatitis chronica atrophicans (ACA)* – die gerade mal 30 Prozent aufwiesen – litten 95,6 Prozent an neurologisch-psychiatrischen Symptomen, gefolgt von 94,4 Prozent mit muskulo-skelettalen Beschwerden. Nur 42,2 Prozent konnten über eine früher beobachtete Wanderröte berichten, dagegen klagten 88,9 Prozent über Müdigkeit und extremes körperliches Schwächegefühl. Die übrige Symptomatik verteilte sich auf Magen-Darm-Organe (Leberentzündung, Bauchschmerz), Augen, Ohr- und Gleichgewichtsorgane, Herz und Kreislauf (Reizleitungsstörungen, Perikardergüsse, Hypertonie), endokrine Systeme (Schilddrüse, Hypophyse, Nebennieren), die Haut, aber auch auf das Bronchialsystem (Husten).

Die häufigsten „Indizien" beschäftigen in Wahrheit alle Facharztrichtungen. Während sich der Neurologe um das Kribbeln, die Taubheitsgefühle und Schmerzen kümmert, wundert sich der Kardiologe über die Reizleitungsstörungen seines Patienten und der Internist versucht der Ursache für die Leberentzündung auf den Grund zu gehen. Meist weiß der eine nichts vom anderen und der Hausarzt, von der früheren Gesundheitsministerin Schmidt noch als „Lotse" gedacht, kann in den seltensten Fällen eine solche Patientenkarriere verhindern.

Das Robert Koch-Institut (RKI) steht Ärzten mit ihrem Ratgeber „Infektionskrankheiten – Merkblätter für Ärzte" zur Seite. Über den Infektionsverlauf der Lyme-Borreliose heißt es dort: „Stadium I: Die typische Manifestation ist das *Erythema (chronicum) migrans)*." Auch das nationale Referenzzentrum Borrelien (NRZ) lässt auf seiner Website wissen: „Die Lyme-Borreliose ist eine Multisystem-Erkrankung, die sich überwiegend als lokalisierte Hautinfektion manifestiert (Erythema migrans)."

Eine Multisystem-Erkrankung, die sich überwiegend als lokalisierte Hautinfektion manifestiert? Wir wissen es inzwischen besser. Alte Gewohnheiten sind leider überaus hartnäckig und diagnostiziert wird naturgemäß nur, was man kennt. Wie aber kommt es, dass im Zusammenhang mit Borreliose immer wieder von der Wanderröte oder von geschwollenen Knien als „typische" Symptome die Rede ist? Warum steht das in vielen Lehrbüchern und wird auch immer noch gelehrt? Eine Antwort darauf könnte uns das indische Gleichnis von den drei Blinden und dem Elefant geben.

## Die drei Blinden und der Elefant

Drei Blinde stehen um einen Elefanten und versuchen sich durch Tasten ein Bild von dem Tier zu machen. Als sie später dem König berichten, wie ein Elefant aussieht, sagt der eine, der den Rüssel betastet hatte: „Ein Elefant ist wie eine Schlange." „Nein!", sagt derjenige, der das Bein befühlte, „ein Elefant ist wie eine Säule." Schließlich meldet sich der Dritte zu Wort: „Ein Elefant ist wie eine Wand." Er hatte sich an dem riesigen Leib entlang getastet. Nach diesen widersprüchlichen Aussagen fürchten sie den Zorn des Königs, der bleibt allerdings unerwartet mild und weise.

Wir müssen wieder ganz zurück an den Anfang der Geschichte. Es hängt alles damit zusammen, dass die ersten Mediziner und Wissenschaftler, die in den USA die Lyme-Borreliose beschrieben, Rheumatologen waren. Sie hielten die Borreliose zunächst für eine „Arthritis" – Knie und Gelenke waren ihr Thema.

Später forschten Dermatologen und konzentrierten sich naturgemäß auf die Hauterscheinungen.

Bei der Beschreibung der Krankheit richteten alle ihr Augenmerk auf äußerliche Anzeichen, die ihnen aus ihrer jeweiligen Fachdisziplin vertraut waren. Eben ein „dickes Knie" oder Hautrötung. Als schließlich die Neurologen die Szene bereichern, fügten sie ihrerseits neurologische Symptome hinzu. Sie alle versuchten sich ein Bild von dem Elefanten zu machen, doch jeder beschäftigte sich nur mit einem bestimmten Teil des Ganzen. Und so ist es bis heute geblieben. Man sieht und versteht nur Teile des Problems; jeder hat – zumindest innerhalb des eigenen Horizonts – Recht. Das ändert nichts daran, dass die Lyme-Borreliose unvollständig beschrieben wurde und viele Ärzte bis heute ein verzerrtes Bild von vermeintlich typischen und untypischen Symptomen im Kopf haben.

Welche Schwierigkeiten die Borreliose-Diagnostik bereitet, lässt sich auch daran ablesen, dass man für Borreliose keine verbindliche Inkubationszeit festlegen kann. Bis zum Auftreten erster Symptome können Tage, Wochen, Monate oder Jahre vergehen. Ein Zeckenstich kann wie eine Zeitbombe wirken, von der man nicht weiß, wann sie explodieren wird.

Was aber geschieht mit Patienten, die nicht unter den angeblich „typischen Symptomen" leiden? Was, wenn Gelenke und Knie nicht anschwellen wollen, man aber von Sehstörungen, Schwindel und grippeähnlichen Symptomen geplagt wird? Keine Wanderröte, aber tiefe Erschöpfung und Nachtschweiß? Keine Antikörper im Liquor [Gehirn- und Rückenmarksflüssigkeit] oder zu wenig im Blut, dafür Schmerzen und Fieberschübe?

Es wird kritisch für Patienten, wenn Ärzte die Komplexität einer Krankheit nicht sehen oder anerkennen wollen und sie damit zum Gesundheitsrisiko für ihre Patienten werden.

### Erschöpfte Patienten in der Falle einer neuen Realität

Alle Patienten, deren Symptome sich einfach nicht ans Lehrbuch halten wollen, geraten in die Falle zu eng gefasster medizinischer Diagnosekriterien. Sie *können* einfach nicht unter Borreliose leiden. Vielleicht leiden sie unter anderen Krankheiten, vielleicht sind es psychosomatische Beschwerden oder sie sind depressiv?

Es ist noch nicht allzu lange her, da suchte man nach psychosomatischen Erklärungen für Asthma. „Das Leiden [Asthma] überfalle vor allem Menschen, die sich eines zwanghaften Dominierungstriebes nicht recht bewusst sind", schreibt 1989 der Psychiater Dr. Alfred Ziegler und erklärt damit die chronischen Entzündungsprozesse in den Bronchien.

Wo die Ursachen für Beschwerden nicht bekannt oder zu komplex sind, droht Patienten die vorschnelle und häufig dilettantische Psychologisierung. Besonders beliebt ist auch die Umkehrung von Ursache und Krankheitsfolge. Wem es gesundheitlich schlecht geht, der zieht sich vielleicht sozial zurück. Auch ich musste zunehmend Einladungen absagen, weil mich plötzlich einsetzende Übelkeit, Schwindel oder Schmerzen aufs Sofa zwangen. Mit Schmerzen und Schwindel lässt sich eben nicht gut tanzen gehen. Doch Amateurpsychologen folgern messerscharf, das sei alles psychosomatisch.

## Auf der Suche nach den typischen Symptomen

Patienten suchen ärztliche Hilfe, erhalten aber aufgrund unzureichender Diagnosekriterien und unsicherer Tests die falsche Diagnose, was die richtige Therapie verhindert und das Leiden vergrößert. Patienten mit kognitiven Problemen, Erschöpfung, Bauchschmerzen und Übelkeit können dennoch an Borreliose leiden. Sie haben Symptome, die von den Spezialisten, die anfangs in der Borrelioseforschung involviert waren, nicht objektiviert wurden. Daher zählen Ärzte diese Symptome nicht zu den Borreliosesymptomen. Aber was bedeutet „objektiviert", wenn man deutlich fühlt, dass etwas nicht stimmt?

In der „Welt der Medizin" unterscheidet man „subjektive Symptome", „objektive Symptome" und „Leitsymptome". Subjektive Symptome sind die Beschwerden, die Patienten selbst wahrnehmen, also beispielsweise Erschöpfung. Zu den objektiven Symptomen zählen alle Beschwerden, die man von außen beobachten [Beispiel Wanderröte] und gegebenenfalls messen kann [Beispiel Fieber]. Unter einem „Leitsymptom" verstehen Ärzte ein Symptom, mittels dessen sie eine relativ sichere Diagnose stellen können.

Meine persönlichen Erfahrungen waren beängstigend und schienen kein Ende zu nehmen. Tiefe Erschöpfung, gegen die kein noch so langer Schlaf half, glasige Augen, brennende Schmerzen an den Rippen. Aber das alles waren subjektive Erfahrungen und subjektive Symptome.

Wissenschaftlich betrachtet nichts weiter als Anekdoten; Empfindungen und Beobachtungen ohne methodische Kontrolle, die jeglicher Beweiskraft entbehren.

Als Arzt kann man einen Patienten fragen, ob er müde sei. Der Patient antwortet schlicht mit „Ja." Wenn diese Antwort nicht weiterverfolgt wird, wenn keine weiteren Details erfragt werden, ist eine solche Aussage ohne objektive Relevanz. Fragt der Arzt hingegen: „Ist Ihr Schlaf erholsam? Schwitzen Sie nachts? Verringert sich die Erschöpfung nach Schlaf?", dann erhält er objektivierbare Informationen.

Die mentale Einschränkung der Borreliosepatienten beispielsweise wird in den Steere-Studien als „mild" bezeichnet. Hier zeigt sich die ungeheure Distanz zwischen wissenschaftlichen Studien und dem Leben der Patienten. Was bedeutet es wirklich für einen Patienten unter einer durch Borrelien verursachten Gehirnentzündung zu leiden, unter als „mild" eingestuften mentalen Funktionsstörungen? Wir sprechen hier in Wirklichkeit über Schulkinder, die in der Schule nicht mehr mitkommen, über Erwachsene, die aufgrund des „Gehirnnebels", der eklatanten Konzentrationsunfähigkeit, nicht mehr arbeitsfähig sind oder über Studenten, die ihr Studium abbrechen müssen, weil sie einfach nicht mehr klar denken können.

In vielen Studien wird die enorme andauernde Erschöpfung der Borreliosepatienten beschrieben. Im Alltag der Betroffenen bedeutet diese, auch durch Schlaf nicht zu eliminierende Fatigue [Erschöpfung], dass Menschen kaum noch arbeiten oder ihren Haushalt führen können. Die Einschränkungen des Kurzzeitgedächtnisses, in Studien „objektiv" in Prozenten ausgedrückt, bewirken, dass sich Patienten in ihrer Nachbarschaft verlaufen, dass ihnen Worte nicht mehr einfallen wollen und sie hilflos Sätze mit kuriosen Wortschöpfungen bilden. Stellen Sie sich vor, was das für Redakteure, Lehrer, Dolmetscher oder Rechtsanwälte bedeutet?

Die Fachärztin für Neurologie und Psychiatrie, Martina Lorenz, beschreibt Symptome, „die gerne als ein sogenanntes Post-Lyme-Syndrom bei Patienten mit chronischer Borreliose beschrieben werden": „[…] Konzentrationsstörungen bis hin zur Vergesslichkeit, auch Orientierungsstörungen, Wortfindungsstörungen oder Sprechstörungen werden immer wieder gesehen. Zahlreiche Betroffene weisen eine Besonderheit auf: Denkschwierigkeiten, Schreibhemmungen oder aber auch das Verdrehen und Weglassen von Buchstaben beim Schreiben. Ein ebenfalls typisches Symptom ist die Störung der Feinmotorik, welches mehr in den neurologischen Bereich hineingehört. Die Patienten beschreiben, dass sie gegen Türrahmen laufen, Ecken anstoßen, weil diese nicht adäquat wahrgenommen werden."

Erschöpfung, Konzentrations- und Wortfindungsstörungen wurden in vielen Studien für viel zu allgemein und damit diagnostisch für irrelevant gehalten. Die Frage, was eigentlich die „typischen Symptome" einer Borreliose sind, beherrschte den medizinischen Meinungsstreit von Anfang an.

An dieser Stelle möchte ich Ihnen daher exemplarisch der Presse entnommene „Borreliose-Fälle" vorstellen. Ein Tipp. Achten Sie beim Lesen mal darauf, welche Erstsymptome die Kranken zum Arzt führte.

### Typische Erstsymptome? Fall 1

Unter dem Titel „Zeckenbiss beim Rasenmähen" schildert ein CDU-Politiker seinen Leidensweg dem Boulevard-Blatt *BILD* wie folgt: „Es begann im August 2007. Ich hatte einen winzigen Zeckenstich nicht bemerkt. Zuerst taten mir beide Arme weh." Es folgten Entzündungen im Ober- und Unterkiefer. Der Kiefernchirurg kappte die Wurzeln zweier Backenzähne, verschrieb Antibiotika. Doch die Schmerzen blieben. „Ich war von September bis Dezember ständig in Behandlung. Mir wurden drei Zähne gezogen. Mein Arzt witzelte, Sie kriegen bald die goldene Kundenkarte. Ich begann zu verzweifeln."

Eines Morgens wachte der Ratsherr mit einer Gesichtslähmung auf der rechten Seite auf. Im Krankenhaus wurde der Verdacht auf einen Schlaganfall ausgeräumt. Im Januar 2008 verschrieb ein Neurologe Kortison und Krankengymnastik gegen die Gesichtslähmung. Es half nichts. Mitte Januar – ein gutes halbes Jahr nach den ersten Beschwerden – testete eine Ärztin auf Borreliose. Positiv. Eine Kernspintomographie zeigte, dass der Fazialisnerv entzündet war; das erklärte die Zahnschmerzen und die Gesichtslähmung.

## Typische Erstsymptome? Fall 2

In der *Neuen Presse Coburg* erschien am 13. März 2008 der Artikel „Ich bin froh, dass ich noch am Leben bin". Ein Polizeibeamter und passionierter Jäger entdeckte pro Jahr oft um die zehn Zecken, die er, wie er glaubte, immer rechtzeitig entfernt hatte. „Ihm sei bekannt gewesen, dass man nach einem Zeckenbiss die Bissstelle beobachten soll, ob sich eine Rötung bildet. So etwas habe er aber bei sich nicht bewusst festgestellt", sagt er der Zeitung. „Zuerst hatte er für sich nicht erklärbare Magenschmerzen. „Ich war müde und abgespannt, hatte Kopfschmerzen." Sein Hausarzt wusste auch nicht viel mit ihm anzufangen. Es begann ein Untersuchungsmarathon. [...] Ich nahm innerhalb kurzer Zeit 20 Kilogramm ab, mein Bauch verschob sich nach oben und wechselseitig von links nach rechts. [...] Bei einem Blick in den Spiegel sei er darüber sehr erschrocken gewesen. „Ich wurde von Arzt zu Arzt geschoben, zur Reha geschickt, aber alles brachte mir nicht wirklich Hilfe oder eine entscheidende Linderung", bedauert der pensionierte Polizeibeamte."

Im Dezember 2005 wurde ein Magenspezialist der Uni-Klinik hellhörig, als er erwähnte, dass er Jäger sei und sich häufig im Wald aufhalte. Der Arzt veranlasste einen Test auf Borreliose. 14 Tage später dann die Gewissheit. Zwar wurde die Borreliose gezielt mit Antibiotika angegangen, dennoch war der Polizist fast ein Jahr lang krank, bevor er schließlich pensioniert wurde. Bei ihm habe sich ein „Bauchband" gebildet, das seinen Körper im Bauch- und Rückenbereich umfasst und [...] mit Rücken- und Magenschmerzen sowie Schmerzen in der Brustwirbelsäule und Muskellähmungen [einhergeht]", schreibt die Zeitung. Noch heute leide er unter Schmerzen.

## Typische Erstsymptome? Fall 3

„Durch Zeckenstich zum Pflegefall" titelt die *Sächsische Zeitung*, als sie 2006 über den tragischen Leidensweg eines jungen Mannes berichtet. „Jahrelang konnten sich die Ärzte die plötzliche Erkrankung des Mannes nicht erklären. Stattdessen wurde er falsch behandelt und sogar in psychiatrische Einrichtungen eingewiesen. Heute ist er ein Pflegefall."

Das Drama begann mit einem Waldspaziergang und es sieht zunächst nach einem Glücksfall aus, denn der Patient entdeckt beim Duschen eine Zecke in der Leistengegend, die er mit einer Pinzette entfernt. Drei Wochen später sucht er einen Bereitschaftsarzt auf. Die Symptome? „Seine Haut ist gerötet, er fühlt sich schwach. Der diensthabende Arzt diagnostiziert eine Sommergrippe – kein Grund zur Sorge also. Als ihm das Ehepaar von dem Zeckenbiss berichtet, wiegelt der Arzt ab. Eine Zeckenerkrankung könne man ausschließen."

Zunächst erholt sich der junge Mann. „[…] immer öfter jedoch fühlt er sich in dieser Zeit müde, klagt über Kopf- und Gliederschmerzen, Probleme mit Augen und Ohren. Hinzu kommen Angstzustände und Schweißausbrüche." Niemand hat dafür eine Erklärung. Schließlich kollabiert er und wird mit einem Notarztwagen in das nächstgelegene Krankenhaus gebracht. „Diagnose: leichte Herzrhythmus-Störungen. Auch hier erkennt niemand einen Zusammenhang zwischen dem Zeckenbiss und den unerklärlichen körperlichen Gebrechen. In der Folgezeit aber werden die Zusammenbrüche fast zur traurigen Gewohnheit. […] Ärzte aller möglichen Fachrichtungen untersuchen den Mann – alle stellen eine andere Diagnose. Mal wird Multiple Sklerose vermutet, ein anderer Arzt stellt eine verschleppte Grippe fest, der Nächste diagnostiziert eine Hirnhautentzündung. […] Er landet immer wieder auf der Intensivstation, wo ihm Beruhigungsmittel und blutdrucksenkende Präparate verabreicht werden. Sogar in psychiatrische Einrichtungen verlegt man ihn, verschreibt ihm Psychopharmaka. Doch all diese Medikamente helfen ihm nicht, sie schlagen ihm im Gegenteil auf Nieren und Leber. Die genaue Ursache für seine Krankheit ist indes immer noch ungeklärt." Der weitere Verlauf dieser traurigen Geschichte ist schnell erzählt: Der Mann wird zum Invaliden; er leidet unter Lähmungserscheinungen. Erst nachdem jemand der Ehefrau einen Borreliose-Experten empfiehlt, wird der Verdacht nach umfangreichen Untersuchungen bestätigt. Inzwischen ist der junge Patient zu 100 Prozent behindert und die Ehefrau fassungslos „dass man ihren Mann über Jahre hinweg völlig falsch behandelt hatte." Im Kampf um ihren Mann fühle sie sich alleingelassen – „von Ärzten, Krankenkassen und Behörden". Sie hat eine Homepage eingerichtet. Unter http://www. hilfe-borreliose.de/content/ ist diese Krankengeschichte nachzulesen; es gibt auch eine Spendenmöglichkeit.

Haben Sie auf die ersten Symptome geachtet, die die Patienten zum Arzt führte? Wanderröte? Geschwollene Knie?

Das Chamäleon Borreliose schert sich wenig um vermeintliche „Lehrbuch-Symptome".

### Laboruntersuchung auf Borreliose oder lieben Sie Russisch Roulette?

Der direkte Erregernachweis, also das Anzüchten von Krankheitserregern aus Blut, Urin und anderen Körperflüssigkeiten ist der Goldstandard bei der Diagnose einer Infektion. Mit *Borrelia burgdorferi (Bb)* ist es jedoch vertrackt. Der anspruchsvolle Keim lässt sich nur unter Schwierigkeiten kultivieren. Es gibt aber einen Kniff, um eine Infektion mit *Bb* dennoch durch eine Blutuntersuchung nachweisen zu können.

Im Normalfall regen Mikroben unser Immunsystem zur Bildung von Antikörpern gegen die Eindringlinge an; diese Antikörper lassen sich finden und messen. Also ab ins Labor! Die Tücke liegt allerdings auch hier mal wieder im Detail. Wenn man Infektionen über das Messen der Antikörper im Blut untersuchen will, setzt das voraus, dass ausreichend Antikörper gebildet werden, was aber nicht immer der Fall ist. Es gibt noch weitere Gründe, warum auf die Laborergebnisse der serologischen Tests auf *Bb* kein Verlass ist. Dazu später mehr.

„An einen Zeckenstich kann ich mich nicht erinnern, ich hatte auch nicht die so genannte Wanderröte – also den sich vergrößernden roten Fleck auf der Haut. Dennoch ging es mit mir von einem Tag zum anderen gesundheitlich rapide bergab", berichtet Beate B. aus Chemnitz der *Freien Presse*. Nach einigen Wirrungen erhält sie endlich die Borreliose-Diagnose und wundert sich: „Es kann doch nicht sein, dass ein Test eine Borreliose bestätigt, ein anderer sie aber ausschließt."

Beate B. hat das Problem erkannt. Die Borreliosetests sind nicht standardisiert. Labore arbeiten mit völlig unterschiedlichen Testkits. Während einige mit drei Borrelienstämmen testen, decken andere Laboratorien gerade mal einen Stamm ab. Warum ist gerade das ein wichtiger Punkt?

Stellen Sie sich vor, Sie wurden mit dem Borrelienstamm *Borrelia garinii* infiziert. Ihr Arzt schickt ihre Blutprobe ins Labor, dort prüft man per Testkit auf Antikörper gegen den Stamm *Borrelia afzelii*, weil dort mit diesem Stamm gearbeitet wird. Das Ergebnis können Sie sich denken. Negativ. Sie haben gar keine Borreliose. Auf diese Weise erzielt man mühelos in dem einen Labor ein positives Resultat, im anderen ein negatives, und im dritten ein grenzwertiges. In diesem Durcheinander kann der Patient buchstäblich zur Strecke gebracht werden, wenn aufgrund des Laborergebnisses eine Borreliose ausgeschlossen und damit die notwendige, ursächliche Therapie nicht angegangen wird.

Im *Brandenburgischen Ärzteblatt* erschien 2005 ein Artikel mit dem bezeichnenden Titel „Lyme-Borreliose – mehr Probleme als Lösungen?". Darin beschreiben Dr. Talaska und Professor Andreas Krause das Problem der unsicheren klinischen Diagnose, wenn eben keine „typischen Fälle" wie eine Wanderröte ausgemacht werden können. „An dieser Stelle ist dann die serologische Diagnostik gefragt – allerdings oft überfragt", lautet ihr Fazit.

So weit, so schlecht. Das *Deutsche Ärzteblatt*, nach eigenen Angaben „der mit Abstand meistgelesene Titel der gesamten ärztlichen Fachpresse", berichtet in „Lyme-Borreliose: Stand und Perspektiven der Diagnostik und Impfstoffentwicklung": „Die Richtlinien der amerikanischen Centers for Disease Control and Prevention (CDC) empfehlen eine Zweistufendiagnostik [...]. Die Umsetzung dieser Richtlinie wird gegenwärtig dadurch erschwert, dass die auf dem Markt verfügbaren Testverfahren nicht standardisiert sind."

Nicht nur das. Dieser Artikel zeigt erneut, wie sehr Patienten weltweit von Empfehlungen und Entscheidungen betroffen sind, die im fernen Amerika entstehen.

„Das Testen auf Lyme Disease ist chaotisch", sagt Dr. Allen C. Steere 1988 der *New York Time*s. Studien hatten gezeigt, dass man die Blutproben einer Person an verschiedene Labore schicken konnte und völlig unterschiedliche Ergebnisse erhielt. Zu diesem Zeitpunkt, wohlgemerkt 1988, versichert ein optimistischer Pathologe der Zeitung noch: „Das ist ein Pferderennen. Laboratorien im ganzen Land arbeiten an besseren Tests und jemand wird das Rennen in diesem Jahr gewinnen."

Mehr als zwanzig Jahre später ist das „Pferderennen" immer noch nicht gewonnen. Im August 2010 fasst Dr. Achim Schwarzbach, Laborfacharzt am Borreliose Centrum Augsburg, den schlechten Stand der Dinge in einer Pressemitteilung zusammen: „Die laborärztliche Diagnostik orientiert sich an den veralteten, bislang noch nicht modifizierten Leitlinien der Deutschen Gesellschaft für Hygiene und Medizinische Mikrobiologie aus dem Jahre 2000. Hier wird ein 2-Stufen-Schema zur Diagnose-Stellung einer Borrelien-Infektion vorgegeben: Zunächst muss ein ELISA-Test auf Borrelien-Antikörper durchgeführt werden und nur bei einem positiven oder grenzwertigen Reaktionsausfall im ELISA darf ein Immunoblot-Test die Antikörper bestätigen. Allerdings ist der Borrelien-ELISA-Test in bis zu über 70 Prozent aller Borreliosen falsch negativ. […] Es muss festgehalten werden, dass ein negativer ELISA-Test eine Borreliose nicht ausschließen kann und grundsätzlich der aussagekräftigere Immunoblot-Test anstelle des ELISA bestimmt werden muss. Hier kommt aber dann das komplette Dilemma der Borreliose-Diagnostik zum Vorschein: Die gesetzlichen Krankenkassen erstatten dem Patienten den Immunoblot-Test nur im Falle eines zuvor positiven oder grenzwertigen ELISA. Zudem wissen die meisten Ärzte überhaupt nichts von der Fehlerhaftigkeit des ELISA bei der Borreliose-Diagnostik und schließen die Borreliose bei einem negativen ELISA für den Patienten einfach aus!"

Falls Ihnen jetzt der Kopf vor lauter neuen Begriffen schwirrt, hier eine kurze Erklärung: **ELISA** (Enzyme linked Immunosorbent Assay) ist ein Suchtest und Nachweisverfahren, das – ebenso wie der als Bestätigungstest dienende Westernblot/Immunoblot-Test – nicht die Erreger selbst findet, sondern die Antikörper (Proteine), die unser Körper – im günstigsten Fall – immer und in ausreichender Zahl gegen Krankheitserreger bildet.

Beim **Westernblot (auch Immunoblot)** werden Antikörper, die sich gegen spezifische *Borrelia burgdorferi*-Proteine richten und die man über unterschiedliche Reaktionen nachweisen kann, auf eine Membran übertragen (engl. Blotting, to blot = klecksen, beflecken). Auf einer Art Papierstreifen bilden sich sogenannte **Banden**. Falls Sie bei dem Begriff „Banden" an kriminelle Vereinigungen denken, müssen Sie ausnahmsweise umdenken, denn diese „Banden" sehen so ähnlich aus wie Barcodes. Entsprechend ihrem Molekulargewicht werden die Proteine/Banden in kDa (Kilo Dalton) eingeteilt. Die Banden sind unterschiedlich bedeutsam, da sie anzeigen können, wie lange die Infektion zurückliegt.

Leider leben wir nicht in einer idealen Welt. Unzählige Borreliosekranke können – aus verschiedenen Gründen – nicht genügend Antikörper gegen Borrelien bilden. Ein nicht zu unterschätzendes Problem.

Der Patient könne sich glücklich schätzen, wenn das, was an Antikörpern übrig bleibt, überhaupt ausreiche, um aufzufallen, schreibt Dr. Harold Smith in seiner lesenswerten Abhandlung „Two-tier testing system must go". Borrelien zögen sich sehr bald ins Gewebe zurück und mit ihnen die Antikörper. Sein niederschmetterndes Urteil lautet: Für die meisten Borreliosepatienten ist dieses Testsystem weder wissenschaftlich oder praktisch, noch ethisch oder rational sinnvoll. Wissenschaftlich unsinnig, weil Lyme-Borreliose keine Krankheit sei, bei der Antikörper frei im Blut zirkulieren und darauf warten, den **Cut-off**, also die „Schwelle", zu überschreiten, ab der Patienten nicht an Borreliose leiden oder, anders ausgedrückt, ein positives oder negatives Ergebnis erzielen. Den Cut-off, die Ziffer, ab der das Laborergebnis als positiv oder negativ bewertet wird, definiert übrigens jedes Labor anders, aber das haben Sie sich bestimmt schon gedacht.

Antikörper haben die Gewohnheit, auch dann noch durch unseren Körper zu patrouillieren, wenn eine Infektion längst bekämpft ist. Daher sagen Antikörpertests im Grunde nur aus, dass unser Körper mit einem Erreger in Kontakt gekommen ist; sie bestätigen keine aktive Infektion mit Borrelien, schließen sie aber auch nicht aus. Entscheidend ist und bleibt die klinische Diagnose.

## Aussortiert

Ein Jahr nach dem Zeckenstich kann die Prozentzahl der mittels ELISA-Test „Aussortierten" mehr als 50 Prozent betragen, ergaben Studien. Andere Untersuchungen kommen sogar auf 70 Prozent falsch-negativer Ergebnisse im Borreliose-Frühstadium und bis zu 46 Prozent im Spätstadium.

Mal ehrlich, gäbe es nicht einen Aufschrei, wenn beispielsweise Menschen mit einem Test auf HIV untersucht würden, der nahezu Zweidrittel der AIDS-Kranken unentdeckt ließe? Tatsache ist, Patienten werden mit einer über 40 Jahre alten, unzuverlässigen Methode auf Borreliose getestet, die für sie zum schicksalhaften Tor wird. Öffnet sich die Pforte zum bestätigenden Westernblot-Test oder bleibt der Weg zur Diagnose und Therapie verschlossen? Testvorgaben aus den USA für Patienten in Europa und der ganzen Welt. Vorgaben, die falsche Testergebnisse produzieren und zu falschen Therapieentscheidungen führen. Eine wahrlich beeindruckende Testmethode auf Borreliose.

Damit ist die Sache auch noch nicht ausgestanden. Nehmen wir mal an, der ELISA war positiv oder grenzwertig und Sie dürfen sich zum bestätigenden Westernblot/Immunoblot „vorarbeiten". Jetzt wird die Sache nicht einfacher. Auch beim Westernblot nutzen Labore für ihre Tests unterschiedliche Erreger-Sets, die wiederum aus völlig unterschiedlichen Borrelienstämmen gewonnen werden und selbstverständlich werden die Testergebnisse von den Laboratorien unterschiedlich interpretiert. Außerdem müssen Patienten ganz bestimmte Banden in ihrem Ergebnis aufweisen, damit sie „richtige" Borreliosepatienten sind: Mindestens zwei von drei IgM-Banden und fünf von 10 IgG-Banden. Alles Andere wäre ja auch zu einfach, finden Sie nicht?

> *Studien zeigten, dass ein Jahr nach dem Zeckenstich bereits mehr als 50 Prozent der Borreliosepatienten ein falsch-negatives ELISA-Ergebnis erzielen. Sie werden durch den Suchtest, der sie aufspüren soll, aussortiert.*

Um einen Standard für einen positiven Westernblot zu setzen, heißt es in „Explanation of the Western Blot", müssten zunächst folgende Fragen sicher geklärt sein: Lösen eigentlich alle Borrelienstämme immer die gleichen Immunreaktionen bei allen Patienten aus? Kann man wirklich davon ausgehen, dass alle Patienten eine bestimmte Mindestmenge an messbarer Immunantwort in Form von Antikörpern produzieren? Es sind Fragen, auf die bis heute keine ausreichenden Antworten gefunden wurden. In Wahrheit ist nichts davon sicher. „Die Chance, ein positives serologisches Testergebnis zu erzielen ist genauso hoch, wie wenn man ein bestimmtes

Resultat durch Würfeln zu erzielen trachtet", wird in diesem Zusammenhang eine Ärztin zitiert.

2005 meldet die Firma Viramed AG ein Europäisches Patent mit der Nummer EP1726960 für ein Testkit zur Borreliose-Diagnostik an. Die Begründung und Beschreibung für ihr Patent ist aufschlussreich: „Nachteilig bei den Bestätigungstesten des Stands der Technik ist, dass sie eine Borreliose-Infektion im Stadium I der Erkrankung in nur 20 bis 50 % der Fälle nachweisen (siehe beispielsweise WO 91/09870). Da eine vollständige klinische Heilung nach dem Erreichen eines späteren Erkrankungsstadiums häufig nicht möglich ist, sollte jedoch eine beginnende Lyme-Borreliose-Infektion möglichst frühzeitig diagnostiziert werden."

Eine vollständige klinische Heilung soll in späteren Krankheitsstadien oft nicht mehr möglich sein? Das sind Aussagen, die man von den Lesern der Apothekenmagazine, Illustrierten, Zeitungen und den Fernsehzuschauern immer geflissentlich fern hält. Dass mindestens 50 Prozent der Borreliosetestergebnisse falsch sind, erfährt das Publikum auch nicht. Verständlich. Am Ende würde sich womöglich noch jemand Sorgen machen. Lieber strickt man an zwei beliebten Mythen weiter: Borreliose sei einfach zu diagnostizieren und zu heilen.

## KAPITEL 6

# Wie eine Krankheit
# die medizinische Welt spaltet

Unter den Infektionskollegen habe ich beobachtet, dass sie keine [Lyme]-Patienten sehen wollen. Über die Behandlung dieser Erkrankung schlagen die Emotionen hoch, so schildert Dr. Paul Auwaerter, Direktor der Infektionsabteilung der Johns Hopkins School of Medicine und Mitglied des später eingesetzten IDSA-Prüfungsgremiums, die Situation gegenüber dem Fachblatt *American Medical News*. „Es ist eine vergiftete Atmosphäre", fügt er hinzu. „Viele Forscher, die mit ihrer Arbeit über Lyme Disease in den 1970ern begannen, gehen nun in Rente. Die jungen Ärzte treten aber nicht an ihre Stelle; sie sagen AIDS und Tuberkulose sind jetzt Infektionskrankheiten, die sexier sind."

In der Tat. Auwaerter hat mit beidem Recht. Spirochätenforschung ist wohl aus der Mode gekommen und die Atmosphäre ist aufgeladen. Auch in Europa, auch in Deutschland, Österreich und der Schweiz.

Da beschreibt ein Professor der Medizin ausführlich die „Borrelien-Neurose", während andere, die es besser wissen müssten, von „Internet-Borreliose" sprechen und behaupten, Patienten hätten sich die Symptome im Internet angelesen. Den Patienten wird ein „neurotischer Umgang mit Lyme-Borreliose" vorgeworfen, der „in manchen Fällen bereits psychiatrische bzw. psychosomatischen Krankheitswert erlangt."

„Die LymeBorreliose hat sich zu einer Modekrankheit entwickelt. Sie muss für alles herhalten, was sonst nicht zu erklären ist", lässt sich ein Rheumatologe gegenüber der *Ärztezeitung* aus. Eine Aussage, die er an anderer Stelle auch für die breite Öffentlichkeit in der Tagespresse bereithält.

Man fragt sich, wie können Mediziner schwerkranke Kinder und Erwachsene, die an einer ernstzunehmenden Multi-Organ-Krankheit leiden, derart verspotten und sie als psychisch krank bezeichnen? Angesichts des tausendfachen Leids, das diese Infektion hervorruft, müsste es diesen Ärzten eigentlich die Schamesröte ins Gesicht treiben. Oder leiden sie bereits an einer Déformation professionelle, einer beruflich bedingten Missbildung, die sie zu kalten Zynikern werden lässt?

Seit Burgdorfers Entdeckung 1982 haben sich zwei Dinge tatsächlich enorm gesteigert: Die Zahl der (chronisch) Erkrankten und der erbitterte Streit über fast jeden Aspekt dieser Infektion. Sicher, wissenschaftliche und medizinische Kontroversen sind zu allen Zeiten Teil des normalen Erkenntnisprozesses gewesen – immer schon wurde über neue wissenschaftliche Thesen lebhaft diskutiert und gestritten. Vergessen wir dabei auch nicht, dass wir alle jeden Tag Spielräume nutzen, wenn wir die Welt interpretieren. Besonders auffällig wird ein solches Interpretationsphänomen beispielsweise, wenn man Politikern verschiedener Parteien zuhört, wie sie jeweils den Ausgang einer Wahl interpretieren. Aber warum hat sich ausgerechnet bei der Lyme-Borreliose die kontroverse Interpretation derart zugespitzt? Wieso polarisiert diese Krankheit so sehr, dass sie die medizinische Welt geradezu in zwei Lager teilt?

## Wie der lange Arm der US-Medizin für Borreliosepatienten weltweit zum Unglück wird

Die Wurzeln des akademischen Streits liegen in den USA, die verhängnisvollen Auswirkungen bekommen Patienten und die sie behandelnden Ärzte jedoch auf der ganzen Welt zu spüren.

Auf der einen Seite streiten Wissenschaftler, vornehmlich von der Yale-Universität, die durch die IDSA vertreten werden, der US-amerikanischen Gesellschaft für Infektionskrankheiten (Infectious Diseases Society of America). Aus dem Elfenbeinturm der Wissenschaft heraus verkünden sie, eine Borreliose-Infektion sei selten, die Diagnose simpel und die Erkrankung lasse sich zu jedem Zeitpunkt einfach behandeln und in wenigen Wochen kurieren.

Wir erinnern uns, es waren Yale-Forscher, Rheumatologen, die als erste die Lyme-Borreliose in den Orten Lyme und Old Lyme untersucht und in medizinischen Fachzeitschriften als eine Infektion der Gelenke, als sogenannte Lyme-Arthritis, beschrieben haben. Aus dem Kreis dieser Wissenschaftler rekrutieren sich zum großen Teil die Autoren der „Klinischen Praxis-Leitlinien" der IDSA aus dem Jahr 2006.

Diese Leitlinien gerieten im Sommer 2008 ins Visier des Justizministeriums von Connecticut. Es kam zu Untersuchungen und schließlich, am 31. Juli 2009, zu einer neunstündigen, öffentlichen Anhörung. Ein historisch einmaliger Vorgang.

Was wurde den Leitlinienautoren vorgeworfen? Warum musste sich ein Justizminister und Generalstaatsanwalt mit der Sache befassen? Hat womöglich Gewinnstreben den Gebrauch wissenschaftlicher Erkenntnisse und die Denkschärfe der Leitlinienautoren beeinflusst?

In der Tat. Die Vorwürfe lauten, das Gros der Leitlinienautoren habe finanzielle Interessenskonflikte verheimlicht und dazu im Übermaß nur die eigenen Studien zitiert. Studien und Fachartikel, die im Widerspruch zu den Leitlinienautoren stehen, seien systematisch ignoriert worden, damit sei es zu einer schwerwiegenden Verzerrung, einem sogenannten Selektionsbias gekommen.

> *Leitlinienautoren im Visier des Justizministeriums. „versicherungsbasierte Medizin" statt evidenzbasierter?*

Die finanziellen Interessen entpuppen sich unter anderem als Honorare für die Beratung von Krankenversicherungskonzernen. Letztere sind hocherfreut, dass die Leitlinienautoren eine kostensparende Kurzzeittherapie für ausreichend erachten. Die Leitlinienautoren versprechen der Versicherungsbranche: Nach maximal 28 Tagen Therapie sei eine Borreliose geheilt. Seit 2006, seit Veröffentlichung dieser Leitlinien, werden Patientenansprüche auf Kostenerstattung für längere Borreliose-Therapien von den US-Versicherungen mit Verweis eben auf diese IDSA-Leitlinien erfolgreich zurückgewiesen.

Auch in Deutschland ist für viele Patienten nach vier Wochen Schluss mit Antibiotika, selbst wenn die Symptome nicht verschwunden sind. Beschwerden, die nach vier Wochen noch vorhanden sind, wird den Patienten erklärt, seien nun einer anderen Krankheit beziehungsweise einem unerklärlichen „Post-Lyme-Syndrom" zuzuordnen. Ein Aspekt, der uns noch intensiv beschäftigen wird.

Sicher ist es kein Zufall, dass einige Leitlinienautoren auch auf den Honorarlisten diverser Pharmafirmen stehen.

Fakt ist: Das von den Leitlinienautoren praktizierte übermäßige Zitieren der eigenen Veröffentlichungen und Studienergebnisse verstößt gegen die üblichen Regeln der Leitlinienerstellung. Üblich wäre es gewesen, möglichst die Breite der einschlägigen medizinischen Literatur heranzuziehen und zu berücksichtigen. Stattdessen sieht alles nach einem entlarvenden Zitierkartell aus. Nichts Ungewöhnliches in der Wissenschaft. Die IDSA-Seilschaft zitiert sich zum eigenen Frommen und Nutzen immer wieder gegenseitig. Dazu gibt es eine schöne Geschichte, die ich hier kurz einflechten möchte. Das sogenannte Dutch Admiral Paradigm: Zwei niederländische Kadetten sollen sich – bevor sie in den Krieg zogen – gegenseitig geschworen haben, nur Gutes über die Taten des anderen zu berichten. Am Ende wurden die beiden die jüngsten Admiräle der Niederlande. „Zitierst Du mich, zitier ich Dich", auf diese Weise finden sich die immer gleichen Namen auf der Literaturliste. So funktioniert das mit den IDSA-Autoren.

Nach eingehender Analyse der Leitlinien wundert es nicht mehr, dass auch der Vorwurf erhoben wird, zehn der wichtigsten IDSA-Empfehlungen seien lediglich durch den schwächsten Evidenzgrad gestützt, durch pure Meinung. Für entscheidende Empfehlungen gibt es keine Nachweise, Belege und Studienergebnisse.

Bereits vor Erstellung der Leitlinien wurden die erwünschten Mitglieder der IDSA-Leitlinienkommission handverlesen. Will die IDSA kein Risiko eingehen? Hat man Angst vor divergierenden Meinungen? Der Verdacht liegt nahe. Patientenorganisationen bleiben außen vor. Auch die Erfahrungen und Kenntnisse praktizierender Ärzte oder Mitglieder anderer medizinischer Organisationen werden von der IDSA nicht einbezogen. Noch nicht einmal borreliose-erfahrene Ärzte der IDSA selbst, wie beispielsweise Professor Sam Donta, angesehener Direktor der Abteilung für Infektionskrankheiten und Biomolekularmedizin am Boston University Medical Center, finden einen Platz im Leitliniengremium.

Donta vertritt einen individuelleren Therapieansatz. Zunächst noch Mitglied der IDSA-Leitlinienkommission, weigert er sich, die Leitlinien zu verabschieden, solange dort festgehalten werde, dass es keine Probleme mit chronischer Borreliose gebe. Donta: „Das Problem ist nicht, ob es chronische Borreliose gibt oder nicht, sondern warum wir diese Patienten in unserer Praxis sehen." Schließlich verlautbart die IDSA, es habe keine Meinungsverschiedenheiten unter den Autoren der 2006-Leitlinie gegeben. Donta soll kurzerhand durch Dr. Wormser ersetzt worden sein.

## Die verlorene Ehre

Wer sind diese Leitlinienautoren, auf die sich weltweit Mediziner beziehen, wenn sie ihren chronisch kranken Borreliosepatienten erklären, mit einer maximal vierwöchigen Antibiotikatherapie sei die Krankheit auf jeden Fall ausgeheilt? Warum schreiben die IDSA-Autoren, die diagnostischen Bluttests seien zuverlässig? Wieso glauben sie, schwangere Frauen bräuchten sich wegen Borreliose keine Sorge zu machen und chronische Borreliose gebe es schlichtweg nicht? Warum gerieren sie sich so vehement als letzte Waffe gegen die wachsende Zahl der Zweifler, Kritiker und Ungläubigen, die den IDSA-Empfehlungen nicht (mehr) folgen wollen? Um Antworten auf diese Fragen zu finden und sich ein eigenes Bild machen zu können, werden nachfolgend einige der Autoren vorgestellt.

> *Die IDSA-Leitlinienautoren von 2006:*
>
> **Gary P. Wormser**
> **Raymond J. Dattwyler**
> **Eugene D. Shapiro**
> **John J. Halperin**
> **Franc Strle**
> **Mark S. Klempner**
> **Peter J. Krause**
> **Johan S. Bakken**
> **Allen C. Steere**
> **Gerold Stanek**
> **Linda Bockenstedt**
> **Durland Fish**
> **J. Stephen Dumler**
> **Robert B. Nadelman**

Beginnen wir mit dem Vorsitzenden, mit Gary P. Wormser. Seine Eltern verließen Deutschland in den späten 1930er Jahren, weil sie, wie er sagt, „die Zeichen an der Wand" sahen. Seine Laufbahn begann am Westchester County Medical Center, wo er nach eigenen Angaben mit AIDS und der Lyme-Krankheit „jonglierte". Das sei zwar kein Fehler gewesen, aber gerade die Lyme-Krankheit habe er als sehr ablenkend empfunden. Seinen Weg in die Borre-

> *Gary P. Wormser:*
> *„Die Schmerzen*
> *des Alltags."*

lioseforschung begründet er so: „Wir benötigten Informationen über die Lyme-Krankheit und einige meiner Kollegen sagten: „Wenn Du es nicht tust, wer dann?"

Das immer noch existierende Erklärungsvakuum rund um die persistierende Borreliose füllt Wormser, in dem er behauptet, die Diagnose „Lyme-Disease" sei etwas für Menschen, die unter unspezifischen Symptomen leiden, einschließlich kognitiver Dysfunktion, Schmerzen,

Erschöpfung, aber auch für deren Ärzte, die keine Erklärung dafür finden. Für beide Gruppen sei die Lyme-Krankheit „eine Erleichterung". Diese Menschen, so Wormser, möchten sich besser fühlen, sie seien erleichtert, wenn ein Arzt ihnen erkläre: „Ich weiß, was ihnen fehlt! Sie leiden an chronischer Borreliose und ich weiß, wie man das behandelt." Die vielen Symptome einer chronischen Borreliose schreibt Wormser schlicht den „Schmerzen des Alltags" zu. Dabei müsste er es besser wissen.

1990 berichtet der gleiche Wormser, der Patienten und Ärzte mit seinen Leitlinien Glauben macht, Lyme-Borreliose lasse sich problemlos heilen, in einem Fachartikel des *American Journal of Medicine* über die Isolierung von *Borrelia burgdorferi* aus dem Blut von sieben Patienten mit Lyme-Borreliose – noch vier Monate nach ihrer Behandlung.

Dr. Wormser, ebenso geschäftstüchtig wie Steere, erkennt das kommerzielle Potenzial der Borreliose. Neben diversen anderen finanziellen Zuwendungen lässt er sich von den Pharmafirmen Pfizer und Merck Honorare zahlen, arbeitet als „Berater" für den Krankenversicherungskonzern Aetna und hält Anteile am Pharmakonzern Abbott. Er war Mitbegründer der Firma Diaspex, die, so soll er freiwillig offengelegt haben, weder Produkte noch Services anbiete. Kaum war der Applaus über die freiwilligen Angaben verklungen, fand man unter der Diaspex-Adresse ihren Firmenableger Cenogenics – Hersteller von Diagnostikprodukten, einschließlich serologischer Reagenzien für ELISAs (Lyme Disease) und für den Borreliose-Verwandten Syphilis. Cenogenics Corp. hat auch ein Peptid patentieren lassen, das eine Rolle bei geplanten Impfstoffen spielen könnte. (Mit)Erfinder des Peptids ist IDSA-Leitlinienautor Leonard Sigal.

Vor kurzem erst reichte Wormser wieder einen Antrag für eine Studie ein. Projektnummer 1R01CK000152-01. Er möchte in einer prospektiven, kontrollierten Langzeit-Kohortenstudie zum ersten Mal Langzeitergebnisse (10 Jahre nach Diagnose und Therapie) bei Patienten mit *früher* Lyme-Krankheit und Erregerdirektnachweis beschreiben." Mit früher Lyme-Krankheit? Hallo? Kann es sein, dass wieder mal die falsche Patientengruppe untersucht wird? Lyme-Borreliose im Frühstadium ist nicht das Problem. Es ist vielmehr die zu spät diagnostizierte Borreliose, die Fragen aufwirft. Hunderte Fachartikel weltweit und unzählige Studien haben seit Jahrzehnten die „frühe Lyme-Borreliose" und deren meist erfolgreiche, weil offenbar rechtzeitig erfolgte Behandlung zum Thema. Aber es gibt noch nicht einmal ein Dutzend Studien, die das späte bzw. chronische Stadium und seine Behandlung zum Gegenstand einer (Langzeit)-Untersuchung machen.

Zusammen mit dem IDSA-Leitlinienkollegen Eugene Shapiro, einem Kinderarzt, scheut sich Wormser auch nicht, Frauen psychische Gründe für eine „chronische Borreliose" zu unterstellen. Die beiden untersuchten, wie hoch die Wahrscheinlichkeit ist, dass Patienten mit chronischer Borreliose weiblichen Geschlechts sind. Sie wollen herausgefunden haben, die Wahrscheinlichkeit läge bei 142 Prozent, dass Patienten, die unter „chronischer Borreliose" leiden, weiblichen Geschlechts sind, verglichen mit jenen Patienten, die unter einem „Post-Lyme-Syndrom" leiden. Diese Art der Wormser-„Forschung" lässt sich der US-Staat immer wieder hunderttausende von Dollar kosten.

Seit Jahren arbeitet Robert B. Nadelman eng mit Wormser zusammen. Auch im Leitliniengremium. Nadelmans Credo lautet: Viele Menschen, die meinen, sie hätten einen Borreliose-Rückfall erlitten, sind in Wahrheit erneut infiziert worden. Sie leiden jedes Mal an einer komplett neuen Infektion. Im Oktober 2007 erklärt Nadelman der staunenden Öffentlichkeit seine Studienergebnisse so: „Es ist bemerkenswert, wie häufig Re-Infektionen vorkommen. Unsere Ergebnisse stützen den klinischen Beweis, dass eine überraschend große Zahl an Patienten mehr als einmal an der Lyme-Krankheit leidet und dass wiederkehrende Infektionen nicht auf die ursprüngliche Infektion bezogen werden können."

> *Robert B. Nadelman: „Menschen, die bereits einmal Lyme Disease hatten, tun nicht genug, um eine erneute Infektion zu vermeiden."*

In seiner Studie meint Nadelman feststellen zu können, die infizierten Menschen seien selbst schuld: „Es scheint, dass Menschen, selbst wenn sie bereits einmal Lyme Disease hatten, keine ausreichenden Schritte unternehmen, um zu vermeiden, erneut gebissen zu werden." Ebenfalls mitgewirkt hat an dieser „Selbst-schuld-Studie" Kollege Wormser.

Glaubt er, was er sagt? Auch Nadelman hat, zusammen mit Wormser, im *American Journal of Medicine* über die sieben Patienten berichtet, aus deren Blut man selbst vier Monate nach der antibiotischen Therapie wieder *Borrelia burgdorferi* isolieren konnte.

Die beiden scheinen ein fabelhaftes Team zu sein. Im Mai 2003 geben sie den Krankenversicherungen erneut Grund zum Jubeln, als sie das Ergebnis ihrer Studie „Duration of Antibiotic Therapy for Early Lyme Disease" in den *Annals of Internal Medicine* verkünden. Zwar sind die relativ problemlosen Frühinfektionen (Early Lyme Disease) seit Jahrzehnten herauf und herunter erforscht worden – entsprechend gering ist inzwischen der Erkenntnisgewinn – aber für die Krankenversicherungen haben die beiden wieder eine neue frohe Botschaft „erforscht": Es braucht noch nicht einmal die 21 bis 30-Tage-Therapie. 10 Tage Doxycyclin tun es auch, behaupten die beiden. Ja, wer sagt's denn. Geht doch.

Kommen wir zu einem höchst einflussreichen Zeitgenossen. Raymond Dattwyler, IDSA-Leitlinienautor. Seines Zeichens auch Berater für vektorübertragene Krankheiten der CDC, Mitglied eines Sonderteams (Impfstoffe) der Arzneimittelzulassungsbehörde FDA, Angehöriger einer Studienkommission, die die Vergabe von Forschungsmitteln der weltweit größten biomedizinischen Forschungsbehörde, NIH, prüft und Berater der WHO für Lyme-Borreliose.

> *Raymond Dattwyler:*
> *„Die Symptome der*
> *chronischen Borreliose*
> *entsprechen den*
> *üblichen Beschwerden*
> *in der Bevölkerung."*

Es gibt allerdings auch irritierende Aspekte in seiner Karriere. Er sagt schon mal gegen Kollegen aus, die Borreliosepatienten „unangemessen lange therapieren". In einem anderen Fall geht es um einen Patienten, der gegen die Krankenversicherungen Blue Cross und Metlife klagte, weil sie ihm eine intravenöse Therapie nicht erstatten wollten. Dattwylers versicherungsfreundliche Aussage: Eine Kurzzeittherapie sei der beste Weg, die Lyme-Krankheit zu behandeln. Der Patient gewann den Fall dennoch.

Dattwyler ist vielseitig. 17 Jahre lang steht er der Firma Brooks Biotechnologies Inc. vor, die er zusammen mit Professor Benjamin Luft gegründet hat. 2001 kommt noch ein weiteres Unternehmen hinzu. Dattwyler gründet Biopeptides Corp. – er entwickelt mit Kollegen ein Borreliose-Testkit und arbeitet an einer Borreliose-Impfung für Tiere, die die Borrelienverbreitung verhindern soll. Mit den Ergebnissen der Feldstudie wird 2012 gerechnet. Nebenbei meldet er das Weltpatent "Groups of Borrelia Burgdorferi und Borrelia Afzelii that cause Lyme Disease in humans" an und arbeitet immer wieder als Gutachter für Versicherungskonzerne.

Gegenüber der Nachrichtenagentur *Reuters* sagte Dattwyler: „Wenn man sich die Symptome ansieht, die mit chronischer Lyme-Krankheit assoziiert werden, zeigen Studien, dass es die üblichen Beschwerden innerhalb der Bevölkerung sind." Glaubt er, was er sagt?

Im *New England Journal of Medicine* schrieb er einst: „Wir untersuchten 17 Patienten mit akuter Lyme-Krankheit und sofortiger Therapie mit oralen Antibiotika. Doch bei ihnen entwickelte sich in der Folge die chronische Lyme-Krankheit." Oder im Fachblatt *Reviews of Infectious Diseases*, wo er feststellt: „Lyme borreliosis is a chronic infectious disease caused by the spirochete *Borrelia burgdorferi*." Lyme-Borreliose ist eine chronische [!] Infektionskrankheit, verursacht durch die Spirochäte *Borrelia burgdorferi*. Das war allerdings vor seiner Zeit als Firmengründer und Patent-Inhaber.

Ein weiteres Mitglied des Leitliniengremiums ist der Insektenkundler Durland Fish. Seine Kollegen Steere, Klempner und Barbour kennt er noch aus den guten alten Zeiten beim Epidemic Intelligence Service (EIS) der CDC.

Am 3. März 1995 schreibt Fish eine E-Mail an Edward McSweegan, Leiter des NIH-Borreliose-Programms. „Ed, was können wir mit diesen Lyme-Fanatikern machen, die Lobbying betreiben? […] ich denke, wir müssen etwas unternehmen. […] Ich könnte ein paar Briefe schreiben, aber ich benötige mehr als nur Gerüchte, um angreifen zu können […]. Viele Grüße, Durland."

Der Mikrobiologe Ed McSweegan, der kleine Schlenker sei erlaubt, klagt im Juni 2003 der Reporterin des US-Fernsehsenders CBS Evening

News sein Leid. Seit März 1996 sei er von der NIH-Behörde bezahlt worden, habe aber praktisch nie etwas zu tun gehabt. Er sei auch gar nicht wirklich der Leiter des Borreliose-Programms gewesen.

McSweegan vermutet, das alles habe damit zu tun, dass er sich 1995 über seinen Arbeitgeber, die NIH, beschwert habe. Dort würde man falsche Informationen über Lyme Disease verbreiten, klagte er und verlor prompt seinen Job und die Forschungsmittel. Später überzog er die gemeinnützige Lyme Disease Foundation mit Vorwürfen und unterstellte betrügerische Absichten. Patienten, die von chronischer Borreliose sprachen, bezeichnete er als „Spinner".

Sieben Jahre lang, jeden Morgen um 6.30 Uhr, sei McSweegan in seinen Volkswagen Passat geklettert, um ins Büro zu fahren. Auch gegenüber der *Washington Post* behauptet er, für ein Jahressalär von einhunderttausend US-Dollar nur Kaffee gekocht und Briefe transportiert zu haben.

Ein hochbezahlter Leiter des NIH-Borrelioseprogramms, der nur dem Namen nach der Chef ist und stattdessen Kaffee kocht? Während des langen Achtstunden-Arbeitstags habe er halt gelesen und geschrieben, versichert er. Gut möglich, denn die Welt ist inzwischen um einen Thriller reicher. „Alpha-Transit" lautet das Werk von McSweegan – es geht dabei um Biowaffen-Terror.

Inzwischen hat der gute Mann wieder neue Aufgaben gefunden. Im Mai 2010 brachte er, zusammen mit Yale-Kollegen, ein iPhone-App heraus, mit dem man verfolgen kann, in welchen Gegenden sich besonders viele borrelien-infizierte Zecken befinden. „Sie können nun herausfinden, ob Sie von Zecken umgeben sind, die die Lyme-Krankheit in sich tragen, indem Sie Ihr iPhone nutzen!", lautet die Werbebotschaft aus Yale.

Ein Jahr nach Verabschiedung der 2006er IDSA-Leitlinien äußert sich der Insektenforscher Durland Fish in einem Zeitungsinterview zu seiner Rolle innerhalb der Leitliniengruppe: „Ich bin kein Mediziner. Ich bin nicht dafür ausgebildet, Empfehlun-

> *Durland Fish: „Ich bin kein Mediziner. Ich bin nicht dafür ausgebildet, Empfehlungen über die Therapie auszusprechen."*

gen über die Therapie oder bis zu einem gewissen Maß, über die Diagnose auszusprechen. Aber ich verstehe Wissenschaft und was gute und was schlechte Wissenschaft ist." Glaubt er, dass das als Qualifikation ausreicht, um Mitglied einer medizinischen Leitlinienkommission zur Diagnostik und Therapie einer Infektionskrankheit zu sein?

Ein weiteres Mitglied der Leitlinienkommission ist Eugene Shapiro von der Yale University School of Medicine. Er sagt: „Es gibt keine chronische Lyme-Krankheit". Und in einer Veröffentlichung der Yale Medical School vom Sommer 2007: „Die Angst ist so groß wie das Problem oder sogar größer, als die Lyme-Krankheit selbst. Es gibt eine Menge Falschinformationen in der Laienpresse und im Internet. Fehldiagnosen wuchern." Glücklicherweise, so Shapiro, sei die Lyme-Krankheit einfach zu diagnostizieren und zu heilen. Nur der falsche Gebrauch der diagnostischen Tests, die falschpositive Ergebnisse produzieren können, führe zu einer Überdiagnose. „[...] Ich habe ein zusätzliches Problem als Kinderarzt, weil dies die perfekte Krankheit für elterliche Paranoia ist."

> *Eugene Shapiro: „Es gibt keine chronische Lyme-Krankheit. [...] Lyme-Disease ist einfach zu diagnostizieren und zu heilen."*

Auch sonst gibt sich Shapiro als Mann starker Worte. In einem Interview mit dem Wochenmagazin *Newsweek* führt er aus: „Je mehr Sie darüber [Borreliose] lesen, desto eher glauben Sie, Sie haben jedes Symptom." Die beste Behandlung sei eine chirurgische: „Die Internet-Ektomie", also das Entfernen des Internets. Shapiro tritt in Prozessen immer wieder als „Experte" auf, der gegen ärztliche Kollegen aussagt, die Borreliose „zu lange" behandeln. Er „prüft" Patientenansprüche in Verbindung mit chronischer Borreliose für den Versicherungs- und Investmentkonzern Metropolitan Life Insurance und steht auf der Honorarliste der Pharmariesen Merck und Sanofi-Aventis.

Die Rheumatologin und Leitlinienautorin, Linda K. Bockenstedt, machte ihren Abschluss in Harvard, bevor sie sich in Yale der Medizin zuwandte. Ihre Forschungsinteressen liegen vor allem im Bereich der Multiphotonmikroskopie, mit der man direkt in lebendes Gewebe schauen kann. Im Jahr 2009 erhielt sie Fördermittel für das Projekt „Echtzeit-Bildgebung der vektorübertragenen *Borrelia burgdorferi*-Infektion in Mäusen". Angesichts ihres Forschungsgebiets dürften Zweifel erlaubt sein, ob Bockenstedt über nennenswerte Erfahrungen mit der Behandlung chronisch kranker Borreliosepatienten verfügt.

Auch Allen C. Steere schrieb an den Leitlinien mit. Wie wir wissen, lagen er und seine Yale-Kollegen schon des Öfteren falsch. Sie glaubten zunächst, eine neue Krankheit entdeckt zu haben, dann dachten sie, sie hätten es mit einem Virus zu tun. Später sollte Borreliose „arthritisch" sein. Es dauerte ungewöhnlich lange, bis er und seine Yale-Kollegen einräumten, dass die Borreliose eine bakterielle Multisystem-Infektion ist. Und es dauerte noch länger, bis er zugab, dass bei Borreliose Antibiotika therapeutisch wirksam sind. Bis heute wird er nicht müde, zu betonen, Borreliose sei überdiagnostiziert, übertherapiert und eine vierwöchige Behandlung mit Antibiotika würde die Infektion vollständig ausheilen.

> *Allen C. Steere: „Die Lyme-Krankheit ist eine der wenigen Krankheiten, die manche Menschen unbedingt haben wollen. "*

Gegenüber der *New York Times* sagte Steere 1999, zu einer Zeit, als man über die Pathomechanismen der Lyme-Borreliose genauso wenig wusste, wie heutzutage: „Ich nehme an, die Lyme-Krankheit ist eine der wenigen Krankheiten, die manche Menschen unbedingt haben wollen, denn sie ist definiert. Ich denke, es ist sehr schwierig, etwas zu haben, das nicht gut verstanden ist." Eine bemerkenswerte Aussage.

Immer noch werden neue Borrelienstämme entdeckt, immer noch ist die individuelle Immunantwort der Patienten auf *Borrelia burgdorferi* nicht vollständig verstanden, genauso wenig weiß man bislang über die Auswirkungen und Interaktionen der Ko-Infektionen. Warum sollten sich Menschen eine Krankheit wünschen, für die es noch nicht einmal einen sicher heilenden Therapiestandard gibt? Für Steere ist Borreliose jedenfalls „gut verstanden". Er sagt das obwohl er selbst im *New England Journal of Medicine* über die chronische [!] neurologische Manifestation bei der Lyme-Krankheit berichtet. Seine Schlussfolgerung: „Monate bis Jahre nach der initialen Infektion mit B. burgdorferi, können die Lyme Disease-Patienten unter chronischer Gehirnentzündung, Polyneuropathie, oder weniger häufig, unter Leuko-Enzephalitis leiden." Welche Menschen wollen so etwas unbedingt haben, Dr. Steere?

1994 hatte Steere gegen einen Arztkollegen ausgesagt, der viele Borreliosekranke intravenös mit Antibiotika behandelte. Der Kollege verlor für sechs Monate seine Praxiszulassung und wurde des Versicherungsbetrugs und der medizinischen Falschbehandlung angeklagt. Auch später, so die *New York Times*, beteuerte Steere, seine Rolle in diesem Fall nicht bereut zu haben.

Am 4. Juni 2000 berichtet der Sender ABC-News über Steere und über Demonstranten, die vor dem Hotel, wo Steere den 25. Jahrestag der Borreliose-Entdeckung feierte, gegen ihn protestieren. „Nieder mit Steere" ist auf den Schildern zu lesen. Die Demonstranten sagen, Steere stünde an vorderster Front in der medizinischen Gemeinschaft, wenn es darum ginge, die Langzeitfolgen der chronischen Infektion zu bagatellisieren. Dem Sender gibt Steere kein Interview. Er habe „an diesem Tag genug öffentliche Aufmerksamkeit erhalten", lässt er die Medien wissen.

Zwei Jahre zuvor hatte er im *New England Journal of Medicine* geschildert, dass über ein Drittel seiner Patienten auch nach einer längeren antibiotischen Behandlung noch *Borrelia burgdorferi* im Knie aufwiesen. 1990 beschreibt er mit Kollegen am Tufts-New England Medical Center in Boston 27 Borreliose-Fälle. Die Patienten litten an Gedächtnisproblemen, einschießenden Schmerzen, Wortfindungsstörungen und anderen Anzeichen von Nervenschäden. Man habe ihnen für zwei Wochen intravenös Antibiotika gegeben. Eine Behandlung, die zunächst geholfen habe, doch sechs Monate später hätten mehr als ein Drittel entweder einen Rückfall erlitten oder es ging ihnen schlecht. Keiner der Patienten war vollständig geheilt.

Jahre zuvor hatte Steere für dieses Phänomen noch eine Erklärung. In einem Interview mit der *New York Times* sagt er: „Es ist ähnlich wie bei der Syphilis. Auch wenn die neurologischen Symptome und Folgen unterschiedlich sind. Bei beiden Krankheiten gibt es längere Zeiten der latenten Infektion im Gehirn, gefolgt von einer Vielzahl neurologischer Störungen." Er und seine Kollegen glaubten, dass die Behandlung manchmal nicht kurativ sei – entweder, weil sie die Spirochäten nicht vollständig eliminiere – oder weil die Organismen das Nervensystem dauerhaft geschädigt haben. Einige Jahre und Beraterverträge später behauptet Steere: Eine vierwöchige Behandlung mit Antibiotika heilt – immer.

Einen ähnlichen Wandlungsprozess muss auch der Leitlinienautor und Neurologe John J. Halperin durchlaufen haben. Er spricht sich gerne gegen weitere Therapiestudien bei Borreliose aus – „enough is enough".

Halperin behauptet, eine persistierende Infektion könne es geben, sie sei aber sehr sehr selten. In einer Antwort im Fachblatt *Neurology* über die IDSA-nahe Leitlinie der Neurologen, sagt Halperin: „Das Beispiel, das ich gerne zitieren möchte, ist, wenn ich Lyme Disease habe und von einem Lastwagen angefahren werde, dann ist Lyme Disease nicht die Ursache für mein gebrochenes Bein."

Zusammen mit Raymond Dattwyler schreibt er im *New England Journal of Medicine*: „Wir untersuchten 17 Patienten, die unter akuter Lyme-Krankheit litten und eine sofortige Therapie mit oralen Antibiotika erhielten. Doch bei ihnen entwickelte sich anschließend eine chronische Lyme-Krankheit." Oder in *Neurology*: „In many instances continued infection appears to be essential for symptoms to persist, no matter how small the number of organisms, as antimicrobial therapy is generally followed by clinical improvement." In etwa: In vielen Fällen scheint eine persi-

> John Halperin: „Wenn ich Lyme Disease habe und von einem Lastwagen angefahren werde, dann ist Lyme Disease nicht die Ursache für mein gebrochenes Bein."

sierende Infektion für die dauerhaften Symptome entscheidend zu sein, unabhängig von der Anzahl der Organismen, da es nach der antimikrobiellen Therapie für gewöhnlich zu einer klinischen Verbesserung kommt. Dr. Halperin hält Anteile an den Pharmakonzernen Abbott, Bristol Myers Squibb und Johnson & Johnson.

In den vergangenen Jahren sind viele IDSA-Anhänger dazu übergegangen chronisch kranken Borreliose-Patienten ein psychiatrisches Etikett aufzukleben. Besonders Patienten, die nach der Ein-Monat-Therapie-heilt-alle-Behandlung behaupten, ihnen ginge es immer noch nicht gut, werden kurzerhand zu psychisch Kranken erklärt. Das tun allerdings nicht etwa Psychiater mit der entsprechenden Facharztausbildung, sondern Ärzte, die von einschlägigem Fachwissen eher unbelastet sind.

Allen voran liebt besonders der Rheumatologe Leonard Sigal das Psychologisieren. Ein flexibel denkender IDSA-Autor, der – falls er gerade mal keine psychischen Ursachen anführt – chronische Lyme-Borreliose gerne auch mit dem Terminus „MUS" (Medically Unexplained Symptoms) belegt; medizinisch-nicht-erklärbare-Symptome. Nach seiner Meinung habe sich erst aufgrund widersprechender Berichte, aufkommender Ängste, sensationslüsterner und unrichtiger Medienberichterstattung durch Laien ein neues „Syndrom" gebildet: die chronische Borreliose.

> *Leonard Sigal: „Psychologische Prädisposition für das chronische Borreliose-Syndrom."*

Mithilfe weiterer Studien, so Sigal, werde man möglicherweise die „psychologischen Prädispositionen" für das „chronische Borreliosesyndrom" verstehen lernen. Stress, Depressionen oder ein Fibromyalgiesyndrom, nicht aber eine persistierende Infektion mit *Borrelia burgdorferi* sind, nach Sigals Überzeugung, der Grund für die weiterhin bestehenden Beschwerden der Borreliosepatienten.

Im Laufe der Zeit hat der Rheumatologe viele weitere Artikel mit psychiatrischer [!] Thematik veröffentlicht. Beispielsweise: „Die Rolle des Katastrophisierens bei Schmerzen und Depression von Frauen mit Fibromyalgiesyndrom". In diesem Artikel vergleicht er den „komplexen Zusammenhang zwischen Depression, dem Katastrophisieren [Aufbauschen] und den multidimensionalen Aspekten von Schmerzen bei Frauen mit Fibromyalgiesyndrom (FMS) und bei Frauen mit rheumatoider Arthritis." Sein „Studienergebnis": Man müsse klinisch nicht nur Schmerzen und Depressionen bei Fibromyalgie-Patientinnen behandeln, sondern auch eine kognitive Verhaltenstherapie in Erwägung ziehen. Letztere, glaubt der Hobbypsychiater, sei auch bei einer chronischen Infektion mit *Borrelia burgdorferi* eine wirksame Behandlung.

Nach Angaben von Experten wird sich der Markt für Fibromyalgie-Medikamente bis 2016 auf 2 Milliarden US-Dollar vervierfacht haben. Angesichts einer potenziellen Patientenzahl von geschätzten 2 – 4 Prozent der Weltbevölkerung, denen das Fibromyalgiesyndrom diagnostiziert wird, ist das gut vorstellbar. Da es bislang keine Heilung für dieses Syndrom gibt, rechnet man auch in Europa mit einem beträchtlichen Gewinnpotenzial. Um die Beschwerden, deren Ursache immer wieder mit *Bb* in Verbindung gebracht werden, nur symptomatisch zu lindern, wird der Europamarkt für „Fibro"-Medikamente bis 2013 auf 406,3 Millionen US-Dollar wachsen. Sigal, seit längerem nicht nur den psychischen Etiketten zugeneigt, ist auch ein sehr engagierter Verfechter der Fibro-Diagnose.

Inzwischen arbeitet er für den Bio-Pharma-Konzern Bristol-Myers Squibb. Die Firma verkauft unter anderem ihren Blockbuster Abilify (Aripiprazol), der gerne bei Fibromyalgie-Patienten eingesetzt wird. Sigal muss auch sonst nicht darben. 500 US-Dollar soll sein Stundenlohn betragen, wenn er die Versicherungskonzerne Prudential, Aetna, Anthem, MetLife und andere bei Patientenanträgen im Zusammenhang mit Borreliose „berät".

Ein weiterer, schillernder Kandidat ist Mark S. Klempner. Mit seiner Rolle und seiner umstrittenen, aber vielzitierten Studie beschäftigen wir uns später. Auch Klempner widersprach mit der Unterzeichnung der IDSA-Leitlinien seinen eigenen Forschungsergebnissen. Seit 2003 ist der ehemalige EIS-Officer Chef des 1,6 Milliarden schweren Biowaffenlabors der Boston University. Zufall oder nicht, damit befindet er sich in vertrauter Gesellschaft. Zwei weitere Forscher, die sich mit Borreliose beschäftigt haben, Alan G. Barbour und Duane J. Gubler, leiten heutzutage ebenfalls Biowaffen-Labore. Böse Zungen fragen bereits, was die Wissenschaftler dafür eigentlich qualifiziere, wo sie sich doch Jahre ihres Forscherlebens nur mit einer „simplen Infektion" beschäftigt haben.

## Borreliose-Leitlinien der IDSA – insurance-based Medicine?

Es sind die Leitlinien der IDSA, die dafür sorgen, dass Patienten nicht gesunden, dass sie stattdessen in die Spätphase der Erkrankung rutschen. Eine Spätphase, in der eine Behandlung deutlich aufwändiger und teurer ist und zudem weniger Erfolg verspricht. Es sind die Leitlinien der IDSA, die bei Ärzten, die ihre Patienten solange behandeln wollen, bis es ihnen besser geht, wie ein Würgehalsband wirken. Es sind die Leitlinien der IDSA, die sich gerade mal auf 405 Referenzen der einschlägigen Literatur beziehen. Wem das viel erscheint, der muss wissen, dass diese 405 Referenzen lediglich zwei Prozent der mehr als 18 000 Artikel umfassen, die in Medline zu Lyme-Borreliose und verwandten Themen zu finden sind. Medline ist eine öffentlich zugängliche Literatur-Datenbank, die alle Nachweise der internationalen Fachliteratur

> **Die IDSA-Leitlinienautoren zitieren vor allem sich selbst und ihre Studien. Eine klassische Verzerrung.**

aus allen Bereichen der Medizin, einschließlich Tiermedizin, Psychologie und öffentlichem Gesundheitswesen aufführt. Viele der verbleibenden 98 Prozent an Referenzen und Studienergebnissen repräsentieren Sichtweisen auf die Borreliose, die im Widerspruch zu den IDSA-Leitlinien stehen.

Richard Blumenthal, seinerzeit Justizminister und Generalstaatsanwalt des US-Bundesstaats Connecticut, beschuldigt die IDSA-Autoren, ihre Monopolstellung ausgenutzt und andere Studienergebnisse systematisch ausgeblendet zu haben. Außerdem seien sie Top-Meinungsführer, die offenbar viel zu gewinnen haben, wenn sie dafür sorgen, dass alles beim Alten bleibt. Von den Abrechnungen für Patente bis zum konstanten Fluss der Forschungsgelder. In Cent und Dollar rechneten sich für sie die formulierten Leitlinien, heißt es.

Eine Autorengruppe in Kanada und eine Kommission der US-Zulassungsbehörde FDA untersuchte die Beziehungen von Leitlinienschreibern zur Pharmaindustrie. Das Ergebnis: Über 80 Prozent der Autoren hatten direkte finanzielle Beziehungen zur Pharmaindustrie. 60 Prozent von ihnen wurden für ihre Forschung alimentiert und 40 Prozent standen direkt auf der Gehaltsliste der Konzerne.

Medizinische Leitlinien, ein Instrument, mit dem man vorgibt, die medizinische Versorgung der Patienten verbessern zu wollen, werden korrumpiert und entwertet. Das alles könnte man vielleicht mit einem Schulterzucken und der Bemerkung „Die Welt ist schlecht" abtun, wären diese Leitlinien und ihre Anwendung nicht so schicksalhaft für Patienten.

Medizinische Leitlinien haben wegweisenden Charakter für Ärzte und sind zudem juristisch relevant. Diagnostizieren und therapieren Ärzte

„leitliniengerecht", kann man ihnen nur schwerlich einen Behandlungs-
fehler oder Versäumnisse bei der Diagnostik vorwerfen. Das Problem:
Viele chronisch an Borreliose Erkrankte gesunden nach der empfohlenen
Kurzzeittherapie nicht. Sie blei-
ben „leitliniengerecht" krank.
Das ist der Skandal.

> **Willy Burgdorfer:**
> *„Die Kontroverse in der Lyme-*
> *Krankheitsforschung ist eine*
> *beschämende Angelegenheit. Die*
> *ganze Sache ist politisch verdorben.*
> *Das Geld geht an die Leute, die in*
> *den vergangenen 30 Jahren immer*
> *das Gleiche hervorgebracht haben,*
> *nämlich nichts."*

So bleibt es für Patienten
nur zu hoffen, dass sie an einen
Arzt geraten, der sie individuell und flexibel behandelt, der
den IDSA-Borreliose-Leitlinien
misstraut und die herangezo-
gene Literatur kritisch hinter-
fragt.

Der „Altmeister" Dr. Willy Burgdorfer zieht ein bitteres Fazit: „Die
Kontroverse in der Lyme-Krankheitsforschung ist eine beschämende Ange-
legenheit. Und ich sage das, weil die ganze Sache politisch verdorben ist.
Das Geld geht an die Leute, die in den vergangenen 30 Jahren immer das
Gleiche hervorgebracht haben – nämlich nichts."

## Zweifel bei behandelnden Ärzten

Angesichts dieses Leitliniendilemmas und der rigiden IDSA-Vorgaben
hat sich nahezu zwangsläufig ein entgegengesetztes „Lager" gebildet, in
dem sich überwiegend behandelnde Haus- und Fachärzte versammeln.
Sie werden durch die ILADS (International Lyme and associated Diseases
Society) vertreten. Die ILADS veröffentlicht ihre eigenen „Evidenzbasierten Leitlinien für das Management der Lyme-Borreliose" (Evidence-based
guidelines for the management of Lyme disease). Leitlinien, die behandelnden Ärzten eine flexible Vorgehensweise ermöglichen, Hinweise für
Eventualitäten beinhalten und damit die individuelle Anpassung an den
Patienten ermöglichen.

Die ILADS-Autoren sagen: Lyme-Borreliose ist weit verbreitet. Zeckenstiche bleiben häufig unbemerkt und die Labortests auf *Borrelia burgdorferi* produzieren zu viele falsche Ergebnisse. Eine Lyme-Borreliose werde

daher bei vielen Patienten nicht rechtzeitig erkannt, was zu einer chronischen Erkrankung führt, die wiederum eine längere und intensive Antibiotikatherapie erfordert. Es gibt überwältigend viele Studien, Fallbeispiele und wissenschaftliche Abhandlungen, die die Sicht dieser Mediziner stützen.

> *Die IDSA-Leitlinienautoren beziehen sich auf nur zwei Prozent der verfügbaren Literatur zum Thema.*

Die Probleme sind nicht neu. Bereits 1985 schrieb ein Mediziner: „Eines der größten Probleme, mit denen der behandelnde Arzt konfrontiert ist, wenn er Borreliose diagnostiziert und therapiert, ist der Fakt, dass viele chronisch über Monate hinweg arbeitsunfähig sind, auch wenn angemessen nach der Literatur behandelt wurde."

Ein anderer Arzt sekundiert in einem Artikel im *Physicians' Weekly*, 1985: „Ärzte nehmen die Krankheit zu sehr auf die leichte Schulter. [...] Die erste Standardbehandlung mit oralen Antibiotika macht so wenig Sinn wie es bei Syphilis der Fall wäre."

Die IDSA-Leitlinienautoren sind – im Gegensatz zu den ILADS-Autoren – größtenteils Wissenschaftler mit wenig klinischer Erfahrung. Kein täglicher Kontakt mit Patienten, die im Praxisalltag mit einer Fülle und Vielfalt von Symptomen und Ko-Infektionen aufwarten. Die Elfenbeinturm-Forscher sehen nicht, dass es Patienten jahrelang schlecht geht. Wie auch, wenn Forschungen auf Stichprobengrößen der Population mit genau definierten Ein- und Ausschlusskriterien basieren? Studienpatienten können gar nicht dem breiten Spektrum der Patienten entsprechen, das Ärzte täglich in ihrem Wartezimmer vorfinden. Leitlinien und Standards, die vom grünen Tisch aus formuliert werden, basieren auf Patientenkollektiven. Die Ärzte in den Praxen und Krankenhäusern behandeln aber keine Kollektive, sondern Individuen.

Die Gegenbewegung, die sich inzwischen gebildet hat, lässt die IDSA-Wissenschaftler und Versicherungsgutachter zu erbitterten Verteidigern ihrer Forschungsergebnisse und Leitlinien werden. Längst steht zuviel auf dem Spiel: Die persönliche Reputation, der drohende Gesichtsverlust, die akademische Karriere und die kommerziellen Interessen. Kann man zugeben, dass man irrte? Soll man eingestehen, dass unlautere Motive gar zu unethischem Handeln führten? Wer will nachträglich die Verantwortung für all die krankgebliebenen Patienten übernehmen?

Nein, es gibt zu viele gute Gründe notfalls auch an Irrlehren festzuhalten. Lösungen werden Patienten von der IDSA und den Leitlinienautoren nicht erwarten können. Denken wir an Albert Einsteins Satz: „Problem space is not solution space." Probleme kann man nicht dort lösen, wo sie entstanden sind.

Praktizierende Ärzte sind selten Wissenschaftler, Wissenschaftler sind selten behandelnde Ärzte und durch wissenschaftliche Studien wird selten „die Wahrheit" enthüllt. Ein Blick in die Fachmagazine zeigt: Ein großer Teil der wissenschaftlichen Ergebnisse widerspricht sich. Das ist auch kein Wunder, angesichts schwankender Forschungsqualität und der Tatsache, dass ein veröffentlichtes Ergebnis noch lange kein Qualitätsbeweis ist.

Aussagen sind auch nicht bloß deshalb „evidenz-basiert", weil eine Studie dazu erstellt wurde. Vieles wird ganz bewusst veröffentlicht, um Marktvorteile zu sichern. Verzerrte Studien sind das beschämende Ergebnis. Beispielsweise, so das *Ärztemagazin*, werden Studien-Patienten nach wirklichkeitsfremden Kriterien zusammengestellt und es entstehen Studienergebnisse, mit denen in der Praxis nichts anzufangen ist.

Solange sich die IDSA-Autoren nicht um die Langzeitergebnisse ihrer Therapie-Empfehlungen kümmern müssen, solange sie Versicherungen in die Hände spielen, wenn auch nur mit kurzfristiger Wirkung, solange sie die klinische Freiheit unterdrücken, solange kommt der ILADS eine bedeutende Rolle zu. Die ILADS-Empfehlungen beruhen allesamt auf jahrelangen Therapie-Erfahrungen mit dieser komplexen Infektionskrankheit. Sie sind wirklich evidenz-basiert.

Fernab der Studierzimmer und Elfenbeintürme stellen Ärzte fest, dass die Lyme-Borreliose und eine Vielzahl weiterer von Zecken übertragener Ko-Infektionen ein Krankheitsspektrum verursacht, das sich dramatisch anders darstellt, als von den IDSA-Autoren beschrieben.

Betrachtet man die Ergebnisse einer Umfrage mit mehr als 3600 Borreliosepatienten der US-Patientenorganisation CALDA ahnt man, wie die Realität aussieht:

❖ Durchschnittlich dauert es mehr als vier Jahre und unzählige Ärzte, bis Borreliosepatienten ihre Diagnose erhalten

❖ Ein Drittel wartet sogar mehr als sechs Jahre auf die richtige Diagnose

❖ 90 Prozent haben große Probleme überhaupt einen Arzt zu finden, der sich mit der Behandlung chronisch gewordener Borreliose auskennt

❖ Über 51 Prozent müssen mehr als 100 Meilen (circa 160 Kilometer) weit reisen, um therapiert zu werden

❖ 53 Prozent müssen für ihre Therapie in einen anderen Bundesstaat fahren

❖ 41 Prozent konnten sich die notwendige Behandlung nicht leisten

❖ 88 Prozent mussten krankheitsbedingt ihre Aktivitäten bei der Arbeit, in der Schule oder im Haushalt deutlich zurückfahren

❖ 50 Prozent mussten sogar ihre Arbeit, ihr Studium oder die Schule aufgeben, weil sie durch die Lyme-Borreliose zu krank waren; weitere 11 Prozent wechselten vom Vollzeitjob zur Halbtagstätigkeit, weil es nicht mehr anders ging

❖ 54 Prozent sind nach der IDSA-Therapie nicht geheilt

❖ Mehr als 60 Prozent, die mit der IDSA-Therapie nicht geheilt wurden, ging es erst nach weiteren Therapien besser

Unterbehandelte Borreliosepatienten verlieren ihre Arbeit. Der kategorische „4-Wochen-heilt-alle-Ansatz" macht aus ehemaligen Steuerzahlern Menschen, die auf staatliche Unterstützung angewiesen sind und lässt Schüler Jahre ihrer Kindheit und Schulzeit verlieren.

Noch während die Erkrankten, genau wie ich im Herbst 2006, nach Erklärungen für ihre verwirrenden Symptome suchen, breitet sich die Infektion in jeder Nische ihres Körpers aus. Das therapeutische Zeitfenster für eine Heilung schließt sich; die Borreliose wird zu einer chronischen, häufig in Schüben verlaufenden Multisystem-Erkrankung, die zu Invalidität und im Einzelfall sogar zum Tod führen kann.

## Vicki Logan stirbt

Wenn Wissenschaftler ihre Annahmen wie Gewissheiten verkaufen, riskieren sie ihren Ruf und die Gesundheit der Patienten. Die Seele der Wissenschaft ist eben nicht die Gewissheit, sondern der Zweifel. Eigentlich eine Selbstverständlichkeit, sollte man meinen. Doch immer wieder droht diese Selbstverständlichkeit in Vergessenheit zu geraten. Viele „Erkenntnisse" der Forscher beruhen nur auf Annahmen oder auf den vorläufigen Ergebnissen ihrer Arbeit. Es sind Hypothesen, Denkmodelle, Vermutungen. Die IDSA und ihre Anhänger verkaufen der breiten Öffentlichkeit ihre Annahmen gleichwohl wie gesichertes Wissen.

Man muss auch kein Ethiker sein, um vorauszusetzen, dass sich Wissenschaftler im Streit mit Kritikern bewähren sollten, statt sie zu diskreditieren. Besser man räumt Irrtümer ein, als halsstarrig darauf zu pochen, dass man zu diesem oder jenem Studienergebnis gekommen ist, das die eigene Annahme bestätigt und daher auch das entsprechende Studiendesign aufwies. Für jeden, auch in der Wissenschaft, mag die Unschuldsvermutung gelten. Auch Forscher sind nur Menschen – eine Binsenwahrheit, doch darf es deswegen zu einer Kultur der legalisierten Lüge kommen, wo manipuliert und vertuscht wird, was das Zeug hält?

Die erste Frage, die sich Patienten mit Lyme-Borreliose stellen, ist, wird der Erreger im Körper überleben oder kann er durch eine Therapie eliminiert werden?

Von ihrem Bett aus, im Northern Western Hospital Center, hätte Vicki Logan sicher gerne mit jenen Akademikern gestritten, die behaupten, es gebe gar keine chronische Borreliose, da diese Infektion binnen weniger Wochen mit Antibiotika geheilt werden könne. Nur, ihre Kraft reicht nicht mehr. Im Kampf gegen ein Bakterium, das immer wieder als ein „formidables Pathogen" bezeichnet wird, als Folge zahlloser Fehldiagnosen und unterlassener Therapien, ist *Borrelia burgdorferi* in ihrem Herzbeutel gefunden worden.

Es ist ein bewegender Moment, als Dr. Kenneth Liegner im Sommer 2009, anlässlich der IDSA-Anhörung, eine Videoaufnahme seiner Patientin Vicki Logan zeigt. Der Film stammt aus dem Sommer 2001. Vicki liegt sterbend im Krankenhaus. Es ist ihr letzter Kampf gegen die chronische

Borreliose. Sie dankt Dr. Liegner mit leiser Stimme: „Ohne ihre Hilfe hätte ich noch nicht einmal mehr so lange gelebt, wie ich es doch tat."

Seit 1987 hatte Vicki an Kopfschmerzen, Fieber, Erschöpfung, fortschreitenden Lähmungen, Ohnmachtsanfällen und periodisch auftretender Demenz gelitten. Ihre Ärzte schlossen eine Borreliose aus. Vicki bleibt unbehandelt. 1992 leidet sie so schlimm unter Gedächtnisverlust, dass sie sich nur an wenige Wochen des Jahres 1992 erinnern kann.

Lassen wir Dr. Liegner zu Wort kommen, der schildert, wie alles begann, als 1989 eine 39-jährige Krankenschwester seine Praxis betritt. Die Patientin leide unter fortschreitenden spastischen Lähmungen. Zu keiner Zeit habe es eine Vorgeschichte mit Zeckenbefall oder Wanderröte gegeben, die auf Lyme Disease hätte hindeuten können, sagt Liegner. „Ein Jahr lang untersuchte und beobachtete ich sie intensiv, ohne zu einer Diagnose zu kommen. Alle Lyme Disease-Tests waren negativ, doch ich wollte Lyme Disease nicht ausschließen. Ohne eine andere Diagnose, beschloss ich, Vicki 21 Tage lang intravenös mit dem Antibiotikum Cefotaxim zu behandeln. Die Lumbalpunktion vor und nach dieser Therapie zeigte keine Veränderung […], es ging ihr auch nicht besser. Ich behandelte sie noch vier Monate lang mit dem oralen Antibiotikum Minocyclin. Ohne Erfolg. Ich gab auf."

Gut ein Jahr später kontaktiert Vicki Dr. Liegner erneut. Sie bittet eindringlich um eine erneute Liquoruntersuchung. „Mein ganzes bisheriges Leben ist, bis auf die letzten drei Wochen, leer", klagt Vicki. „Ich habe alles verloren und werde in ein Pflegeheim gehen, wenn ich aus dem Krankenhaus komme. Aber wenn man denkt, man leide an der Lyme-Krankheit, dann muss man diese Diagnose verfolgen." Vicki und Dr. Liegner verfolgen sie noch einmal.

Zu dieser Zeit arbeitet Liegner mit den CDC zusammen, wo man einige von Vickis Liquorproben untersucht. „Wenige Wochen später rief mich ein aufgeregter David Dennis, Koordinator des CDC-Lyme Disease-Programms, an. Spirochäten hätten sich aus Vickis Liquor entwickelt, berichtet er. Sie werden später eindeutig als *Borrelia burgdorferi* identifiziert.

Da Liegner endlich sicher ist, dass Vicki an Lyme Disease leidet, behandelt er sie gepulst und hochdosiert mit dem Antibiotikum Cefotaxim. 13 Wochen lang. Vicki geht es zunehmend besser.

Es sei wohl ein Fehler gewesen, erinnert sich Liegner später, Vicki eines Tages für einen medizinischen Eingriff zu Kollegen der Mayo Klinik zu schicken. Dort schüttelt man den Kopf und zweifelt, ob Vicki überhaupt an Borreliose leidet. Und selbst wenn, müsste sie nicht nach der 13-wöchigen, hochdosierten Antibiotikatherapie längst geheilt sein?

In der Mayo Klinik ist man der Meinung, Vicki sei an der Autoimmunkrankheit Lupus Erythematodes erkrankt, da sie einige Autoimmunmarker aufweist. Man behandelt sie mit hochdosiertem Kortison. Vicki erleidet einen Rückfall und einen Perikarderguss [Flüssigkeitsansammlung im Herzbeutel]. Sie ist in einem schlimmen Zustand, als sie aus der Mayo Klinik zurückkommt und muss gleich wieder stationär aufgenommen werden. Wieder verabreicht Liegner ihr intravenös ein Antibiotikum, 109 Tage lang. Der Perikarderguss bildet sich vollständig zurück, desgleichen ihre schwere Gehirnschädigung. Mit einem Rollator kann sie sogar wieder einige Meter gehen.

> *Die Seele der Wissenschaft ist nicht die Gewissheit, sondern der Zweifel. Die IDSA stellt jedoch ihre Denkmodelle als gesichertes Wissen dar.*

Über die nächsten Jahre hinweg, wann immer sie behandelt werden kann, therapiert Liegner Vicki intravenös mit Cefotaxim. Ihr Zustand verbessert sich. Wird die Behandlung jedoch unterbrochen, verschlechtert sich ihr Gesundheitszustand dramatisch. Dr. Liegner: „Im Jahr 2000 konnte ich 129 Proben gefrorenen Liquors von Patienten an das Forschungslabor von Dr. Raymond Dattwyler nach Suny Stony Brook senden. […] Ich hatte Proben von Vicki aus den Jahren 1999, 2000 und 2001 geschickt. Alle drei Proben waren bei mehr als einem Test (Forschungsassays) positiv." Die letzte Probe, die getestet wurde, stammte aus dem Jahr 2001 – sie war hochpositiv. 1998 konnte Liegner die intravenöse Antibiose kaum noch aufnehmen. Vickis Zustand verschlechterte sich furchtbar. 2003 erleidet sie eine Reihe schwerer epileptischer Anfälle und einen Herzinfarkt, an dem sie schließlich stirbt.

Die Autopsie zeigt als Erstes eine chronische Gehirn- und Gehirnhautentzündung und den Herzinfarkt als nahe liegenden Grund für ihren Tod. Vickis Hirngewebe weist auf eine zerebrale Vaskulitis hin, eine Entzündung der Gefäßwände. Liegner fragt den österreichischen Kollegen, Dr. Klaus Eisendle, ob er Borrelien in Vickis Hirngewebe nachweisen könne? Er kann. 2010 erhält Eisendle den Dissertations- und Habilitationspreis der Deutschen Borreliose-Gesellschaft.

2009 zeigt Liegner das Video von Vicki der IDSA-Überprüfungskommission. Eindringlich führt er aus: „Ich denke jedes Mal an Vicki, wenn ich die Golden-Bridge-Ausfahrt an der Interstate 684 nehme. Auch wenn dieser und andere Fälle, die ich hier gezeigt habe, am extremen Ende des Borreliose-Erkrankungsspektrums liegen, gehören sie zu den am besten dokumentierten Fällen in den USA. Sie werfen ein Licht auf das, was in vielen anderen Patienten vor sich gehen kann, wenn sie an Lyme Disease leiden. Diese Fälle zeigen auch die desaströsen Konsequenzen, wenn man sich übermäßig auf die Antikörper-Testmethoden verlässt. In einem Brief an mich, schrieb der Wissenschaftler Claude Garon, *Borrelia burgdorferi* sei ein formidables Pathogen. Auch wenn *Bb* immunvermittelte und/oder postinfektiöse Syndrome auslösen könnte, ist Lyme Disease zuallererst und an vorderster Stelle eine Infektionskrankheit. Nach meiner Überzeugung ist eine chronisch-persistierende [andauernde] Infektion die ursächliche Pathologie bei den vielen Menschen, die krank bleiben oder werden, wenn sie Lyme Disease ausgesetzt sind."

Liegner appelliert zum Schluss an das IDSA-Gremium: „Es ist unbedingt notwendig, noch einmal alles auf den Prüfstand zu stellen, was wir über Lyme Disease zu wissen glauben. Ich glaube nicht, dass die Langzeittherapie mit Antibiotika die Lösung für die chronische Lyme-Krankheit ist, aber sie ist das Beste, das wir im Moment für viele Patienten haben. Längst könnten wir über bessere Behandlungsmethoden verfügen, aber solange man das Problem nicht als das sieht, was es ist, werden wir zu keinen besseren Therapien kommen. Ich habe es bereits gesagt und ich sage es erneut: Wenn wir einen Menschen zum Mond schicken können, dann können wir auch das Problem der Lyme-Krankheit lösen, aber … wir alle müssen gemeinsam daran arbeiten, um dieses Ziel zu erreichen."

Die weiteren von Dr. Liegner präsentierten Fälle wurden nach ihrem Tod autopsiert. In allen Patienten fand man immer noch Borrelien, die aus ihrem Gewebe angezüchtet wurden. Die IDSA-Leitlinien seien ein Betrug, klagt Liegner. „Das Problem ist die chronische Verweigerung der Borreliosebehandlung, nicht die chronische Borreliose."

Im Frühjahr 2010 beschließt das von der IDSA eingesetzte Überprüfungskomitee, eine Änderung der restriktiven IDSA-Leitlinien müsse nicht erfolgen.

## 30. Juli 2009 – der vorläufige Höhepunkt des Dramas

Gerade mal eine Handvoll von der IDSA selektierter Journalisten darf der neunstündigen Anhörung im International Trade Center in Washington D.C. beiwohnen. Bereits drei Jahre zuvor, seit Veröffentlichung der Leitlinien, war der Kampf um die Mehrheitsmeinung auf allen Ebenen entbrannt (eine detaillierte Chronik dazu ist im Anhang nachzulesen).

Als Erste spricht die Patientenrechtlerin Tina Garcia über ihren mehr als 10 Jahre langen Kampf für eine angemessene Diagnostik und Therapie.

Phillip Baker, der ehemalige NIH-Angestellte, findet, Borreliose sei übertherapiert und überdiagnostiziert. Außerdem, fährt er fort, gebe es keine Evidenz für eine persistierende Infektion.

Ben Luft sieht das völlig anders. Er überzieht seine Redezeit, als er ausführt, die Leitlinien würden Laborergebnisse überbewerten und die subjektiven Symptome wie Schmerzen, Erschöpfung, kognitive Beeinträchtigung – alle Kennzeichen einer chronischen Borreliose – unterbewerten.

Die Biostatistikerin Alison DeLong macht klar, dass die Klempner-Studie, auf die sich die IDSA in besonderem Maße stützt, derart viele Defizite beinhalte, dass sie gar nicht für die Formulierung von Leitlinien genutzt werden könne. Sie hatte vier Behandlungsstudien analysiert. Die Studien von Fallon et al. und Krupp et al. wiesen jeweils ein gutes Studiendesign auf; die Klempner-Studie sei aufgrund massiver methodischer Mängel nicht zu gebrauchen, lautet ihr vernichtendes Urteil.

Dann kommt Barbara Johnson (CDC). Die mehrfache Patent-Inhaberin verteidigt die zweistufige Vorgehensweise bei der Diagnostik. Der ELISA sei für ein Screening gut geeignet und es sei nicht im Interesse der

Patienten, jemanden zu testen, bei dem Borreliose eher unwahrscheinlich sei. Auf Befragung muss sie zugeben, dass sie sich mit ihren Aussagen auf Studien stützt, die mit viel zu geringen Fallzahlen durchgeführt wurden.

Über Forschungsergebnisse bei Hunden, Mäusen und Menschen spricht David Volkman, der über ein Telefon zugeschaltet wird. *Borrelia burgdorferi* könne persistieren, sagt er, und Patienten könnten infiziert sein und dennoch negative Bluttestergebnisse haben. Er kritisiert die Falldefinition der CDC. Die Kriterien stimmten nicht und sie würden überdies noch falsch angewendet. Die prophylaktische einmalige Gabe von Doxycyclin nach einem Zeckenstich halte er für unwirksam. Das würde keine Borrelieninfektion verhindern.

Sam Donta stellt die Westernblot-Tests und auch die Klempner-Studie in Frage. Er verlangt, die Labore sollten alle Banden ausweisen. Er befürworte die Kombination verschiedener Antibiotika.

Auftritt Eugen Shapiro. Er wiederholt, was er immer sagt: Patienten, die nach der vierwöchigen Standardbehandlung noch krank seien, litten nicht an Borreliose, sondern an „medizinisch nicht-erklärbaren Symptomen", die stärker erforscht werden müssten.

Brian Fallon spricht über die Krupp-Studie, aber auch über mögliche Risiken der intravenösen Langzeit-Antibiose.

Die ringförmige Rötung bei Borreliose werde völlig übertherapiert, klagt der Kinderarzt und Buchautor Sunil Sood. Es gebe auch keine Evidenz für eine Übertragung von *Borrelia burgdorferi* von Müttern auf ihre Föten, schiebt er nach, bevor er nahezu zwanzig Minuten damit verbringt, sein Buch und seine pädiatrischen Leitlinien zu empfehlen.

Schließlich spricht Kenneth Liegner: „Alles, was man bislang über Lyme-Borreliose zu wissen glaubt, muss generell und von Grund auf überprüft werden. Das müssen wir akzeptieren. Dies ist ein beachtliches Pathogen und es gibt noch vieles, das wir nicht verstehen." Dann zeigt er das ergreifende Video mit Vicki Logan. An das Überprüfungskomitee gewandt, fragt er: „Möchten Sie sich mal in meine Lage versetzen, um die ganze Bandbreite komplexer Lyme-Borreliose zu verstehen, die ich jeden Tag sehe?"

Allen Steere tritt an das Mikrophon. Er spricht über Lyme-Arthritis. Das sei das vorherrschende Symptom im Spätstadium. Nur wenige

Menschen, gerade mal ein Prozent, litten an Neuroborreliose und auch Neuropathien und Enzephalopathien seien selten, gibt er sich überzeugt. Letztere verliefen mild und seien mit einer vierwöchigen Therapie behandelbar. Er sagt „behandelbar". Wagt er es nicht mehr „heilbar" zu sagen?

Steeres Darlegungen rufen Steven Phillips auf den Plan. „Wie kann jemand mit dieser Autorität sprechen, wenn das Buch noch nicht zu Ende geschrieben ist?", fragt er Steere. Die Leitlinien seien häufig durch Studien untermauert, die von den Leitlinienautoren selbst stammten. Er legt dem Gremium über 25 Dokumente vor, die zeigen, dass *Borrelia burgdorferi* im Menschen persistieren kann. Dass es für eine dauerhafte Borrelien-Infektion keine Evidenz gebe, sei eine ungeheuerliche Falschaussage, erregt er sich. Dann führt er aus, dass die gegenwärtig genutzten, zweistufigen Tests (ELISA, Westernblot) nur über eine Sensivität zwischen 45 und 55 Prozent verfügten. Damit erhielten viele Patienten falsch-negative Ergebnisse und keine Therapie. Sein Fazit: „Kommerzielle Borreliosetests taugen nichts. Das muss geändert werden. Das IDSA-Gremium sollte zumindest das anerkennen und die Leitlinien überarbeiten."

> „Die IDSA-Leitlinien sind ein Betrug."
>
> Dr. Kenneth Liegner

Der Begriff Post-Lyme-Syndrom solle durch „Somatisierungssyndrom" ersetzt werden, schlägt dagegen der Rheumatologe Arthur Weinstein vor. Antidepressiva, kognitive Therapie und „es nicht als eine medizinische Störung zu etikettieren" seien bei der Behandlung wichtig, behauptet er. Borreliose-Interessengruppen würden den Begriff „chronische Borreliose" verbreiten.

Raymond Stricker nimmt die Aussagen von Barbara Johnson auseinander. Das zweistufige Testsystem sei unzuverlässig. Er wendet sich an sie: „In der heutigen Anhörung haben Sie gesagt, wie großartig diese Tests sind." Dann zitiert er aus einer Johnson-Präsentation aus dem Jahr 2008, in der die Tests nicht gerade als toll bezeichnet werden. Außerdem habe sich herausgestellt, dass die CDC-Test-Empfehlung auf einer jahrzehntealten Studie mit nur 26 [!] Patienten beruhe. Inzwischen gebe die CDC auch zu, dass die Zahl der jährlichen Borreliosefälle mindestens sechs- bis zwölffach so hoch sei, wie gemeldet. Später führt Stricker noch aus, dass er Antibiotika für relativ sicher und bei chronischer Borreliose für gerechtfertigt halte.

Zum Schluss wird der Leitlinienkommissionsvorsitzende Gary Wormser gehört. Er erläutert zunächst die Unterschiede zwischen den Leitlinien aus dem Jahr 2000 und denen von 2006. Er sehe in einer Langzeitantibiose keinen Nutzen. Die Bedeutung von Tierstudien, die die Erregerpersistenz zeigen, halte er für gering. Außerdem sei es für ihn fraglich, ob wenige überlebende Bakterien eine Erkrankung verursachen können. Das Einzige, was er an den Leitlinien ändern würde, sei eine verlängerte Therapie bei Babesiose. Immerhin räumt er ein,

> *„Das Problem ist die chronische Verweigerung der Borreliosebehandlung, nicht die chronische Borreliose."*
> *Dr. Kenneth Liegner*

die Leitlinien seien Empfehlungen und ersetzten nicht das ärztliche Urteil. Um 17 Uhr ist die Anhörung beendet.

## KAPITEL 7

# *Wer mit wem und warum?*

Die IDSA-Pressemitteilung über die Beibehaltung ihrer Leitlinien ist irreführend. Die Pressemitteilung versucht den Eindruck zu erwecken, als ob das Prüfungskomitee eine unabhängige Überprüfung der wissenschaftlichen Situation vorgenommen habe. Nur, wie unabhängig ist die Überprüfungskommission wirklich gewesen? Ihre Mitglieder wurden von der IDSA selektiert. Die IDSA hatte entschieden, wie viele Vorträge sie von wem zur Anhörung zulassen wollte. Wie ausgewogen und fair ist eine wissenschaftliche Anhörung und das zugelassene „Beweismaterial", wenn der Prozess nur von einer Seite bestimmt und kontrolliert wird?

Wieder einmal war es der IDSA gelungen, ihre Berichte, ihre Vorträge und ihre Schlussfolgerungen zu den dominierenden zu machen. Dennoch, mit dem Beschluss der Überprüfungskommission ist es deutlich geworden: Die IDSA-Leitlinien spiegeln nicht die Lehrmeinung wider, sondern ein Dogma.

Würde es bei den IDSA-Leitlinien um die Lehrmeinung gehen, hätten sie mehr als zwei Prozent der relevanten Literatur hinzuziehen und den aktuellen Stand der Wissenschaft berücksichtigen müssen. Wäre es um die Lehrmeinung gegangen, hätten die Leitlinien durch Diskurs mit Andersdenkenden und anschließender Konsensfindung geschrieben werden müssen. Nichts davon geschah.

Theorien ändern sich, je nachdem, was sich besser bewährt. So wie wir heutzutage vergessen haben, wer einst die Gegner Galileis waren, so werden die Namen und Arbeiten derer vergessen sein, die gegenwärtig zu verantworten haben, dass behandlungsbedürftige Patienten nicht ausreichend therapiert und Ärzte weiterhin in die Irre geführt werden.

„Wer die Wahrheit nicht kennt, der ist nur ein Dummkopf. Wer die Wahrheit kennt und sie Lüge nennt, ist ein Verbrecher", soll Galilei gesagt haben.

## Meinungsmonopoly

Nach der Anhörung, nach den juristischen Überprüfungen, schreibt der Präsident der IDSA, Dr. Henri Masur, alle einflussreichen Politiker des US-Senats und des Repräsentantenhauses an, unter ihnen auch Senator Edward Kennedy.

„Unsere allererste Sorge gilt den Patienten und ihrer Versorgung" versichert der IDSA-Chef den Politikern. „Leitlinien sind nicht verpflichtend und sollen das individuelle ärztliche Urteil nicht ersetzen. Die IDSA-Leitlinien sprechen keine Empfehlungen bezüglich der Versicherungsdeckung bzw. Kostenerstattung für Behandlungen aus. [...] Die IDSA ist sehr besorgt, dass bestimmte Behandlungen, die von ILADS empfohlen werden, gegen generell akzeptierte Standards medizinischer Praktiken verstoßen und sich als riskant und für Patienten potenziell gefährlich und ohne Nutzen zeigen [...] Weitere Informationen über Lyme Disease finden Sie auf der Website der IDSA [...]. Mit freundlichen Grüßen, Dr. Henri Masur."

Wie sehr Fachgesellschaften, Wissenschaftler und die Herausgeber medizinischer Fachblätter miteinander verflochten sind, interessiert Patienten normalerweise nicht sonderlich. Spätestens aber wenn sich Borreliosekranke fragen, warum so viele Ärzte der festen Überzeugung sind, nach vier Wochen Doxycyclin die antibiotische Therapie stoppen zu müssen, auch wenn es ihren Patienten schlecht geht, wird es interessant.

## Seilschaften und Gefolgsleute

Weltweit am einflussreichsten ist die riesige CDC-Behörde. Dort laufen viele entscheidende Fäden zusammen. Die CDC besitzt nicht nur die Deutungshoheit über Lyme-Borreliose, sondern auch über Grippe oder AIDS. Konkurrierende wissenschaftliche Modelle und Thesen können von den CDC wirkungsvoll unterdrückt werden, während die „genehmen" Informationen um den Erdball laufen. Die CDC nahm die IDSA-Leitlinien zur Lyme-Borreliose auf, nicht aber die der ILADS. Ein voller Punktsieg für die IDSA, aber ein schwarzer Tag für die Unparteilichkeit der mächtigsten Gesundheitsinstitution der Welt. Die IDSA-Leitlinien treten ihren Siegeszug um die Welt an.

Beispiel EUCALB. Die europäische EUCALB (European Union Concerted Action On Lyme Borreliosis) war zunächst ein Websiteprojekt, das 1997 ins Leben gerufen wurde. Heute verbreitet EUCALB „europäische Leitlinien" zur Borreliose-Diagnose und -Therapie.

Auf ihrer Website veröffentlichte die IDSA-nahe „American Lyme Disease Foundation" (ALDF) im Januar 2010 ein kanadisch-*europäisches* Konsenspapier über Borreliose. Eine Zusammenfassung des Papiers wird der europäischen EUCALB-Gruppe präsentiert und erweckt den Eindruck, unabhängige Borreliose-Experten seien „rein zufällig" zu den gleichen Schlussfolgerungen gekommen, wie in den IDSA-Leitlinien. EUCALB-Informationen richten sich an Ärzte und Studenten. Sie lernen bei EUCALB, dass spätestens nach 21 Tagen Schluss ist mit Antibiotika, weil der Patient danach unter dem Post-Lyme-Syndrom zu leiden hat. Wenn man weiß, dass EUCALB vom IDSA-Leitlinien-Autor Stanek unterhalten wird und IDSA-Leitlinienautor Strle im Advisory Board sitzt, dann wird die Sache schon klarer.

Der Österreicher Stanek hat Jahre zuvor mit Kollegen im *New England Journal of Medicine* über eine chronische Form von Herzmuskelentzündung berichtet – die Ursache waren verbliebene Borrelien im Herzmuskel. In diesem Artikel schreiben Stanek et al. auch, dass „manche [Krankheits-]Manifestationen über Jahre, sogar Jahrzehnte andauern können." Er weiß es also besser.

Der österreichische Fernsehsender, ORF, zitiert ihn so: „Die Borreliose ist vor allem im ersten Stadium mit Antibiotika sehr gut behandelbar", meint der Borrelioseexperte Univ. Prof. Dr. Gerold Stanek vom Hygiene-Institut der Universität Wien. „Es kommt aber vor, dass die Krankheit übersehen wird. Dann kann die Infektion weiterlaufen und schwer wiegendere Krankheitsbilder erzeugen, die zwar auch behandelbar sind, aber nicht immer ist die Therapie erfolgreich."

## Anleitung zur Kochbuch-Medizin?

Die Informationskette verläuft anscheinend von EUCALB über das RKI und dem Nationalen Referenzzentrum Borrelien (NRZ), was anhand der dort propagierten einschlägigen Therapiehinweise offenkundig wird. Anstatt die Therapiedauer von der klinischen Reaktion abhängig zu machen, wird in bedenklicher Weise „Kochbuch-Medizin" propagiert.

Im Dezember 2006 veröffentlicht das Canada Public Health Lab seine Leitlinien zur Diagnostik und Therapie der Lyme-Borreliose. Sie basieren nahezu vollständig auf den 2006er-IDSA-Leitlinien. Auch in Europa und Deutschland zieht man nach. Die „Merkblätter für Ärzte" vom Robert Koch-Institut, die Empfehlungen des Nationalen Referenzzentrums Borrelien (NRZ) und das „Factsheet" der EU für Ärzte über Lyme-Borreliose – sie alle beziehen sich auf die 2006-IDSA-Leitlinien.

Da wollen auch medizinische Fachgesellschaften nicht nachstehen. Am 30. Mai 2007 schreibt man im *Ärzteblatt*: „Neuroborreliose: US Leitlinie beschränkt Antibiotika auf 2 Wochen". Berufen wird sich auf die IDSA-Leitlinienautoren und auf die Amerikanische Neurologische Akademie (American Academy of Neurology, AAN).

Die IDSA-„Empfehlungen" werden auch an die Internisten-Fachgesellschaft ACP (American College of Physicians) weitergegeben sowie an die der Rheumatologen, ACR (American College of Rheumatology). In allen Institutionen finden sich führende Mitglieder, die im Jahr 2006 selbst Autoren der IDSA-Leitlinien waren. Nationale medizinische Fachgesellschaften in Europa wiederum berufen sich auf deren US-amerikanische Pendants. Der Kreis ist geschlossen.

Beim NRZ gibt man sich alle Mühe. Allein im Jahr 2008 wurden „50 Beiträge erstellt, dazu gehören Fortbildungsveranstaltungen, Übersichtsvorträge, Beiträge auf nationalen und internationalen Kongressen, Buchbeiträge, Rundfunk- und Fernsehbeiträge oder Stellungnahmen zum Thema Lyme-Borreliose", meldet das NRZ im Jahresbericht 2008. Welche Botschaften die NRZ-Aktivitäten vermitteln, kann man sich gut vorstellen, wenn man einen Blick auf die NRZ-Tabelle „Antibiotische Therapie der Lyme-Borreliose bei Erwachsenen" wirft. Nach 28 Tagen ist keine weitere Therapie mehr gegen *Borrelia burgdorferi* vorgesehen, es finden sich auch keine Hinweise auf Ko-Infektionen oder andere Eventualitäten. Kochbuch-Medizin.

Eine SWR-Sendung, mit dem tendenziösen Titel „Zeckenhysterie" bietet Gelegenheit, sich ein Bild vom NRZ zu machen. Unter der bezeichnenden Überschrift „Borreliose-Angst als Krankheit" darf man über einen schrägen Vergleich staunen: „Obwohl in Deutschland jährlich über 80 000 Menschen eine Borreliose erleiden, sieht Dr. Volker Fingerle vom Nationalen Referenzzentrum für Borrelien in München überhaupt keinen Grund zur Panik. Denn in neun von zehn Fällen bildet sich eine so genannte Wanderröte. Ganz schwere Erkrankungen, etwa des Nervensystems,

> *Mit Verweis auf die verzerrte, biasgeprägte Klempner-Studie, wird die kausale Therapie gegen Borrelia burgdorferi von vielen Ärzten nach spätestens einem Monat gestoppt.*

sind extrem selten. Aber – warum halten wir eine schwerwiegende Borreliose dann für so wahrscheinlich? „Ein schönes Beispiel ist ja immer das Lotto. Jeder der Lotto spielt glaubt natürlich dran, er macht einen Millionen-Gewinn – und das findet einfach nur sehr selten statt", sagt Dr. Fingerle."

Während sich für Fingerle eine Wanderröte nur „in neun von zehn Fällen" bildet, ist im Lehrbuch „Infektionskrankheiten und Infektionsschutzgesetz Allgemeine und spezielle Infektiologie" nachzulesen, dass sich diese Hauterscheinung in „50 % der Fälle" manifestiert. Wenn wir uns jetzt noch einmal daran erinnern, dass das NRZ auch für die „Fortbildung" der Mediziner sorgt, schwant Patienten nichts Gutes.

Der NRZ-Chef warnt im Übrigen auch gern vor der „Internet-Borreliose". Da passt es, dass sich Dr. Fingerle, anlässlich eines Symposiums der Deutschen Gesellschaft für Wehrmedizin und Wehrpharmazie, des Themas „Lyme-Borreliose als überdiagnostizierte Infektion" annahm. Gegenüber der *Braunschweiger Zeitung* bringt es ein Patient auf den Punkt: „Eine Bagatellisierung, wie sie meines Erachtens vom Nationalen Referenzzentrum für Borrelien betrieben wird, wird der Ernsthaftigkeit der Krankheit nicht gerecht."

## Goliath gegen David

Die Frage, wie die Sicht der IDSA eigentlich die vorherrschende werden konnte, dürfte beantwortet sein. Ähnlich wie das NRZ und RKI in Deutschland, versorgt die IDSA in den USA die Medien und medizinische Fachpresse kontinuierlich mit ihren Botschaften. Es ist gar keine Frage, wer den Informationsfluss über die Lyme-Borreliose kontrolliert. Allein das schiere Volumen der IDSA-Pressemitteilungen macht es nicht leicht, überhaupt noch die Sicht der Gegenseite kennen zu lernen.

Durch das Deutungsmonopol der IDSA schwindet bei Ärzten zunehmend das Bewusstsein dafür, dass die Borreliose in vielen Aspekten medizinisch kontrovers und zu wenig erforscht ist. Das permanente Recyceln der wenigen, immer gleichen Studien und falschen Ergebnisse durch viele medizinische Kanäle vermittelt Medizinern den trügerischen Eindruck, als würde man bei der Lyme-Borreliose auf dem harten Felsen der Evidenz stehen, wo in Wirklichkeit alle im Treibsand versinken.

- *Beschreibe ein Problem*
- *Erhalte Forschungsmittel*
- *Melde Patente an*
- *Etabliere Leitlinien und Standards*
- *Kontrolliere den Markt und die Meinung*
- *Erziele Profit*

Die perfekte Mischung aus Old-Boys-Network, Macht und der engen internationalen Verflechtungen der Mediziner und Wissenschaftler untereinander machen die amerikanische, 9000 Mitglieder starke IDSA zum Goliath. Als David steht ihnen in den USA die viel kleinere ILADS der klinisch tätigen Ärzte gegenüber.

Die Deutsche Borreliose-Gesellschaft (DBG), ein Zusammenschluss von Ärzten und Wissenschaftlern, hat im Dezember 2010 ihre zweite überarbeitete Leitlinie zur „Diagnostik und Therapie der Lyme-Borreliose" herausgegeben. Im Bereich der Diagnostik lehnt die DBG das vom RKI und von den Krankenversicherungen vorgeschriebene, zweistufige Vorgehen mittels ELISA/Westernblot ab, da Patienten serologisch falsch-negativ eingestuft werden können. Deutlich schreiben sie, dass zur chronischen Borreliose und deren antibiotischer Behandlung bisher keine evidenzbasierten

Studien vorliegen. Die Studienlage sei stattdessen durch widersprüchliche Ergebnisse und limitierte Behandlungszeiträume gekennzeichnet. Die Leitlinien Innere Medizin 2007/2008 führen, so die DBG, das Krankheitsbild der chronischen Lyme-Borreliose gar nicht auf, obwohl zahlreiche wissenschaftliche Arbeiten die Existenz der chronischen Borreliose nachweisen.

Selbst wenn die IDSA die Leitlinien künftig modifizieren und den Ärzten endlich mehr Therapiefreiheit einräumen würde, braucht es Zeit, bis sich neue Diagnose- und Therapie-Empfehlungen in den Köpfen der Ärzte und Meinungsführer des Medizinbetriebs festsetzen. Zeit, die kranke Menschen nicht haben. Zwischen „wenn" und „dann" verstreicht für sie die Zeit.

„Irrlehren der Wissenschaft brauchen 50 Jahre, bis sie durch neue Erkenntnisse abgelöst werden, weil nicht nur die alten Professoren, sondern auch deren Schüler aussterben müssen", wusste schon Nobelpreisträger Max Planck.

## KAPITEL 8

# *Lyme-Borreliose als Denksportaufgabe*

Die einen behaupten, Borrelien überleben die übliche Standardtherapie problemlos; Meinungsführer der „anderen Seite" sagen, die Mikroben sterben – immer.

Von den 99 Studien, auf die sich die IDSA beziehen, beschäftigen sich, nach Dr. Liegner, lediglich zwei mit der chronifizierten Borreliose. Eine davon ist die wohl „berühmteste Borreliosestudie aller Zeiten". Die Klempner-Studie. Sie dürfte die am meisten zitierte sein, ganz besonders von den Versicherungsgesellschaften. Klempner et al. folgten der „Autoimmun-These", sie sehen die eigenen Erwartungen bestätigt und folgern: Eine zusätzliche Antibiose helfe nicht. Auf gar keinen Fall.

Eigentlich sollten für die Studien 260 Patienten aufgenommen werden, bereits nach dem 129sten Patienten hatte allerdings ein Gremium entschieden, es sei klar, dass weitere Antibiotika keinen größeren Effekt als Placebos hätten. Eine Entscheidung, die IDSA-Autor Shapiro nicht verwundert, da schwere Erschöpfung und Gedächtnisstörungen auch in der allgemeinen Bevölkerung weit verbreitet seien, wie er gegenüber der *New York Times* versichert.

Eine andere placebo-kontrollierte Studie ist die von Krupp et al. Sie untersuchten die Behandlung der „Post Lyme-Krankheit" und kommen zu dem Ergebnis, dass eine weitere verlängerte Antibiotika-Therapie von Vorteil ist.

An der Columbia University untersuchten Fallon et al. 2007 die Wirkung wiederholter, intravenöser antibiotischer Therapien auf die Lyme-Enzephalopathie (Funktionsstörung des Gehirns). In dieser randomisierten placebo-kontrollierten Studie kommen sie zu dem Ergebnis, dass sich die Gedächtnisleistungen durch eine längere Antibiose zwar verbessern, es nach dem Stopp der Antibiotikatherapie jedoch erneut zu Beschwerden kommt. Die IDSA berücksichtigte diese Studie nicht, da sie erst nach der Leitlinienveröffentlichung gedruckt wurde.

Wie entstehen derart unterschiedliche Studienergebnisse? Sind einige Wochen Antibiotika ausreichend für geschwollene Knie, aber nicht für eine Entzündung der Gehirnnerven oder eine Neuroborreliose? Fest steht: Eine starre Behandlungszeit vorzugeben, ist weder medizinisch noch ethisch haltbar.

Solange diese Infektion nicht vollständig verstanden wird und solange es keine Tests gibt, die eine Heilung nachweisen können, solange kann niemand behaupten, man sei nach vier Wochen in jedem Fall geheilt oder man leide nun an einem Post-Lyme-Syndrom.

Welcher behandelnde Arzt gibt seinem Patient ein Medikament für maximal 31 Tage, wenn er erkennen muss, dass die Symptome noch nicht abgeklungen sind? Welcher Arzt lässt sich ohne Not die therapeutische Freiheit und Verantwortung von der IDSA abkaufen?

Behandlungsempfehlungen für Infektionskrankheiten basieren auf einer gründlichen Risikoanalyse. „Zunächst nicht schaden" lautet das ärztliche Credo. Aber Schaden kann in vielen Formen daherkommen, einschließlich der Verweigerung einer antibiotischen Behandlung, die eine fortschreitende, gesundheitliche Verschlechterung des Patienten billigend in Kauf nimmt.

Es gibt Studien, die zeigen, wie variabel die Borrelien ihre Oberflächenproteine und Form ändern können – biologisch eine grandiose Lebensversicherung. Die IDSA-Autoren ignorieren diese Phänomene und behaupten, das sei irrelevant für den Krankheitsverlauf.

Untersuchungen weisen darauf hin, dass *Bb* die Plazenta überwinden kann, sogar trotz antibiotischer Behandlung der Schwangeren. Andere Wissenschaftler insistieren, es gebe keine Beweise, dass Ungeborene infiziert würden.

In Wahrheit haben Wissenschaftler und Ärzte wohl einen viel zu engen Rahmen um eine Krankheit gezogen, die sie selbst nicht vollständig verstehen. Ihre Studien gingen von einem einseitigen und unvollständigen Krankheits*modell* aus. Wichtige Fragen sind bis heute unbeantwortet geblieben. „Eine der tückischsten und unheilvollsten Eigenschaften wissenschaftlicher Modelle ist ihre Fähigkeit, die Wirklichkeit zu schlagen und sich an ihre Stelle zu setzen", mahnt der Biomediziner Erwin Chargaff. Und als ob er sich direkt an die IDSA-Autoren wenden würde, fügt er hinzu: „Wasch das Geld aus deinem Denken (das ist schwerer, als du vermutest)."

## Beweise für eine Heilung? Brauchen wir nicht!

Was 1887 bescheiden mit der Gründung des „Laboratory of Hygiene" begann, ist inzwischen die mächtigste biomedizinische Forschungsinstitution der Welt, mit einem jährlichen Budget von rund 30 Milliarden US-Dollar. Die Rede ist von den NIH (National Institutes of Health). Die NIH ist dem Bundesgesundheitsministerium unterstellt und hat mit Millionen US-Dollar Studien rund um *Borrelia burgdorferi* gefördert. Auch die Studie von Klempner et al..

Millionen US-Dollar und dennoch sind viele Studien zur Lyme-Borreliose durch verschiedene Formen von Bias (Verzerrungen) unbrauchbar. Alleine durch eine ungewollte Selektion von Patienten bei Studienbeginn können systematische Unterschiede zwischen den Gruppen, die miteinander verglichen werden sollen, entstehen (Selektionsbias). Die Limitationen der bias-geprägten Klempner-Studien wurden nicht diskutiert. Erst im epidemiologischen Rückblick wird argumentiert, die Studienergebnisse der Klempner-Studie könnten nicht für die gesamte Lyme-Borreliose-Population generalisiert werden.

Was man im Nachhinein einräumt und was nicht, hilft heute niemandem mehr. Die Klempner-Studienauswertung wurde von den NIH überinterpretiert, breit veröffentlicht und – höchst unwissenschaftlich – auf andere Borreliosepatienten mit völlig anderen Charakteristika übertragen.

Im Jahr 2001 berichten Klempner et al. im *New England Journal of Medicine* über „Two controlled trials of antibiotic treatment in patients with persistent symptoms and a history of Lyme disease". 30 Tage lang hatten die Patienten der Studie entweder täglich 2 Gramm des Antibiotikums Ceftriaxon intravenös erhalten, gefolgt von oral verabreichtem Doxycyclin, 200 mg täglich, über 60 Tage, oder intravenöse und orale Plazebos. Klempner et al. folgern, in beiden Studien besserten sich weder die Symptome der Patienten, die 90 Tage lang mit Antibiotika behandelt wurden, noch die Symptome jener, die Plazebos erhalten hatten.

Dabei konnten diese Schlussfolgerungen kaum überraschen, hatte er selbst bereits 1993 im *Journal of Infectious Diseases* berichtet, dass Ceftriaxon nicht alle Spirochäten abtötet, da diese intrazellulär leben. Warum also das Ganze nochmal?

Vielleicht hatte man inzwischen auch vergessen, dass Steere et al. 1994 in den *Annals of Internal Medicine* ebenfalls Studienergebnisse veröffentlichten, in denen sie zu dem Schluss kommen, dass Borrelien bei einem Drittel der Patienten auch nach mehreren Therapien mit Antibiotika nicht eliminiert werden können.

Klempners Schlussfolgerung, eine 90-tägige Antibiotikatherapie bessere die Symptome der Patienten nicht, kann zudem auch ganz anders betrachtet werden. Waren 90 Tage Therapie möglicherweise einfach (noch) nicht ausreichend? Hätte man länger behandeln müssen? Wurden die falschen Antibiotika eingesetzt? Warum wurden Ko-Infektionen nicht berücksichtigt? Hätte man höher dosieren müssen? Warum gab es kein Follow-up, warum wurde keine Langzeitstudie durchgeführt?

Egal wie man die Sache sieht – das Schlimme ist, dass diese Studie veröffentlicht wurde. Schlechte Wissenschaft zu veröffentlichen ist verheerender, als nichts zu veröffentlichen.

> *Steere et al. berichten in den Annals of Internal Medicine, dass Borrelien bei einem Drittel ihrer Patienten auch nach mehreren Antibiotikatherapien nicht eliminiert werden können.*

Klempner wollte wohl zeigen, dass es keine chronische Borreliose gibt. Er konstruierte ein fragwürdiges Experiment und zog daraus ebenso fragwürdige, bias-geprägte und unvollständige Schlüsse. Klempners Studie sollte nicht beweisen, konnte nicht beweisen und bewies auch nicht, was dann allen mit der Überschrift der CDC-Pressemitteilung suggeriert wurde: Chronische Lyme-Borreliose, Symptome werden durch intensive antibiotische Behandlung nicht gebessert („Clinical Alert: Chronic Lyme Disease Symptoms Not Helped by Intensive Antibiotic Treatment“).

Bereits 1997 war Professor Sam T. Donta von der Boston University zu gänzlich anderen Studienergebnissen gekommen. 277 Patienten mit chronischer Lyme-Krankheit wurden mit Tetrazyklin für ein bis 11 Monate (Durchschnitt 4 Monate) behandelt. Die Ergebnisse waren gut.

Insgesamt wurden 20 Prozent als geheilt bezeichnet, 70 Prozent der Patienten ging es besser, bei 10 Prozent versagte die Behandlung. Die Verbesserungen traten nicht innerhalb der ersten Wochen auf. Erst nach zwei Therapiemonaten ging es 33 Prozent der Patienten signifikant besser, nach drei Monaten Therapie ging es bereits 61 Prozent der Patienten deutlich besser. Ergebnisse, die ganz klar für eine längere Therapiedauer sprechen. Ähnliche Studienresultate erzielten auch andere Forscher, doch das spielte keine Rolle mehr.

Mit dem Verweis auf die Klempner-Studie wird die Therapie gegen *Borrelia burgdorferi* von zu vielen Ärzten nach spätestens einem Monat gestoppt. Ohnmächtig erleben Patienten, wie Ärzte nach bestem Wissen die kausale Therapie abbrechen und sie damit „leitliniengemäß" ins chronische Stadium schicken.

Was du tust, so bedenke das Ende, möchte man Klempner et al. zurufen, doch es ist zu spät. Zurückgelassen haben sie einen Sündenfall medizinischer Forschung. Wie eine Monstranz tragen seitdem die Kurzzeittherapie-Anhänger die Klempner-Studie vor sich her, die Borreliosepatienten zu miserabel behandelten Stiefkindern der medizinischen Versorgung gemacht hat.

## Der große Schwindel

Jahrtausendelang baute Medizin auf Erfahrungen statt auf Wissenschaft auf. Dagegen war lange nichts einzuwenden außer, dass der medizinische Fortschritt bis zum Beginn des wissenschaftlichen Zeitalters überaus langsam verlief. „Erfahrungsgemäß" ließ man lange noch Patienten zur Ader, fest überzeugt von der segensreichen Wirkung dieser Behandlung. Gut also, dass schließlich die Stunde des wissenschaftlichen Experiments schlug.

Ein Experiment ist bekanntlich eine methodisch angelegte Untersuchungsanordnung. Im Idealfall ermöglicht ein Experiment Kausalaussagen, deckt also die Beziehung zwischen Ursache und Wirkung auf. Je nach Forschungsdesign, kann die Fragestellung des Experiments überaus eng sein. Es werden als neue Erkenntnisse dann maximal jene erkannt, nach denen in der Ausgangshypothese gefragt wurde. Gesucht wird ein

Beweis oder ein gegenteiliger Nachweis für oder gegen eine Theorie oder einen bestimmten Faktor. Solche Experimente sollen nur eine einzige Frage beantworten. Ja oder Nein? Viel oder wenig? Schwarz oder weiß?

Es sind die Resultate solcher Studien, die am häufigsten missbraucht werden, die am ehesten in die Irre führen und es sind die, die man am häufigsten findet – gerade in der Borrelioseforschung. Das Problem: Schatzsucher, die nur dort graben, wo die Karte ihnen zeigt „Hier sind Schätze vergraben", werden kaum welche finden. Wenn in der Forschung nur noch das Erwartete reproduziert wird, hört das Forschungssystem auf, eines zu sein. Hinzu kommt: Die starke Simplifizierung der natürlichen Komplexität ist keine effiziente Methode, um die Rätsel der Biomedizin zu entschlüsseln.

Ein anderer Experimenttyp verfolgt einen mehr ergebnisoffenen Ansatz. Statt nur eine einzige Frage zu untersuchen – ja oder nein – laufen diese Untersuchungen wie ein Dialog ab. Offen angelegte Experimente zielen darauf, ganze Bereiche zu erkunden. Sie sollen keine spezifische Frage beantworten. Allerdings stellen die so gewonnenen Studienergebnisse und Daten Forscher vor große Probleme. Im Grunde müsste jede gewonnene Information wiederum in breit angelegten Studien zu neuen Studien und Experimenten führen.

So schwierig das auch scheinen mag, es war das „offenere" Experimentieren, es waren die „zufälligen" Entdeckungen, die die Medizin in der Vergangenheit nach vorne gebracht haben. Ob Antibiotika, Insulin, Viagra, Penizillin und Röntgenstrahlung – zahlreiche Entdeckungen wurden unvermutet und zufällig gemacht.

Die „Schlamperei" im Labor von Alexander Fleming, der vergaß seine Petrischalen mit Staphylokokken-Kulturen in den Kühlschrank zu stellen und einfach in Urlaub fuhr, verhalf der Menschheit ganz zufällig zum Penizillin. Fleming veröffentlichte seine Ergebnisse in einem Fachmagazin; aber niemand interessierte sich für seine Resultate. Erst der Zweite Weltkrieg und viele Verwundete sorgten dafür, dass man sich mit Flemings Entdeckung eingehender beschäftigte. Für die Penizillin-Produktion im industriellen Maßstab benötigte man einen Pilz, der deutlich schneller wuchs als Flemings. Überall wurden Bodenproben gesammelt. Wieder kam Kommissar Zufall zu Hilfe. Auf einer verschimmelten Melone im Rockefeller-Forschungsinstitut wurde schließlich der ergiebigste Pilz-stamm gefunden.

Normalerweise versucht „gute Wissenschaft" Beweise und Nachweise dazu zu nutzen, um zu einem breiteren Verständnis zu kommen. Es wird versucht, neue Fakten zu integrieren, um das bestehende Wissen zu erwei-tern und um weitere Theorien denken zu können. Es soll ja Wissen ent-stehen, das wir noch nicht haben. Bei der Borreliose wurden stattdessen Nachweise in kleine und immer kleinere Stücke geschnitten, so dass eine Studie nicht mehr auf der anderen aufbauen konnte, es sei denn, man wollte bereits im Voraus eine bestimmte These unterstützen.

Anstatt ein „festes und wahres Bild" zu erlangen, „ersticken wir in einem Krimskrams winzigster Spezialfakten", schreibt der Wissenschaft-ler Erwin Chargaff. Hinzu kommt noch das grundsätzliche Problem, dass die wissenschaftliche Medizin inzwischen häufig von denen geschaf-fen wird, die an ihrer Anwendung verdienen. Wie objektiv ist Forschung in diesem Fall noch?

„Es kann nicht sein, dass ein Patient von Arzt zu Arzt geht und die Dia-gnose nach zwei, drei Jahren immer noch nicht feststeht", sagt der Patien-tenbeauftragte der Bundesregierung, Wolfgang Zöller, anlässlich der Bun-despressekonferenz des BFBD e.V. im Sommer 2010. Da er dringenden Handlungsbedarf bei „einer der am meisten unterschätzten Krankheiten" sieht, fordert er „endlich ein gemeinsames Handeln von Ärzten, Wissen-schaft und Krankenkassen".

## Borreliose-Forschung in Liliputland

Den ehemaligen Oberarzt Dr. Harald Terpe, Bundestagsabgeordneter und Obmann des Gesundheitsausschusses, treibt es um. Er lässt das Bundes-gesundheitsministerium fragen, ob man Bedarf zur Änderung des Infek-tionsschutzgesetzes sehe, angesichts der erschreckenden Ergebnisse eines interdisziplinären Borrelioseexperten-Treffens am Robert Koch-Institut und falls nein, warum nicht?

Was war geschehen? Im Oktober 2007 hatte das RKI erstmals einen internationalen Workshop zur Lyme-Borreliose initiiert, an dem 23

Experten aus unterschiedlichen Disziplinen teilnahmen. Man wollte herausfinden, in welchen Bereichen geforscht werden müsse und dazu auch Konzepte entwickeln.

Dem ersten Workshop folgte im November 2008 ein zweiter. Wieder diskutierten die Experten. Das Ergebnis steht im Bundesgesundheitsblatt: „Fazit des Workshops zur Lyme-Borreliose ist, dass für diese Infektionskrankheit gravierende Forschungsdefizite festzustellen sind und Handlungsbedarf besteht."

Was die Fachleute sonst noch herausfanden? Hier ein Auszug: „[…] Mehrheitlich gehen die Experten davon aus, dass die Lyme-Borreliose in den nächsten 10 Jahren zunehmend an Bedeutung gewinnt (83 %). Einhellig war man der Meinung, dass sich die Kosten durch die Lyme-Borreliose für das Gesundheitssystem in diesem Zeitraum deutlich erhöhen werden (100 %). Insbesondere auf dem Gebiet der Epidemiologie (89 %), der Immunologie (89 %) und der Diagnostik (83 %) wurden gravierende Forschungslücken ausgemacht.

Fragt man, welche Forschungsgebiete die Experten für dringlich halten, fallen die Antworten so aus: Diagnose, Epidemiologie, Immunologie, Klinik, Ökologie und Versorgung. Dringender Bedarf also in nahezu jedem Bereich. Und: „Nach Expertenmeinung wird die zurzeit laufende immunologische Grundlagenforschung zur Lyme-Borreliose in Deutschland der Problematik dieser in Europa und den USA weit verbreiteten Infektionskrankheit in keiner Weise gerecht."

Die Experten bekennen im Übrigen, dass die Borreliose, „die als eine besonders Public Health-relevante Zoonose in Deutschland gilt, bisher nicht die nötige Beachtung gefunden hat und Handlungsbedarf besteht."

Am 14. Januar 2009 lässt man Dr. Terpe wissen, dass die bundesweite Meldepflicht für Lyme-Borreliose nicht erforderlich sei.

„Gesundheitsforschung" soll 2011 das Wissenschaftsthema des Jahres sein, verkündet und verspricht Bundesforschungsministerin Annette Schavan. Mehr als eine Milliarde Euro will das Ministerium dafür bereitstellen. Untätig war man bislang auch nicht gewesen. In einer Pressemitteilung vom 8. Juli 2009, mit der verheißungsvollen Überschrift „Wissen bündeln im Kampf gegen Infektionskrankheiten", lässt das Ministerium wissen, es fördere jetzt ein Informationsnetzwerk: die „Nationale

Forschungsplattform für Zoonosen". Denn „Schweinegrippe, SARS oder Salmonellen gehören zu den bekanntesten Zoonoseninfektionen, also Krankheiten, die zwischen Tieren und Menschen übertragen werden." Zu den bekanntesten vielleicht, aber zu den häufigsten?

Angesichts des festgestellten Forschungsbedarfs und der hohen Krankheitslast sollte man davon ausgehen, dass die Lyme-Borreliose das Forschungsthema Nummer Eins im Zoonosen-Forschungsverbund ist. Woran die Zoonosenforschung arbeitet, schildern die Koordinatoren des Forschungsverbunds: „Eines dieser Konsortien bearbeitet die Arboviren, also Viren, die von Insekten übertragen werden. Deren für uns wichtigste Vertreter sind die von Zecken übertragenen Frühsommer-Meningoenzephalitis (FSME)-Viren und das von Stechmücken übertragene West-Nil-Virus, welches bisher in Deutschland noch nicht aufgetreten ist. Andere virologische Projekte befassen sich mit Corona-Viren, wie dem SARS-Erreger, oder mit den Erregern der Aviären Influenza (Vogelgrippe)."

> *„Fazit des Workshops zur Lyme-Borreliose ist, dass für diese Infektionskrankheit gravierende Forschungsdefizite festzustellen sind und Handlungsbedarf besteht."*
>
> *Bundesgesundheitsblatt*

Und *Borrelia burgdorferi?* Was ist mit der wichtigsten und am weitesten verbreiteten Zoonose in Deutschland? Jener Zoonose mit dem festgestellten, hohen Forschungsbedarf? Richtig. Nichts. Gar nichts.

Schön, dass man wenigstens über das FSME-Virus forscht, auch wenn die Infektion mit relativ geringer Krankheitslast einhergeht und sich jeder per Impfung dagegen schützen kann. Geforscht wird auch über das in Deutschland gar nicht vorkommende West-Nil-Virus. Keine Frage, Forschung ist nie verkehrt. Was haben wir noch? Ach ja, SARS und Vogelgrippe. Im Jahr 2003 ergab eine Befragung, dass sich mehr als zehn Prozent der Deutschen von SARS besonders stark bedroht fühlen. Laut RKI erklärte die WHO im Juli 2003 die SARS-Epidemie für beendet. Die Bilanz: Dem RKI wurden in Deutschland neun SARS-Patienten gemeldet; von denen man nur bei vier Personen SARS tatsächlich nachweisen konnte. Bleibt noch die Vogelgrippe.

„Vogelgrippe bricht erneut in Deutschland aus" war am 9. Oktober 2008 in der *WELT* zu lesen. Stimmt. Die Behörden wiesen einen neuen Fall der Vogelgrippe nach – bei einer Ente. Vorsorglich wurden 1400 Tiere getötet; die Ente zeigte keinerlei Krankheitsanzeichen.

Drei Jahre nach dem RKI-Workshop und den festgestellten Forschungsdefiziten ist an Forschung im großen Stil noch nichts zu erkennen. Weder im nationalen Zoonosen-Forschungsverbund, noch am Helmholtz-Zentrum für Infektionsforschung, das über einen Jahresetat von 47 Millionen Euro verfügt.

Halten wir fest: In Deutschland wird unter anderem über das West-Nil-Virus, SARS und die Vogelgrippe geforscht; die häufigste Zoonose indes, mit Millionen Erkrankten und festgestelltem, hohen Forschungsbedarf, die fehlt. Kopfschüttelnd fragt man sich, nach welchen Regeln heutzutage eigentlich Wissenschaft betrieben wird?

Bevor Sie sich jetzt fragen, ob es denn gar keine Forschungsprojekte rund um die Lyme-Borreliose gibt, lautet die Antwort, doch die gibt es. In Bayern zum Beispiel. Dort wurde der Forschungsverbund VICCI (Vector-borne Infectious Diseases in Climate Change Investigations) ins Leben gerufen. Vor dem Hintergrund des Klimawandels und zeckenübertragener Infektionskrankheiten wird sich unter anderem mit der Anwendung geoinformationsbasierter Werkzeuge beschäftigt, um „die räumliche Verteilung der erregerverantwortlichen Faktoren" zu identifizieren. Eine andere Gruppe forscht zu epidemiologischen Interaktionen in untersuchten Zecken-Habitaten, nebst ihrer Modellierung am Computer.

Sicher, das ist alles wichtig und notwendig, aber sind das die Forschungsthemen, die Patienten und Ärzten zu besseren Diagnose- und Therapiemöglichkeiten verhelfen?

Nach welchen Kriterien fallen die Entscheidungen, woran geforscht wird, beziehungsweise werden soll? Wer zieht das Hantavirus den Leptospiren vor? Wer sagt, dass die Erforschung des Chikungunya-Fiebers wichtiger ist, als die der Hepatitis oder Borreliose?

In der Tat werden Infektionskrankheiten und der entsprechende Forschungsbedarf nach Vorrang eingeteilt. Dazu schreibt das RKI im Epidemiologischen Bulletin: „Eine der Herausforderungen der infektionsepidemiologischen Forschung und des Infektionsschutzes ist die große Zahl der

Erreger, die aufgrund ihrer Eigenschaften schwer einer Rangfolge zugeordnet werden können. [...] Um die begrenzten Ressourcen des öffentlichen Gesundheitsdienstes (ÖGD) für epidemiologische Forschung, Infektionsschutz und Surveillance von Infektionskrankheiten sinnvoll einzusetzen, ist es aber nötig, Infektionserreger nach Public-Health-Kriterien zu priorisieren."

Jetzt wird es interessant. Es wird also festgelegt, welche Erreger vorzugsweise „beforscht" werden sollen. Elf Wissenschaftler der Abteilung für Infektionsepidemiologie des RKI bildeten die Arbeitsgruppe zur Priorisierung und Bewertung von 85 Krankheitserregern.

Als Beispiele für Priorisierungskriterien nennt das RKI:

❖ Meldepflichtig in Deutschland?

❖ Berichtspflichtig innerhalb der Europäischen Union?

❖ Gegenstand eines Kapitels in etablierten Lehrbüchern für Infektionskrankheiten?

❖ Erreger mit bioterroristischem Potenzial?

Dieser ersten Einordnung folgen weitere Kriterien wie beispielsweise Krankheitslast, Mortalität, epidemiologische Dynamik, Ausbruchspotenzial, Trends, Erkenntnis- und Informationsbedarf zu Risikofaktoren, internationale Verpflichtungen, potenziellem Gesundheitsgewinn wie Verhütbarkeit oder Therapierbarkeit. Allein schon wegen der fehlenden bundesweiten Meldepflicht sieht es für *Borrelia burgdorferi* nicht gut aus.

Schauen wir uns noch ein wenig in der deutschen Forschungslandschaft

> *Untersuchungen zeigen, dass Spaziergängern auf einem normalen Wanderweg in einer Stunde durchschnittlich 25 infizierte Zeckennymphen auflauern.*

um. Sind vielleicht in Kürze neue Erkenntnisse zu erwarten, die die schwierige Borreliose-Diagnose erleichtern oder gar neue Therapieansätze, die insbesondere den chronisch Erkrankten helfen könnten?

Die Baden-Württemberg Stiftung veröffentlichte im Mai 2010 ihre „neuesten Erkenntnisse aus der Borreliose-Forschung". Vier Jahre lang hatte man in zwei Forschungsprojekten und mit einer Investition von 1 Million Euro, Möglichkeiten der Borreliose-Prävention untersucht. Die Brisanz des Themas ist erkannt: „Da die Diagnose schwierig ist und Behandlungen sich über Jahre hinziehen können, bedeutet das nicht nur für den Patienten oft einen langen Leidensweg, sondern auch einen hohen Kostenaufwand im Gesundheitswesen." Das klingt deutlich anders, als das, was behördliche Berufsoptimisten und IDSA-Autoren der Bevölkerung über die Borreliose erzählen, finden Sie nicht?

Kommen wir zu den Forschungsergebnissen:

❖ Wald- und Wiesenränder sollten häufig gemäht werden, um feuchtigkeitsliebende Zecken und deren Wirte, Kleinnager, fernzuhalten

❖ Grasflächen, die von Ziegen, Kühen oder Schafen beweidet wurden, weisen offenbar deutlich geringere Zeckenpopulationen auf, als Gebiete mit Strauch- und Graswuchs

❖ An Rindern, Ziegen oder Schafen saugende Zecken verlieren ihre Borrelien-Infektion [!]

❖ Den Kommunen wird ein konsequenter Gras- und Sträucherrückschnitt in Wald- und Naherholungsgebieten, an Wanderwegen sowie auf Spielplätzen empfohlen

Bei den Untersuchungen stellte sich auch heraus, dass dem Spaziergänger auf einem normalen Wanderweg in einer Stunde durchschnittlich 25 infizierte Zeckennymphen und 7 infizierte Zeckenweibchen auflauern. Das Infektionsrisiko für das wanderbegeisterte Volk ist somit deutlich höher, als gemeinhin bekannt.

Ja, es wird geforscht. Die Landesstiftung Baden-Württemberg finanziert dankenswerterweise zwei Teilprojekte. „Im Teilprojekt von Professor Matuschka (Charité Berlin) werden ökologische Maßnahmen zur

Zeckenbekämpfung untersucht. Im Teilprojekt von Professor Mackenstedt [...] wird die Wirkung von Fadenwürmern, Erzwespen und Pilzen auf Zecken untersucht." Außerdem werde am Zoologischen Institut des Karlsruher Instituts für Technologie die Verbreitung der verschiedenen in Deutschland vorkommenden Zeckenarten sowie die Bedeutung des Igels als Reservoirwirt erforscht, antwortet das Landesministerium auf eine entsprechende Landtagsanfrage.

Leider helfen diese Forschungsthemen nicht, die Patientenversorgung zu verbessern. Dabei steht es den Universitäten und Lehrstuhlinhabern eigentlich frei, Themenschwerpunkte zu wählen und zu bearbeiten. Das schreibt auch der baden-württembergische Wissenschaftsminister. Aber an den Universitäten ist die Lyme-Borreliose beziehungsweise die Spirochätenforschung offenbar nicht mehr interessant.

Hier und da lässt sich ein zarter Silberstreifen ausmachen. An der Frankfurter Johann-Wolfgang Goethe-Universität erhofft man sich einen „wichtigen Beitrag zum Verständnis der Pathogenese [Entstehung und Verlauf einer Krankheit], insbesondere im Hinblick auf die zugrundeliegenden, molekularen Immunescape-Mechanismen" von *Borrelia burgdorferi*, also den Möglichkeiten, dem Immunsystem zu entkommen.

Auch die Universität Heidelberg ist so ein Leuchtturm im Forschungsdunkel. Professor Wallich arbeitet mit seiner Arbeitsgruppe an der Charakterisierung neuer *Borrelia burgdorferi*-Antigene für die Impfstoffentwicklung. Dort werden ebenfalls Untersuchungen zur Pathogenese und den Flucht-Mechanismen von *Bb* durchgeführt.

Die Wissenschaftler fanden bereits heraus, dass Borrelien unterschiedlich gut in der Lage sind, sogenannte CRAS-Proteine an ihrer Oberfläche auszubilden, mit deren Hilfe sie bestimmte Kontroll-Eiweiße des Menschen an ihre Oberfläche binden. Das muss man sich so vorstellen: Ein Teil unseres Immunsystems ist immer aktiv. Man nennt diesen Teil Komplementsystem, weil es die Abwehr mittels Antikörper „komplementiert", also ergänzt. Damit der Körper nicht seine eigenen Zellen durch das Komplementsystem angreift, sind diese Zellen durch spezielle Eiweiße geschützt. So kann unser Körper „gut" von „böse" unterscheiden. Leider kann der trickreiche Erreger *Borrelia burgdorferi* genau diese Eiweiße auf seiner Oberfläche binden. Et voilá: Das Immunsystem zählt sie zu den „Guten", *Borrelia burgdorferi* überlebt.

Weitere Studien sollen die 3-D-Struktur dieser CRAS-Protein-Moleküle zeigen und damit Therapieansätze liefern. Im Bereich der Impfung konnte am Maus-Modell bereits erfolgreich eine Impfung gegen Lyme-Borreliose mithilfe von Borrelien-DNA nachgewiesen werden.

In der Schweiz macht sich Professor Sievers, Leiter des Fachbereichs Molekularbiologie an der Zürcher Hochschule für angewandte Wissenschaften, um die Borrelioseforschung verdient. Seit 2004 arbeitet er mit seinem Team an Fragen der Diagnostik und Therapie, einschließlich diagnostischer Tests zum Nachweis von Rickettsien-Infektionen sowie chronischer Borreliose.

> *„Borreliose-Forschung in Deutschland gibt es nicht."*
> *Professor von Baehr*
>
> *„Die Borreliose-Forschung in Deutschland ist am Boden. Weil die Krankheit keine Todesfälle verursacht, hat sie keine Brisanz, und die chronisch Kranken haben eben Pech gehabt."*
> *Professor Reinhard Wallich*

Auch an der Universität Leipzig wird seit Jahren geforscht, beispielsweise über die „molekularen Persistenzmechanismen von *Borrelia burgdorferi*". Der führende Experte für Borreliose bei Hunden, Professor Reinhard K. Straubinger, untersuchte dort beispielsweise die Überlebensstrategien von *Borrelia burgdorferi*.

Also doch Grund zum Jubeln? Nicht wirklich. „Borreliose-Forschung in Deutschland gibt es nicht", stellt der Internist, Professor Rüdiger von Baehr, gegenüber den *Ruhr Nachrichten* fest. Die Infektion, so von Baehr, komme noch nicht einmal in einer vom Bund mit 60 Millionen Euro geförderten Forschungsinitiative [Nationale Zoonoseforschungsplattform] vor, die von Tieren auf Menschen übertragbare Krankheiten untersucht. Ähnlich äußert sich der Immunologe, Professor Reinhard Wallich, der gemeinsam mit zwei Kollegen die Grundlagen für den ersten Borreliose-Impfstoff entwickelte, der in den USA für kurze Zeit auf dem Markt war. Gegenüber der *Süddeutschen Zeitung* sagt er: „Die Borreliose-Forschung in Deutschland ist am Boden [...]. Weil die Krankheit keine Todesfälle verursacht, hat sie keine Brisanz, und die chronisch Kranken haben eben

Pech gehabt." Es gebe so gut wie keine Unterstützung dafür, zitiert die *Süddeutsche* weiter.

## Fangmethoden für freilebende Zecken im Amazonaswald ...

Auch international scheint es düster auszusehen. Wer einmal einen Blick in das neue wissenschaftliche Fachmagazin *Ticks and Tick-borne Diseases* (Zecken und zeckenübertragene Krankheiten) wirft, versteht schnell, warum man im Hinblick auf neue Therapieansätze und Diagnostik einfach nicht weiterkommt. Die dort veröffentlichten Studien- und Forschungsergebnisse reichen thematisch vom „Vergleich zwischen zwei Fangmethoden für freilebende Zecken im Amazonaswald" bis zu „Nymphen der Gattung Amblyomma (*Acari Ixodidae*) aus Brasilien: Beschreibung, Wiederbeschreibung und Identifizierung".

Das Staunen weicht, wenn man einen Blick auf die Zusammensetzung des redaktionellen Beirats wirft. Dort finden sich unsere altbekannten IDSA-Leitlinienautoren Steere, Fish, Stanek. Als Mitherausgeber fungieren unter anderem ebenfalls IDSA-Leitlinienautoren: Wormser und Strle. Na, was glauben Sie, wie unabhängig hier Artikel zur Veröffentlichung freigegeben werden? Wie viele Artikel von ILADS-nahen Autoren wird man künftig wohl dort finden?

Vergessen wir auch nicht, welche Machtfülle ein Posten im redaktionellen Beirat oder gar als Mitherausgeber bietet. Dort wird entschieden, wer mit welchem Thema veröffentlicht wird. Und da wir gerade dabei sind: Wer, glauben Sie, entscheidet darüber, durch welche „Experten" das sogenannte „peer-reviewing" stattfindet?

Wenn ein Wissenschaftler seine Forschungsergebnisse in einem Fachjournal veröffentlichen möchte, wird die Veröffentlichung zuvor von mehreren Forschungskollegen [= Peers] beurteilt. Vom Urteil dieser Fachkollegen hängt es ab, ob die Arbeit publiziert wird. Meistens kennen sich diese FachkollegInnen gut untereinander. Versuche mit anonymisierten Studienautoren lieferten übrigens auch keine bessere Qualität, wie randomisierte, kontrollierte Studien ergaben. Die Welt der Peers ist nun mal klein und so erkennen, trotz Anonymisierung, viele Peers, wer welche Arbeit einreicht. Unbekannte Autoren oder Forscher, die gegen gängige Tendenzen und Meinungen verstoßende Arbeiten einreichen, werden kaum veröffentlicht. Und umgekehrt – reichen berühmte Kollegen schwache Arbeiten ein, werden diese wohl kaum zerpflückt. Wer will schon in Ungnade fallen? Läuft man doch Gefahr, selbst beim nächsten Mal auseinander genommen zu werden. Die Auswahl der Gutachter [Peers] ist und bleibt fragwürdig. Sollte Sie jetzt das Gefühl beschleichen, ein solches System könne manipulationsanfällig sein – seien Sie versichert: es *ist* manipulationsanfällig.

> *Medizinische Fachjournale sind längst zu einer Informationswaschmaschine der pharmazeutischen Industrie geworden.*

Dr. Richard Smith, 25 Jahre lang Herausgeber des *British Medical Journal*, schrieb bereits 1997 in einem Leitartikel, es sei an der Zeit, die „black box" des Peer-review-Systems zu öffnen. Das System habe seine Berechtigung gehabt, bevor es das Internet gab, doch heute sollten Studienergebnisse in Datenbanken öffentlich für alle zugänglich sein. Das würde es auch Ärzten erleichtern, sich ein eigenes Bild zu machen. „Das Peer-System ist von Grund auf verdorben. Es ist langsam und teuer, eine Lotterie, anfällig für Missbrauch und Verzerrungen. Meistens ist es auch nicht in der Lage, wissenschaftliche Fälschungen aufzudecken", lautet sein vernichtendes Urteil in einem Interview mit der britischen Tageszeitung *The Guardian*. Ganz davon abgesehen, dass sich medizinische Fachjournale, auch nach Meinung von Dr. Richard Horton, Herausgeber des *Lancet*, längst zu einer „Informationswaschmaschine der pharmazeutischen Industrie" und damit zum „verlängerten Marketing-Arm" der Pharmaindustrie entwickelt haben.

Angesichts der Namen, die mit dem Journal *Ticks and Tick-borne Diseases* verbunden sind, kann man sich leicht ausrechnen, wie diese Torwächter entscheiden. Wer schon bei den IDSA-Leitlinien keine abweichenden Meinungen ertrug, wird sie auch in diesem Fachmagazin kaum dulden, oder?

### Von Effluxpumpen und anderen miesen Tricks

Wenn es um Forschung geht, schielen Ärzte und Patienten also notgedrungen über den „großen Teich". Zwar sind die Borreliose-Erreger in den

USA andere, als in Europa und ihre Virulenz, also ihre Infektionskraft, soll ebenfalls unterschiedlich sein, doch angesichts der hiesigen, ausgedörrten Forschungslandschaft sind Strohhalme wohl dazu da, ergriffen zu werden.

Studien über neue diagnostische Tests, Untersuchungen zur Immunpathogenese, über Ko-Infektionen und genetische Marker sowie kontrollierte Studien über neue Therapieansätze – all das wird seit 2007 interdisziplinär im Lyme and Tick Borne Diseases Research Center der Columbia University in New York geleistet. Es ist weltweit das erste

> *Um zu überleben, kann Borrelia burgdorferi Antibiotika mittels Effluxpumpe wieder aus der Zellmembran herauspumpen.*

und bislang einzige Forschungszentrum dieser Art, ermöglicht durch den unermüdlichen Einsatz und das konsequente Spendensammeln zweier US-Patientenorganisationen, der LDA (Lyme Disease Association) und About Time for Lyme Inc. Mehr als drei Millionen US-Dollar kamen für das Forschungszentrum zusammen, das von Harvard-Absolvent und Psychiater Dr. Brian A. Fallon geleitet wird. Gegenwärtig prüft und bewertet man an der Columbia University zum Beispiel neue labordiagnostische Testverfahren, um bessere Tests zu entwickeln. Der Neuropathologe Andrew J. Dwork baut dort kontinuierlich einen Probenspeicher aus Blut- und Liquorproben sowie Gehirnen verstorbener Borreliosepatienten auf, deren Krankheitsverlauf besonders gut dokumentiert wurde. Diese Proben sollen der Entwicklung neuer, besserer Tests dienen, die eines Tages eine aktive von einer abgelaufenen Infektion unterscheiden könnten.

Das Team um Benjamin J. Luft von der State University of New York, hat sich effektivere Borreliosetherapien zum Ziel gesetzt. Sie fanden bereits heraus, dass *Borrelia burgdorferi* mittels Effluxpumpe in der Zellmembran Antibiotika förmlich wieder „herauspumpen" kann, um zu überleben. Solche Widerstandsmechanismen werden untersucht und es wird ausprobiert, ob Antibiotika-Kombinationen die Effluxpumpe blockieren können.

Eine zweijährige Studie mit chronisch kranken Borreliosepatienten im US-Bundesstaat Maryland will die Risikofaktoren, die Symptom-Muster und -schwere sowie die Immunantwort im Zeitverlauf untersuchen. Forschungsleiter John Aucott erhofft sich von dieser Untersuchung neue

Erkenntnisse über den Krankheitsverlauf – von der Wanderröte bis zum chronischen Stadium.

„Influenza oder HIV erhalten deutlich mehr Aufmerksamkeit und mehr Forschungsmittel. Wichtig zu wissen ist, nur weil eine Krankheit nicht tödlich verläuft, bedeutet das noch lange nicht, dass sie nicht das Leben eines Menschen dramatisch verändern kann", mahnt er.

Mit der Rolle des Immunsystems bei chronischer Lyme-Borreliose beschäftigt sich auch Armin Alaedini, Assistenzprofessor für Neurowissenschaft am Weill Medical College der Cornell Universität. Dafür fahndet er im Blut und Liquor nach Biomarkern – sowohl bei Patienten mit symptomatischer, chronischer Borreliose, als auch bei Patienten, die nach einer Therapie keine Symptome mehr aufweisen. Es sind Versuche, Biomarker zu finden, die mit verschiedenen Borreliosesymptomen korrelieren könnten.

> *Influenza oder HIV erhalten deutlich mehr Aufmerksamkeit und mehr Forschungsmittel.*
>
> *Dr. J. Aucott*

An der New Jersey Medical School leitet Steven Schutzer eine Studie, bei der mit dem modernsten Massenspektrometer der USA gearbeitet wird. In einem ersten Schritt soll eine umfassende Liste aller Proteine im Liquor gesunder Probanden erstellt werden. Im zweiten Schritt wird dies auch bei Borreliosepatienten getan, die unter andauernden Beschwerden des Zentralnervensystems leiden. Schutzer und sein Team erwarten, eine große Anzahl von Biomarkern aufspüren zu können. Sollten Biomarker gefunden werden, könnte man auch im Blut der Patienten nach ihnen suchen.

Kulturen mit den L-Formen von *Borrelia burgdorferi* legt Ying Zhang an der Johns Hopkins Universität an. Die L-Formen unter den Bakterien sind dafür bekannt, dass sie für eine persistierende Infektion sorgen.

Nicht nur Borrelien, sondern auch der mit ihnen verwandte Syphiliserreger, *Treponema pallidum*, als auch *Mycobacterium tuberculosis*, *Helicobacter pylori*, *Escherichia coli* und *Bacillus anthracis* können L-Formen entwickeln.

Zhang experimentiert mit *E. coli*-Bakterien. „L-Formen werden als Antwort auf Stress gebildet", sagt Zhang. „Im Gegensatz zu klassischen Bakterien überleben und replizieren sie sich anders." Die zellwand-defizienten Bakterien klumpen sich zu einer Spiegeleiform zusammen. Das macht sie für Antibiotika schlecht angreifbar. Als Nächstes suchte man die Mutanten zu finden, die es nicht schaffen, sich in eine L-Form zu verwandeln. Bei diesen Mutanten konnte man eine Serie von Genen entdecken, die mit der L-Form-Unfähigkeit verbunden sind. Zwar kann man nun die antibiotische Sensitivität auf L-Formen in vitro testen, um effektivere Therapien gegen die chronische Borreliose zu finden, doch vor Euphorie wird gewarnt. „Wir können nur einen kleinen Prozentsatz – weniger als ein Prozent – aller Bakterien auf der Erde kultivieren. Sie existieren in der Natur und wachsen problemlos,

> *Die L-Formen unter den Bakterien sind dafür bekannt, dass sie für eine persistierende Infektion sorgen. Borrelia burgdorferi bildet, ebenso wie Treponema pallidum und andere Bakterien, L-Formen.*

während wir mit dem, was wir kultivieren und der Bakterienform, die wir kultivieren können, begrenzt sind. Bakterien können in ganz verschiedenen Formen wachsen, auch innerhalb derselben Spezies und sie können ihre Form unter verschiedenen Bedingungen ändern. L-Formen sind nur ein Beispiel des Wandels unter antibiotischem Stress", erklärt Zhang. Diese L-Formen der verschiedenen Bakterien könnten die Ursache für chronisch-persistierende oder chronisch-wiederauftretende Krankheiten sein. Zhang ist zuversichtlich: „Es ist möglich, mit der Entdeckung der L-Form-Genese neue und effektivere Antibiotika zu entwickeln, die man zusammen mit den gegenwärtigen nutzen kann, oder neue Impfstoffe, die es dem Immunsystem ermöglichen, die L-Formen zu eliminieren."

In den USA gibt es auch einen nationalen Forschungsfond für zeckenübertragene Erkrankungen (National Research Fund for Tick-Borne Diseases Inc.), der in den vergangenen Jahren 2,1 Millionen US-Dollar für die Forschung rund um zeckenübertragene Infektionen gesammelt und vergeben hat. Kennen Sie vergleichbare Investitionen und Aktivitäten im deutschsprachigen Raum?

Eine weitere, womöglich bahnbrechende Erkenntnis des Forscherteams um Professor Benjamin J. Luft möchte ich niemandem vorenthalten. Sie könnte dazu führen, dass Studienergebnisse im Zusammenhang mit der Wanderröte gar nicht mehr verwertbar sein werden.

In einer Studie fanden Luft und seine Kollegen heraus, dass die invasiven Borrelia-Stämme mutieren und die einzelnen Klone unterschiedlich krankheitsauslösend sind. Sie veröffentlichten ihre Erkenntnisse in *Infection and Immunity*. Nur vier der untersuchten Borrelia-Gruppen sind offensichtlich die Ursache für systemische Infektionen, während alle anderen nur eine Wanderröte auslösen.

Die Forscher nennen diese vier Borrelia-Klone „invasiv". Nur diese „invasiven" Borrelienspezies verursachen demnach die schwere systemische Erkrankung. Sollte sich dieser Verdacht erhärten, wird es spannend. Denn, was will man mit Studienergebnissen anfangen, die auf der Annahme beruhen, die Wanderröte sei das Frühstadium einer Borreliose-Infektion, die sich früher oder später im ganzen Organismus ausbreiten wird, wenn genau dies in vielen Fällen gar nicht passiert? Wie brauchbar sind dann noch die Ausgangshypothesen jener Studien, die sich auf die Wanderröte und vor allem auf hohe Heilungsraten beziehen?

Wenn nur vier der 20 untersuchten Borrelienstämme überhaupt eine systemische, eventuell chronische Infektion auslösen, dann könnten sogar die Steere-Daten stimmen. Er hatte festgestellt, dass 20 Prozent seiner unbehandelten Erythema migrans-Fälle spontan heilten, ohne eine systemische Erkrankung auszulösen.

In diesem Fall würde man noch nicht einmal die von Steere propagierte Kurzzeittherapie benötigen, um eine „Heilung" zu erzielen. Dann wäre selbst ein Streifen Kaugummi Medizin.

> *Luft et al. fanden heraus, dass die invasiven Borrelienstämme mutieren. Die einzelnen Klone sind unterschiedlich krankheitsauslösend.*
> *Nur vier der untersuchten 20 Borrelienstämme verursachen eine systemische Infektion. Alle anderen nur eine Wanderröte.*

Im Jahr 2008 veröffentlichte die Forschungsgruppe um Luft und den Mikrobiologen Wei-Gang Qiu ihre Entdeckung, dass ein ganz bestimmter Borrelienklon (OspC-A) offenbar der am meisten verbreitete in Europa und Nordamerika zu sein scheint. Leider wohl auch der virulenteste. Immerhin liefert diese Entdeckung einen weiteren Erklärungsansatz, warum sich die chronische und häufig schwer verlaufende Lyme-Borreliose auf beiden Seiten des Ozeans rapide ausbreitet. „Ich glaube, diese Entdeckung leistet einen bedeutenden Beitrag, da ein identischer und gleichzeitig hoch virulenter Borrelienklon in Europa und Nordamerika identifiziert wurde", sagt Luft. „Vielleicht gehört zur Geschichte der Lyme-Borreliose nicht nur, dass *Borrelia burgdorferi* in den 1970ern auftauchte, sondern auch, dass der Borrelienstamm, der stärker krank macht, der dominierende wurde. Anstatt durch weniger virulente Stämme werden die Menschen durch den virulenteren infiziert und kränker", schlussfolgert der Wissenschaftler. Dieser Stamm initiiert demnach eine Form der Borreliose, die weitaus infektiöser und schwerwiegender ist.

Seit 1995 hat man weltweit – Buchstabe für Buchstabe – das Erbgut von mehr als 1000 Organismen entziffert, sogar das der Eismumie „Ötzi", bei dem man ebenfalls *Borrelia burgdorferi* fand. Inzwischen kennt man auch jedes Gen der Borrelien-Spirochäte. Wird die Analyse der Erbinformation, die in den Chromosomen von *Borrelia burgdorferi* enthalten ist, den Durchbruch bringen? Werden dabei vielleicht Proteine entdeckt, die uns helfen, endlich zwischen einer aktiven und einer abgelaufenen Infektion unterscheiden zu können?

Buchstabe für Buchstabe wurde das Genom entschlüsselt – nun muss nur noch gelernt werden, den Text richtig zu lesen und die richtigen Fragen zu stellen. Die falschen, die irrelevanten Fragen, werden schon viel zu lange gestellt.

Dabei war man schon einmal sehr zuversichtlich. Die neue DNA-Sequenz werde „unschätzbar für die Entwicklung neuer Therapeutika und für das Verständnis der Krankheitsentwicklung sein", freute sich Dr. Luft in einer Reportage der *New York Times*. Das war im Jahr 1997.

Im Jahr 2008 sprach Luft anlässlich einer Konferenz über Studien, in denen man die potenziellen 1400 Borrelienproteine untersucht. 1400 Borrelienproteine – womöglich sind es sogar noch mehr. Bislang, in der heutigen labordiagnostischen Steinzeit, werden Patienten nur auf Antikörper gegen gerade mal eine Handvoll Borrelienproteine getestet.

Damit scheint sicher: Antworten auf die vielen offenen Fragen zur Lyme-Borreliose werden wir wohl nicht mehr durch ELISAs oder Westernblots erhalten. Und schon gar nicht durch die beschämenden Testkriterien aus den 90er Jahren des vorigen Jahrhunderts, die unter zweifelhaften

Umständen 1994 auf einer Konferenz in Dearborn, USA, nahezu willkürlich bestimmt wurden. Kein ernstzunehmender Wissenschaftler oder Mediziner sollte auf diese Weise noch zu beweisen versuchen, dass er Recht hat. Besser man hält sich an den britischen Ökonomen John Maynard Keynes: „Wenn sich die Fakten ändern, ändere ich meine Meinung."

Das Bundesforschungsministerium hat 2011 das Deutsche Zentrum für Infektionsforschung (DZI) ins Leben gerufen. Die Aufgabe des DZI soll laut Ministerium darin bestehen, „sich mit der Krankheitsentstehung und deren Verlauf, Präventions- und Therapieansätzen, sowie einer verbesserten Diagnostik zu befassen. Aufbauend auf einer starken Grundlagenforschung und einer leistungsfähigen klinischen und epidemiologischen Forschung sollen zudem kontinuierlich innovative frühe klinische Studien durchgeführt, die Einführung neuer klinischer Ansätze analysiert sowie deren Wirksamkeit und Nutzen in der Versorgung überprüft werden." Das klingt vielversprechend. Jetzt müssen wir nur noch abwarten, ob auch über die Lyme-Borreliose geforscht wird. Was meinen Sie? Ich nehme noch Wetten an!

## Zecken ertränken, kochen und einfrieren

Allseits wird geklagt, Deutschland habe sich in den letzten Jahrzehnten zunehmend aus der Grundlagenforschung verabschiedet. Ganz Deutschland? Nein! In einem kleinen Dorf, in Rehrosbach, wird seit 2003 Widerstand geleistet. Dort werden Zecken in die Waschmaschine gesteckt, ertränkt, eingefroren und gekocht. Sie werden auch im Haus akribisch von Werner Johansson beobachtet; nichts bleibt ihm von ihrem Treiben verborgen.

Der Schwede Werner Johansson betreibt ehrenamtlich Grundlagenforschung über Zecken. „Es ist der Wahnsinn, was von so genannten Experten alles erzählt wird, dabei scheint das nie einer ausprobiert zu haben. Zum Beispiel der Tipp, die Kleidung nach dem Waldspaziergang zu waschen, weil dabei angeblich die Zecken sterben. Meine Waschmaschinentests beweisen, dass das erst ab der 50 Grad-Wäsche funktioniert, nur sagt das niemand", erläutert Johansson kopfschüttelnd. Er steckt das Spinnentier in den Kochtopf und misst genau. Erst bei 41 Grad Celsius stirbt sein

Versuchstier. In der Waschmaschine hingegen, bei einem anderthalbstündigen 40 Grad-Waschgang, inklusive Waschpulver, überlebten seine Versuchszecken. Immer weitere Tests und Versuchsreihen folgten seitdem. Die erschreckenden Ergebnisse hat Johansson inzwischen in seinem kostenlosen Informationsflyer „Zeckengefahr" (http://www.zeckenschlinge. com/test) zusammengefasst.

Sicher entsprechen diese Experimente keinen wissenschaftlichen Standards, doch sie sollen ein Anstoß sein. „Ich freue mich, wenn Wissenschaftler das aufgreifen und selbst in ihren Laboren überprüfen", ermuntert der Zeckenforscher. In der Tat: Inzwischen – fünf Jahre nach Johanssons Initialzündung – wurden die ersten derartigen Tests auch von einem Wissenschaftler im Auftrag eines Pharmaunternehmens durchgeführt.

Johansson hat auch weitere gut gemeinte Ratschläge wie die Empfehlung, helle Kleidung oder eine Kopfbedeckung zu tragen, überprüft. Sein Fazit: „Helle Kleidung zieht Zecken sogar an, das fand man auch in einer schwedischen Studie und eine Kopfbedeckung überwindet eine Zecke innerhalb weniger Sekunden." Solche Fehlinformationen findet der Schwede ebenso beklagenswert wie irreführende Begriffe wie „Zeckenschutzimpfung". „Warum nennt man sie nicht FSME-Impfung? Dann käme es nicht zu dem gefährlichen Irrtum, dass Menschen glauben, sie seien dadurch gegen alle von Zecken übertragenen Krankheiten geschützt." Und immer wieder sei auch zu lesen, Zecken seien nur vom Frühjahr bis zum Herbst aktiv. Wirklich? Johansson verweist dabei auf die Statistik eines bekannten, auf Zecken spezialisierten Labors, wonach drei bis vier Prozent aller Zeckenstiche im Winter passieren. Zecken richten sich ausschließlich nach ihrer Körpertemperatur und nicht nach dem Kalender. Wenn im Winter durch die Sonne die Temperatur der Zecke sogar unter dem Schnee oder der Baumrinde auf sechs bis acht Grad steige, dann seien die Plagegeister durchaus aktiv und können Mensch und Tiere stechen, auch wenn die Umgebungstemperatur unter null Grad liegt. Grundlagenforschung in Deutschland.

## KAPITEL 9

# *Der gewiefte Imitator*

Ärzte geben Medikamente, von denen sie wenig wissen, in Menschen-
leiber, von denen sie noch weniger wissen, zur Behandlung von
Krankheiten, von denen sie überhaupt nichts wissen, soll der Vater der
europäischen Aufklärung, Voltaire, dereinst gesagt haben. Dass ein Arzt
immer zum Wohle des Kranken arbeitet, sich davor hütet, ihm zu schaden, scheint er wohl bezweifelt zu haben.

Sicher ist, Fehler werden von Menschen jeglichen Berufsstands
gemacht. Viele bleiben unbemerkt und folgenlos, andere können eine
katastrophale Wirkung haben.

Seit Voltaires Zeit hat die Medizin große Fortschritte gemacht, gegen
Fehler und Komplikationen ist freilich bis heute kein Kraut gewachsen.
Im Gegenteil: Die Anzahl der Fehldiagnosen und Behandlungsfehler steigt
offenbar stetig an; zumindest mehren sich die Beschwerden der Patienten, die gegen die vermeintlichen „Halbgötter
in Weiß" zu Felde ziehen.

> *Die Lyme-Borreliose
> ist ein Chamäleon;
> sie imitiert mit ihren
> extrem vielfältigen
> Symptomen sehr viele
> andere Erkrankungen.*

Gerade das „Chamäleon" Lyme-Borreliose
ist ein schwieriger Kandidat. Die Symptome
der Borreliose sind, wie wir wissen, extrem
vielfältig und imitieren daher andere Erkrankungen, was einer Einladung zur Fehldiagnose
gleichkommt.

Rheuma, Bandscheibenvorfall, Polyneuropathie, Depression – das sind
nur einige der häufigen Fehldiagnosen bei Borreliose. In ihrer Verwechsel-
barkeit mit vielen anderen Malaisen und ihrem schleichenden Verlauf liegt
das Problem. Durchforstet man Patientenforen im Internet, fallen Erkrankungen auf, die fast schon eine „Hitliste" der häufigsten Fehldiagnosen
bei Borreliose bilden. Vergessen wir dabei auch nicht, dass Fehldiagnosen mit jahrelangen Leidens- und Irrwegen der Patienten verbunden sind.

## Die „Hitliste" häufiger Fehldiagnosen bei Lyme-Borreliose:

❖ Arthritis
❖ Gelenkrheuma
❖ Polyarthritis
❖ Bursitis (Schleimbeutelentzündung)
❖ Bindehautentzündung, Entzündungen aller Augenteile
❖ Hirnhautentzündung
❖ Karpaltunnelsyndrom
❖ Gelenkentzündungen (alle großen Gelenke, auch Kiefergelenk)
❖ Multiple Sklerose
❖ Fibromyalgiesyndrom
❖ Chronisches Erschöpfungssyndrom
❖ Hals-Wirbelsäulen-Syndrom
❖ Schlaganfall

Doch wie kommt es zu Fehldiagnosen? Sind falsch gedeutete Krankheitssymptome die Ursache? Oder leistet die gerade in Deutschland überaus knapp bemessene Zeit des Arzt-Patientenkontakts von durchschnittlich 7,6 Minuten einer unzureichenden Anamnese und Untersuchung Vorschub?

Der praktizierende Arzt sieht seinen Patienten nur kurz, muss relativ schnell eine Entscheidung fällen und kann innerhalb der wenigen Minuten nicht immer alle entscheidenden Informationen abfragen. Was auch immer im Einzelfall die Ursache sein mag, tragisch

> *Durchschnittlicher Arzt-Patientenkontakt in Deutschland: 7,6 Minuten.*

ist eine der häufigsten Borreliose-Fehldiagnosen, die Multiple Sklerose, wie auch Online-Kommentare zum Bericht „Die Zecken-Gefahr wird immer schlimmer: So leiden die Opfer" verdeutlichen:

A. M. schreibt am 19.04.2009: *„Es wäre interessant zu wissen, wie viele Menschen mit der Fehldiagnose Multiple Sklerose leben müssen. Diese haben keine Chance auf Heilung, weil eine Antibiotikatherapie bei dieser Diagnose nicht eingeleitet wird. "*

B. S., am 18.04.2009: *„Wie viele Patienten sind das dann – die „wenigen" chronischen Borreliose-Fälle? Das würde mich mal sehr interessieren, denn ich habe selbst chronische Neuroborreliose. Natürlich heilen die meisten Fälle aus, dazu muss man aber sehr früh behandelt werden. Und genau HIER liegt das Problem, das Dr. F. selbst erkennt: die Diagnose! Ich hatte sehr viele falsche Diagnosen und viele falsche Behandlungen. Die Behandlung gegen eine angebliche MS brachte mich fast in den Rollstuhl, da ich plötzlich kaum noch laufen konnte. Erst, als ich jede weitere MS-Behandlung verweigerte und auf eigene Faust andere Ärzte aufsuchte, bekam ich nach mehr als 3 Jahren (bei mir war der Zeckenstich genau bekannt, hatte den berühmten roten Kreis und mein Hausarzt hatte NICHTS getan!) die richtige Diagnose. Da war ich natürlich schon lange chronisch krank und die Schäden, die ich habe, bleiben für mein Leben. "*

Setzt der Arzt bei vermuteter Multiple Sklerose auch noch Kortisonpräparate ein, ist die gesundheitliche Verschlechterung nahezu vorprogrammiert. Wenn die Verschlimmerung dann noch mit einem erneuten MS-Schub „erklärt" wird, schnappt die Falle zu. Der Patient ist in einem fatalen Kreislauf gefangen, aus dem er ohne Hilfe kaum herausfinden kann.

> *Pachner et al. untersuchten die Wirkung von Kortison auf borreliosekranke Rhesusaffen. Das Kortison reduzierte die Borrelia-burgdorferi-Antikörperproduktion und führte zu einer 3- bis 4-fachen Erhöhung der Spirochätenzahl im Organismus.*

Pachner et al. untersuchten die Wirkung von Cortikostereoiden (Kortison) auf borreliosekranke Rhesusaffen. Das Ergebnis: „Dexamethason [ein Kortisonpräparat] reduziert die *Borrelia burgdorferi*-Antikörperproduktion und führt zu einer 3- bis 4-fachen Erhöhung der Spirochätenzahl im Organismus."

Beim Verband der deutschen Höhlen- und Karstforscher e.V. ist man auf der Hut. Ebenso wie Jäger, Jogger, Angler und Golfer sind Höhlenforscher besonders durch Zeckenstiche gefährdet.

Ein Merkblatt im Rahmen ihrer „Kampagne Höhlenforschergesundheit" klärt auf:

„Leidet Ihr unter einigen der nachfolgend aufgeführten Krankheitssymptome und es wurde bisher nicht wirklich eine befriedigende Diagnose gestellt, noch eine durchgreifende Therapie durchgeführt, dann lasst intensiv eine Diagnose auf Borreliose (Lyme-Krankheit / low-dose-borreliosis) durchführen – insbesondere bei Syndrom-Diagnosen wie z.B.: Karpaltunnelsyndrom, Schulter-Nackensyndrom, Multiple-Sklerose, Rheuma, Blutdruckänderungen, Schlaganfall, Unterzuckerungserscheinungen, übermäßige Infektanfälligkeit, Haarkatarrh u. Ausfall, Psychosen usw."

Fehldiagnosen werden sich nie ganz vermeiden lassen, aber wäre nicht schon viel gewonnen, wenn die Bevölkerung entsprechend aufgeklärt und zum kritischen Mitdenken aufgefordert würde?

In den USA wurde es für unsere Familie zur Routine, vor einem Arztbesuch mehrseitige Fragebögen gewissenhaft auszufüllen. Die jeweilige gesundheitliche Vorgeschichte, derzeitige Beschwerden, Erkrankungen der Eltern und viele andere Fragen mussten detailliert beantwortet werden. Aufwändig? Ja, aber sinnvoll. Dem Arzt werden auf diese Weise umfangreiche, strukturierte Informationen zur Verfügung gestellt und beide, Arzt und Patient, halten den schriftlichen Nachweis über die gemachten Angaben in den Händen.

## Das Chaos regiert

Unzählige Krankheitsbilder können sich hinter einer Infektion mit *Borrelia burgdorferi* verbergen. Das Merkblatt der Höhlenforscher warnt zu Recht:

„Insbesondere sollte man hellhörig werden wenn die Ärzte sog. somatoforme Störungen (= Störungen die sich nicht hinreichend auf organische Erkrankungen zurückführen lassen) diagnostizieren wie z.B. dauerhafte Müdigkeit u. Erschöpfungszustand (CFS o. CMS), Allergien (z.B. MCS), Schmerzsyndrom (alles tut weh, Fibromyalgie) [...] – also immer dann, wenn die Symptome da sind, sie aber organisch oder ursächlich nicht einwandfrei von den Ärzten dingfest gemacht werden können."

Tatsächlich werden Borreliosepatienten sehr häufig zunächst auf Multiple Sklerose behandelt. Im *Kompass*, dem Magazin der Deutschen Multiple

Sklerose Gesellschaft, wird unter dem Titel „Fehldiagnose MS?" auf die relativ hohe Zahl an Fehldiagnosen bei MS hingewiesen. In einer US-amerikanischen Studie sei man auf bis zu 40 Prozent Fehldiagnosen gestoßen. In Deutschland ist man deutlich optimistischer. Dort glauben die Neurologen, sich nur bei 10 bis 25 Prozent der Fälle zu irren. Sind die Neurologen hierzulande diagnostisch einfach besser als ihre amerikanischen Kollegen? Oder unterschätzen sie ihre Fehlerhäufigkeit?

> *Bis zu 40 Prozent MS-Fehldiagnosen hat man in einer amerikanischen Studie gefunden. Neurologen in Deutschland glauben sich nur bei 10 bis 25 Prozent der Fälle zu irren.*

Verlieren wir nicht aus den Augen, dass unzureichende Differenzialdiagnostik immer mit individuellen Schicksalen verknüpft ist. Der Schaden kann immens sein. Gerade weil Borrelien vor keinem Organ Halt machen, ist fraglich, ob Neurologen, die sich auf MS fixieren, im Ernstfall den Blick für kardiologische Krankheitsfolgen haben, oder den Zusammenhang zwischen einem Karpaltunnelsyndrom, Erschöpfung und einer möglichen Borrelieninfektion sehen? Geschilderte Patientenerfahrungen sprechen da eine andere Sprache.

„Mi 2. Dez 2009
Hallo R.,
*D. hat Dir schon so erschöpfend Auskunft gegeben, dass sich eine weitere Stellungnahme eigentlich erübrigt. Ich schreibe Dir trotzdem, denn auch ich hatte zuerst die Diagnose Multiple Sklerose. Die Medikamente gegen MS brachten mich fast in den Rollstuhl. Erst Antibiotika brachten mir eine Besserung. Du solltest der Sache wirklich ernsthaft nachgehen, denn die Medikamente gegen MS legen Dein Immunsystem lahm. Das brauchst Du aber beim Kampf gegen die Borreliose.*
LG, H."

*„Fr 20. Nov 2009*

*C., ich habe Dir in Deinem Thread schon geantwortet. Also: ich habe mich damals wegen einer angeblichen MS breitschlagen lassen und wurde mit Immunsuppressiva behandelt. Erfolg war, dass ich nach etlichen Monaten fast nicht mehr laufen konnte. Ich sollte mich mit der Krankheit abfinden, sie annehmen und in den Rollstuhl. Habe ich alles nicht gemacht. Ich habe die weitere Behandlung verweigert, mich mit Antibiotika behandeln lassen und kann heute wieder laufen. Ja, auch ich hatte wechselnde ANA-Werte und die Kriterien für Lupus und div. Kollagenosen erfüllte ich auch (Schluckstöung, Schmetterlingsröte, Durchblutungsstörungen an Händen und Beinen/Füßen.... Na ja, ich brauche Dir das sicher nicht sagen. Tu genau das, was Du für richtig hältst und vertrödle nicht zu viel Zeit mit unnötigen Untersuchungen. LG H."*

Falsche Diagnosen führen zu falschen Behandlungen und voreilig gegebenes Kortison schädigt Borreliosepatienten. Immerhin, Wissenschaftler der Abteilungen für klinische Neurowissenschaft, Pathologie und Onkologie der Universität Calgary/Kanada und des Neuroimmunologischen Labors der La Trobe University in Melbourne/Australien berichteten 2002 von Untersuchungen, die darauf hindeuten, dass das Antibiotikum Doxycyclin als sichere und preiswerte Therapie gegen MS eingesetzt werden kann, sofern die bisher erfolgten Tierexperimente bestätigt würden.

Zwei Jahre später wird aus dem gleichen Institut in Kanada berichtet, bei den ersten Versuchen mit MS-Patienten hätten sich Läsionen im Gehirn tatsächlich verringert. Auch das *Deutsche Ärzteblatt* berichtet unter dem Titel „Multiple Sklerose: Antibiotika verbessern möglicherweise die Wirkung von Interferonen", darüber, wie die Kombination von Beta-Interferon mit dem Antibiotikum Doxycyclin den Krankheitsverlauf bei MS-Patienten günstig beeinflusst.

## Wie man Syndrome konstruiert

Wer als Borreliosepatient nicht mit einer MS-Diagnose nach Hause geht, zählt trotzdem nicht unbedingt zu den Glückspilzen. Zu groß ist die

Gefahr, eine der „Syndrom-Diagnosen" zu erhalten. Zur Erklärung: Ein Syndrom ist das Zusammentreffen mehrerer Symptome, die gemeinsam eine Erkrankungsform bilden, deren Ursache meistens nicht bekannt ist.

Der US-Rheumatologe und Leitlinienautor Leonard H. Sigal glaubt wie sein Kollege Steere, viele Patienten seien mit Borreliose überdiagnostiziert. Nur 37 der 100 Borreliose-Patienten, die ihren Fuß über die Schwelle seines Lyme Disease Centers in New Jersey setzen, leiden seiner Meinung nach tatsächlich an Lyme-Borreliose. Nur diese 37 entsprächen der CDC-Definition mit Wanderröte oder einem von Steeres bedeutenden („major") Symptomen sowie positiven Tests. Die anderen, meint Sigal, litten an anderen Erkrankungen oder Schmerzsyndromen unbekannter Ursache, die er wahlweise als „Fibromyalgiesyndrom" oder „Chronisches Erschöpfungssyndrom" (CFS) bezeichnet.

So ersetzt man allerdings nur eine kontroverse Erkrankung durch eine andere. Der feine Unterschied: Die Ursache der Borreliose ist bekannt, die Ursache eines Fibromyalgiesyndroms oder eines Chronischen Erschöpfungssyndroms dagegen ist bis heute ungeklärt. Und so ist es kein Wunder, dass die Wissenschaftler Hazemeijer und Rasker 2003 im Fachblatt *Rheumatology* schreiben: „Das Einzige, was bei Fibromyalgie sicher ist, ist, dass es immer noch diagnostiziert wird."

Ganz besonders häufig erhalten Borreliose-Patienten, die nach einer angeblich „ausreichenden Standard-Antibiotikatherapie" noch unter Beschwerden leiden, die Diagnose „Post-Lyme-Syndrom". Eine überaus interessante Krankheitskonstruktion, die, wie wir noch sehen werden, auch dringend gebraucht wird.

Stellen Sie sich vor, Sie leiden unter Husten. Der wird normalerweise unterschiedlich behandelt, je nachdem, ob er durch Lungenkrebs, Tuberkulose oder eine Erkältung verursacht wird. Therapien zielen immer auch auf die Ursache einer Erkrankung, wenn sie bekannt ist und nicht allein auf die Symptome. Wenn wir bei unserem Husten-Beispiel so verfahren würden, wie es Borreliosepatienten ergeht, dann sprächen wir im Fall einer Tuberkulose von einem „chronischen Hustensyndrom" eine kausale Therapie gegen den verursachenden Erreger würde unterlassen.

Insbesondere Rheumatologen und Wissenschaftler im Dunstkreis des „Borreliose-Pioniers" Steere versuchen seit Jahrzehnten unermüdlich, die

Borreliose zu einem „Syndrom" zu machen. Es war Steere, der die umstrittenen „Syndrome" als Erklärung für die nach einer kurzen Therapie krank bleibenden Patienten einführte. Das Problem ist nur, bis heute fehlt jeglicher Nachweis für diese Syndrome.

# KAPITEL 10

## *Wie Kranke zu Gesunden erklärt werden*

Höchst bemerkenswert ist, dass viele Patienten auch in Steeres Studien nach der Behandlung nicht beschwerdefrei wurden. Wie soll man das erklären? Zugeben, dass die lauthals propagierte magische „Maximal-ein-Monat-Therapie" vielleicht nicht ausreichen könnte?

Vergessen wird immer wieder, dass Steere und seine Gruppe sich nur mit Patienten im Frühstadium (Wanderröte) oder disseminiertem Früh-stadium beschäftigten, nicht mit Patienten, die bereits seit längerem an ihrer Borrelieninfektion litten. Und dennoch: Trotz Frühstadium blieben mit der „Steere-Therapie" über 50 Prozent der Studienpatienten krank.

In den *Annals of Internal Medicine* schreiben Steere et al.: „Allen 49 Patienten wurde Tetrazyklin gegeben; niemand entwickelte schwere Kom-plikationen. Dennoch, mit allen drei antibiotischen Wirkstoffen [Tetra-zyklin, Penizillin, Erythromycin) entwickelte die Hälfte der Patienten milde Spätsymptome wie Kopfschmerzen, muskuloskeletale Schmerzen und Lethargie". Houston, wir haben ein Problem!

Steere und sein Team sinnen auf eine Lösung. Wie wäre es, wenn die Beschwerden der Patienten, die nach einem Monat Therapie immer noch nicht verschwunden sind, „neu sortiert" würden? Könnte man nicht die Symptome in „bedeutende" (major symptoms) und „unbedeutende, milde" Symptome (minor symptoms) einteilen?

Fein säuberlich werden die Beschwerden der Patienten eine der beiden Kategorien zugeordnet. Ein geschickter Dreh. Jetzt kann berichtet werden, nach der Standardtherapie seien die „major symptoms" abgeschwächt oder verschwunden, übrig bleiben nur noch „minor symptoms", also „unbe-deutende" Beschwerden wie muskuloskeletale Schmerzen, Kopfschmer-zen, Erschöpfung.

Chronische Schmerzen im Nacken, Knie, Rücken oder in den Schul-tern sind die häufigste Ursache für Frühinvalidisierung und Krankschrei-bung. Da ist es schon bemerkenswert, „muskuloskeletale Schmerzen" als geringes, unbedeutendes Symptom zu deuten. Nach Steeres eigenen Daten berichten Patienten, dass sie immer noch unter Symptomen leiden, während Steere sie als „geheilt" betrachtet. Seiner Einschätzung nach sind seine Therapien kurativ gewesen, wie gesagt, bis auf „unbedeutende Folgezustände". Ein Therapieerfolg, wo offenbar die Therapie nicht richtig angeschlagen hat?

In seinen frühen Veröffentlichungen hatte Steere noch berichtet, viele Patienten litten an Spätmanifestationen der Lyme-Krankheit, mit ernsten arthritischen und neurologischen Symptomen. 1990 schreibt er im *New England Journal of Medicine*: „Monate bis Jahre nach der Infektion mit *B. burgdorferi* können Lyme Disease-Patienten unter chronischer Enzephalopathie, Polyneuropathie, oder weniger üblich, an Leukoenzephalitis leiden. Diese chronischen neurologischen Abnormalitäten verbessern sich normalerweise mit antibiotischer Behandlung." Noch 1995 stellt er in einem Arti-

> *Bis heute fehlt jeder Nachweis dafür, dass das Post-Lyme-Syndrom ein sekundäres Syndrom ist, das durch eine Autoimmun-Reaktion verursacht wird. Es gibt jedoch zahlreiche Hinweise darauf, dass eine Infektion mit Borrelia burgdorferi persistieren kann. Das Post-Lyme-Syndrom ist aller Wahrscheinlichkeit nach eine nicht ausreichend therapierte Borreliose.*

kel für das *American Journal of Medicine* fest: „A 1-month course of oral antibiotics may not always eradicate viable spirochetes" – also, eine einmonatige Therapie mit oralen Antibiotika scheint nicht immer lebensfähige/vermehrungsfähige Spirochäten ausmerzen zu können.

Am 24. August 1993 muss die *New York Times* eine Korrektur drucken. Dr. Steere lässt feststellen, er sei unvollständig zitiert worden. Gesagt habe er: „Der kleine Prozentsatz von Lyme-Patienten, die – trotz der antibiotischen Standardtherapie – unter einer Entzündung des Gehirns oder der Nerven leiden, habe eine persistierende Infektion." Gibt Steere damit zu, dass es zu einer fortdauernden, chronischen Infektion kommen kann?

Die erst später von Steere vorgenommene Unterteilung in „major" und „minor symptoms" kann als geschickter Schachzug betrachtet werden, um irgendwie noch alles zu retten. Von nun an erklärt Steere die „major symptoms" zu Leitsymptomen der „richtigen" Borreliose. Hierzu zählen für ihn die Meningoenzephalitis (Gehirnentzündung mit Beteiligung der Hirnhäute) und die Arthritis.

Eine Fazialisparese (Gesichtslähmung), ungewöhnliche Tachykardien (Herzrasen) oder schwere Erschöpfungszustände werden dagegen den „minor symptoms" zugeschlagen. Sie sind genauso wenig „bedeutende" Beschwerden, wie mentale Verwirrtheit, Gedächtnisstörungen oder chronische Schmerzen. Nahezu alle weiteren Krankheitsanzeichen, egal wie behindernd sie für den Patienten sein mögen, werden von Steere als „unbedeutend" eingestuft. Ihre Ursache könnten post-infektiöse Immunreaktionen sein, theoretisiert der Rheumatologe. Aber warum dann die Berichtigung in der *New York Times*?

Es ist davon auszugehen, dass Steere um die ernstzunehmende Tendenz der Borreliose, chronisch zu werden, weiß. Aber er hat schon zu lange an seinen Theorien festgehalten. Erst die „Virus-Hypothese", dann die „Autoimmun-Theorie". Nachdem Steere seine Daten neu ordnete, konnte er alles wieder in neuem Licht betrachten. Seine Wanderröte-Patienten, die er mit 20 Tagen Doxycyclin behandelt, entwickeln mit den neu definierten „Leitsymptomen" jetzt keine „Spätmanifestationen" mehr. Übrig bleiben nur noch Patienten mit anhaltenden, jedoch „unbedeutenden" Symptomen.

Später kommentiert er im *American College of Physicians*, er habe in einer Studie mit 180 Wanderröte-Patienten herausgefunden, dass sogar nur 10 Tage Antibiose ausreichen. Von „Heilung" spricht er dabei nicht. Stattdessen: „Mit dieser Behandlung erzielen viele Patienten zufriedenstellende Ergebnisse." Zufriedenstellend für wen?

Die Patienten empfanden die „unbedeutenden Symptome" als behindernd, als überaus einschränkend; viele von ihnen hatten zudem gar nicht an Steeres definierten Leitsymptomen gelitten. Ein erschöpfter Patient mit heftigen Muskelschmerzen, Konzentrations- und Wortfindungsstörungen kann von nun an als Behandlungserfolg bezeichnet werden. Man muss nur die Messlatte tiefer legen.

Jetzt ist die Situation völlig verfahren. Wissenschaftler schildern ihre „objektiven Resultate" – die Patienten seien erfolgreich geheilt worden. Zu dumm nur, die „kurierten" Patienten behaupten, immer noch krank zu sein und sich alles andere als gesund zu fühlen. Zwischen dem, was

Patienten fühlen und erleiden und dem, was Forscher definieren, klafft eine bemerkenswerte Lücke. Von nun an produzieren Steeres Behandlungsempfehlungen Therapieversager und chronisch-kranke Patienten wie am Fließband. Ist es das, was zu erwarten war, weil ein Rheumatologe die Forschung zur Lyme-Borreliose im Bereich der Infektionskrankheiten anführt? Ist es das, was zu erwarten war, weil Yale zu lange am „Lyme-Arthritis-Modell" festhielt und die NIH beschlossen, die Lyme-Forschungsgelder in die „Arthritis"-Forschung der rheumatologischen Abteilung in Yale fließen zu lassen? Ist das der Grund, warum sich die Rheumatologen bis heute an der Infektionskrankheit Borreliose festbeißen? Will man andere nicht vom Drittmittel-Kuchen naschen lassen? Ist es das, was zu erwarten ist, wenn eine Multisystem-Erkrankung in ein rheumatologisches Krankheitsmodell passen soll und einfach nicht passen will?

> *Steere et al. berichten in den Annals of Internal Medicine, dass die Hälfte ihrer mit Antibiotika behandelten Patienten krank blieben.*

Auch wenn manches nicht mehr für steigerungsfähig gehalten wird, die absurde Situation der „geheilten", aber weiterhin leidenden Borreliose-Patienten wird noch grotesker.

Ab 1996 wird den nach Steeres Therapie-Empfehlungen „erfolgreich Geheilten", die immer noch über Beschwerden klagen, kurzerhand ein Syndrom in Form eines sogenannten Fibromyalgiesyndroms oder eines chronischen Erschöpfungssyndroms (CFS) oder sogar beides zusammen, in Form eines „Post-Lyme-Syndroms" angedichtet. Die Steere-Kollegen und Rheumatologen-Riege um Bujak et al. schaffen damit eine vermeintlich wissenschaftlich-medizinische Erklärung für das Unerklärliche und sorgen gleichzeitig für das nächste Fließband, das krankbleibende Patienten produziert. Nun wird von vielen Ärzten nach 31 Tagen Antibiose nicht länger ursächlich gegen die Borrelien behandelt, sondern nur noch symptomatisch – mit Schmerzmitteln und Antidepressiva.

Vor der 4-Wochen-Therapie leiden die Maladen an Lyme-Borreliose, nach vier Wochen am Post-Lyme-Syndrom. Überlebende Borrelien und eine womöglich nicht ausgeheilte Infektion dürfen mit den anhaltenden Symptomen fortan nichts mehr zu tun haben.

Wenn Patienten mit chronischem Husten und Auswurf zum Arzt gehen und eine schwere chronische Bronchitis festgestellt wird, erhalten sie in der Regel Antibiotika. Jede Verschlimmerung, insbesondere, wenn diese Patienten noch unter Bronchiektasen (Ausweitungen der Bronchien) leiden, werden immer wieder erneut mit Antibiotika bekämpft. Niemand käme auf die Idee, nach vier Wochen von einem Post-Bronchitis-Syndrom zu sprechen und nur noch Antitussiva (den Husten unterdrückende Präparate) zu verschreiben. Es ist unmöglich, als Arzt oder Wissenschaftler alles richtig zu machen, doch gibt es ihnen das Recht, so vieles falsch zu machen?

Reihenweise wird die Borreliose von Allgemein- und Fachärzten nicht erkannt. Die fehlende oder falsche Diagnose ist zunächst das größte Problem überhaupt, gefolgt von der nächsten Hürde, der adäquaten Behandlung. Mit wenigen Wochen Antibiotika sei es getan, heißt es allenthalben. Das mag für das Frühstadium gelten, aber vermag eine Antibiotikatherapie von wenigen Wochen eine späte Borreliose zu heilen? Wohl kaum, wie die internationale Studienlage zeigt. Aber zur Sicherheit haben die Befürworter der Kurzzeittherapie ja immer noch das „Post-Lyme-Syndrom".

Deutliche Vorbehalte hegt auch die Ärzteorganisation Deutsche Borreliose-Gesellschaft gegen die später von der IDSA übernommene Definition des „Post-Lyme-Syndroms". In der DBG-Stellungnahme heißt es dazu unter anderem:

- ❖ „Antibiotische Behandlung nach den IDSA-Leitlinien garantiert nicht die Elimination des *Borrelia burgdorferi*-Erregers

- ❖ Subjektiv empfundene Beschwerden können eher die andauernde Infektion mit *Borrelia burgdorferi* reflektieren als eine andere Erkrankung

- ❖ Die Krankheitssituation, die Steere et al. als „minor signs and symptoms" und durch Bujak als „Post-Lyme-Syndrom" beschreiben, repräsentieren ernstzunehmende Einschränkungen der Lebensqualität für die betroffenen Patienten, die vergleichbar ist mit Patienten mit dekompensierter Herzinsuffizienz, degenerativen Gelenkerkrankungen, fortgeschrittenem Diabetes mellitus oder den Beschwerden nach einem Herzinfarkt.

Die nachfolgenden Fakten legen die Existenz einer chronischen Lyme-Borreliose durch eine persistierende *Borrelia burgdorferi*-Infektion nahe. Persistierende Symptome der Lyme-Borreliose mit *Borrelia burgdorferi*-Entdeckung trotz intensiver antibiotischer Therapie:

❖ Die Mitglieder der Deutschen Borreliose Gesellschaft haben 150 solcher Fälle dokumentiert

❖ Es gibt eine Fülle an Artikeln, die die Existenz der chronischen Lyme-Borreliose zeigen; *Borrelia burgdorferi* kann in jeder Phase der chronischen Lyme-Borreliose, auch nach intensiver antibiotischer Behandlung, kultiviert werden

❖ Zahlreiche Publikationen, die sich mit der chronischen Lyme-Borreliose und den Problemen der antibiotischen Behandlung befassen

❖ Eine hohe therapeutische Versagensquote für die antibiotische Therapie der Lyme- Borreliose in der Spätphase

Die sogenannte (nach den IDSA-Leitlinien) – "adäquate" antibiotische Therapie unterliegt Restriktionen:

❖ Da *Borrelia burgdorferi* vermutlich verschiedenen Antibiotika widerstehen kann (einschließlich jenen, die von der IDSA empfohlen werden), kann ein Wechsel der Antibiotika indiziert sein

❖ Die Therapiedauer hängt von der organischen Manifestation, der Schwere und dem Verlauf der Krankheit ab."

Medizin ist mehr als nur Wissenschaft, besonders wenn es sich um Lyme-Borreliose handelt.

## Vom Post-Lyme-Syndrom zu „medizinisch-nicht-erklärbaren Symptomen"

Dr. Eugene Shapiro, Yale-Absolvent, sorgt immer wieder für Furore. Dem Leitlinienautor gelingt sogar noch eine Steigerung des fragwürdigen Post-Lyme-Syndroms. Als er in der IDSA-Anhörung gefragt wird, warum Patienten nach der „Standardtherapie" krank bleiben, antwortet er: „Die

Menschen, die nach dem Standardmonat Antibiotikatherapie krank bleiben, leiden nicht an Lyme Disease, sondern an MUS (medically unexplained symptoms)." Shapiro behauptet, die Krankbleibenden litten an medizinisch nicht-erklärbaren Symptomen. Nach allem, was wir bislang wissen, eine mehr als kühne Sichtweise.

Eine Frage an Dr. Shapiro: „Wie viele Beine hat ein Hund, wenn man den Schwanz Bein nennt?" Antwort: Vier. Den Schwanz einfach Bein zu nennen, macht ihn nicht zu einem Bein.

Was Steere „Post-Lyme-Syndrom", Fibromyalgiesyndrom oder Chronisches Erschöpfungssyndrom nennt, ist in vielen Fällen eine nicht ausreichend therapierte Borreliose. Alles Andere fällt wohl eher in die Rubrik medizinische Propaganda und habilitierte Kaffeesatzleserei.

Ein Dutzend Wissenschaftler in den USA verteidigt mit allen Mitteln die Post-Lyme-These, aber auch hierzulande betreiben ganz bestimmte Meinungsführer, vermutlich im Bann der US-amerikanischen Forschungsprominenz, emsig Lobbyarbeit, um ihre Positionen nicht räumen zu müssen. Scheinbar unfähig einen offenen Blick auf Zahlen und Fakten zu werfen, sind sie nicht Willens, ihre schematische Sicht aufzugeben. Lieber suchen sie Zuflucht zu einer schlichten Einordnung in Sieg oder Niederlage, richtig oder falsch.

Kommen wir noch einmal zum Begriff „medizinisch nicht-erklärbare Symptome" zurück. Der Terminus besagt, dass man für Beschwerden keine medizinische Ursache findet. „MUS" bezieht sich dabei vor allem auf mangelnden wissenschaftlichen Konsens und auf die ominösen Syndromerkrankungen.

Eine Spezialtruppe der NIH behauptet, die „MUS" repräsentierten sogar die häufigsten Probleme in der Medizin. Warum auch nicht? Heutzutage stehen Zwerge zwar auf den Schultern von Riesen, profitieren von den wissenschaftlichen Errungenschaften der forschenden Vorgänger, können aber immer noch nicht weit sehen. Anstatt einzuräumen, wie limitiert der medizinische Kenntnisstand im 21. Jahrhundert noch ist, wie bei jeder anderen Wissenschaft übrigens auch, lassen sich manche Ärzte stattdessen zu metaphysischen Glaubenssystemen hinreißen, die man mit „Was wir nicht kennen, existiert auch nicht" beschreiben könnte. Shapiro und seine Yale-Kollegen scheinen selbst einer Syndrom-Erkrankung zum Opfer gefallen zu sein. Womöglich leiden sie unter einem „Ärzte-mit-unerklär-lichen-medizinischen-Glaubenssätzen-Syndrom"?

Fakt ist: Das „Yale-Konzept" der Lyme-Borreliose passt nicht. Bis heute gelingt es ihnen nicht zu beweisen, dass ihre mit der IDSA-Standardthe-rapie behandelten Patienten von ihren Borrelien restlos befreit werden. Stattdessen meinen sie, es mit einer seltsamen „Patientenhysterie" zu tun zu haben. Der Leitlinienautor, Rheumatologe und Yale-Absolvent Leonard Sigal, ein glühender Anhänger der medizinisch-nicht-erklärbaren Symptome, versichert: „Die größere Epidemie ist die Lyme-Angst."

Was glauben diese Wissenschaftler? An eine skurrile Massenhysterie, die durch Stadt und Land zieht? An eine Krankheit, die es den Patienten endlich ermöglicht, ihren Job bleiben zu lassen, ihre Partnerschaften zu beenden, ihre Kinder die Schule schwänzen lassen? Nicht nur in den USA, auch in Deutschland gibt es Mediziner, die denken, es mit einer Bande von Hysterikern und Antibiotika-Junkies zu tun zu haben, deren größter Wunsch offenbar darin besteht, Stunden in den Wartezimmern der Ärzte auszuharren, um etwas diagnostiziert zu bekommen, was rein psychischer Natur sei. Das unterstellen ausgerechnet jene, deren psychologisches Fachwissen recht überschaubar sein dürfte: Rheumatologen. In bekannter Tradition lesen sich die Äußerungen im *Deutschen Ärzteblatt* dann so: „Die LymeBorreliose hat sich zu einer Modekrankheit entwickelt. Sie muss für alles herhalten, was sonst nicht zu erklären ist". Dieser Professor spricht in diesem Zusammenhang auch von einer „iatrogenen", also durch den Arzt verursachten, „Lyme-Borreliose-Angststörung".

Angststörung? Die meisten Patienten sind gesund bis zu dem Tag, an dem sie – meist unbemerkt – durch einen Zeckenstich infiziert worden sind.

## Chronische Borreliose oder Fibromyalgiesyndrom?

Wie Borreliosepatienten erinnern sich Kranke, denen man ein Fibro-myalgie- oder Erschöpfungssyndrom diagnostiziert, häufig an eine grip-peartige Erkrankung, nach der sie nicht mehr richtig gesund wurden. Sie klagen über Kopf- und Gelenkschmerzen, Muskelschmerzen, Seh- und

Hörstörungen, Nackenschmerzen, begleitet von tiefer Erschöpfung. Kommt Ihnen das bekannt vor?

Mitte der 90er Jahre boomten überall Fibromyalgie-Selbsthilfegruppen. Ärzte, wieder allen voran die Rheumatologen, diagnostizierten millionenfach das Fibromyalgiesyndrom. Diejenigen, die sich zuvor erbitterte Fehden über die chronische Lyme-Borreliose geliefert hatten, standen nun selbst mit ihren Syndrom-Diagnosen im Kreuzfeuer. Chronisch kranke Borreliosepatienten fanden sich plötzlich auf neuem Diagnose-Terrain wieder. Und – je enger die (Fall)Definition der Lyme-Borreliose wurde, desto breiter wurde jetzt die des Fibromyalgiesyndroms.

Anlässlich eines Vortrags der Deutschen Borreliose-Gesellschaft, erläutert Dr. med. Thomas Laser vom Institut für ärztliche Begutachtung: „Viele Betroffene mit dem Krankheitsbild der Fibromyalgie zeigen fast übereinstimmende Symptome mit denen einer Borreliose. Bei etlichen Fibromyalgie-Erkrankten kann man durch subtile Untersuchungen und anamnestischer Fahndung feststellen, dass es sich nicht um eine Fibromyalgie, sondern um eine Borreliose handelt."

Sicher ist, das Fibromyalgiesyndrom wird immer noch diagnostiziert. Falls dieses Syndrom ein Glaubenssystem ist, dann sind die wahren Gläubigen die Ärzte. Ganz genauso wie das Chronische Erschöpfungssyndrom (CFS) keine Krankheit ist, sondern die subjektive Erfahrung von lähmender Erschöpfung und Schmerzen, verhält es sich mit dem Fibromyalgiesyndrom. Was für Steere ein Post-Lyme-Syndrom ist, diagnostiziert Leonard Sigal als Fibromyalgiesyndrom und Dr. Joseph Burrascano als persistierende Lyme-Borreliose. Für jeden von ihnen mag die Diagnose real sein, und doch ist diese Realität für die jeweils anderen unglaubwürdig. Wir sind wieder bei den drei Blinden und dem Elefanten.

Ärzte, die Borreliosepatienten als „Fibro-Patienten" oder Patienten mit Chronischem Erschöpfungssyndrom sehen, bringen sie lediglich von einem Glaubenssystem ins andere. Vielleicht mögen sie argumentieren, die Evidenz gebe ihnen Recht; doch eine Evidenz ist kaum auszumachen. Das Wenige, was als Nachweis aufgeboten wird, ist derart schillernd und kontrovers, dass es dem Glauben weichen muss. Was die klinischen Symptome betrifft, so kann man kaum zwischen den beiden Syndromen und Steeres „minor" Symptomen im späten Stadium unterscheiden. Ob

Muskelschmerzen, kognitive Beeinträchtigungen, Erschöpfung oder Lichtempfindlichkeit – Gemeinsamkeiten über Gemeinsamkeiten.

Selbst die Deutsche Fibromyalgie-Vereinigung e.V. schreibt: „Im New York Medical College in Valhalla erforschen die Wissenschaftler die Ursachen einer „Chronischen Lyme-Krankheit" als Modell für Fibromyalgie. Einige Patienten entwickeln eine fibromyalgieähnliche Erkrankung nach einer Borreliose, das ist eine Infektionskrankheit, welche mit Lyme-Arthritis und anderen Symptomen assoziiert werden kann."

Aber was heißt hier *nach* einer Borreliose? Was ist, wenn die Borrelieninfektion persistiert und unzureichend behandelt wurde? Was ist, wenn die Symptome, die man einem vermeintlichen sekundären Fibromyalgiesyndrom oder Chronischem Erschöpfungssyndrom zuordnet immer noch durch *Borrelia burgdorferi* verursacht werden? Bei *Rheuma-online* ist nachzulesen: „Auch schwere Störungen der Produktion von Schilddrüsenhormon oder schwere Infekte (z.B. Borreliose) können am Beginn eines FMS stehen." Am *Beginn*? Man wird den Eindruck nicht los, dass die Dinge dauernd von den Füßen auf den Kopf gestellt werden. Mit unbekannter Ursache und fehlender kurativer Therapie führen beide Syndrome für Borreliosepatienten jedenfalls zum endgültigen Knockout.

Fibromyalgie ist übrigens kein neues Syndrom. Erste Versuche chronische Schmerzen und Erschöpfung zu charakterisieren, wurden bereits 1843 unternommen. 1904 erhielt diese bunte Symptom-Mischung den Namen Fibrositis, während andere von „muskulärem Rheuma" (Myalgie) sprachen. Zwei Jahre nach Burgdorfers Borrelien-Entdeckung betrat das Fibromyalgiesyndrom endgültig die Weltbühne. Kaum überraschend waren es Rheumatologen, die das Fibromyalgie-Konzept vorstellten, das bereits kurze Zeit später im *Journal of American Medical Association* kritisch beurteilt wurde („Fibromyalgia syndrome. An emerging but controversial condition").

1992 müht sich der Rheumatologe Steere das Fibromyalgie-Modell weiter zu untermauern. Steere et al. folgern in ihrem Artikel „Lyme Disease associated with Fibromyalgie" (Borreliose vergesellschaftet mit Fibromyalgie): „Borreliose könnte Fibromyalgie auslösen, doch Antibiotika scheinen bei der Behandlung von Fibromyalgie nicht zu wirken." Nein, vielleicht nicht nach der von Steere gewählten Behandlungsdauer von 2 – 4 Wochen mit 2 g Ceftriaxon.

1990 definiert das American College of Rheumatism erstmals Diagnosekriterien für Fibromyalgie. Im Fachmagazin *Arthritis & Rheumatism* stand im November 1993 zu lesen: „The majority of the patients with fibromyalgia seen in the New Jersey clinic had prior or active Lyme disease". Die Mehrheit der Fibromyalgie-Patienten einer New Jersey Klinik litten zuvor oder (gegenwärtig) an einer aktiven Borreliose.

Die deutsche Fibromyalgievereinigung führte eine Umfrage zu den Beschwerden der „Fibro"-Patienten durch. Hier eine Auswahl der häufigsten Nennungen:

*99,7 % Muskelschmerzen mit wechselnder Lokalisation*

*99,1 % Müdigkeit*

*98,7 % Gelenkschmerzen mit wechselnder Lokalisation*

*97,0 % Konzentrationsschwäche*

*97,0 % Antriebsschwäche*

*92,4 % Schwindel*

*91,5 % Kopfschmerzen*

*89,9 % Sehstörungen*

Wer Abstraktes gern konkreter haben möchte, kann mal einen Blick in diverse Internetforen werfen, wie beispielsweise in das der Deutschen Rheuma-Liga. Es herrscht tiefe Ratlosigkeit angesichts obskurer Syndrome.

*„Ich hatte vor 9 Jahren Borreliose und seit ca. 4 Jahren Fibro…"*
*19.08.2008, 20:20, MissD.*
*„Bei mir ist das noch nicht ganz raus, ob ich nicht vielleicht sogar an einer chronischen Borreliose leide. Ich habe zu der Fibro auch noch Lipomatosis dolorosa und mir geht es immer schlechter!" 20. Aug. 2008, 07:26*

Dieselbe Patientin ergänzt ihren Eintrag ein knappes Jahr später:

*„Mittlerweile weiß ich, dass ich schon jahrelang eine chronische Borreliose habe. Bin gerade bei meiner ersten Therapie und mir geht es dabei gar nicht gut. Zumindest weiß ich jetzt endlich was ich habe!" 14. Mai 2009, 12:46*

*„Bin voll durchgecheckt vom Neurologen (wegen MS-Verdacht: MRT Schädel und Wirbelsäule, Lumbalpunktion) – alles bestens. Borreliosetest (Elisa?) negativ, Lumbalpunktion ohne Befund. Auch Schilddrüsenszintigramm und Blut ok. Verdacht auf Angststörung. Ich denke jedoch so heftige Schmerzintervalle macht keine Angststörung. Außerdem kamen die körperlichen Probleme zuerst und der heftige Zustand macht mich psychisch fertig. Kann sich eine Fibro so äußern? Meine Ärzte sind alle ohne Ahnung. Die eine sagt „ist was Muskuläres" ich soll mich entspannen. Das Krankenhaus schlug Psychotherapie vor. Die Therapeutin ist ratlos, hat solch krasse Symptome psychosomatisch noch nicht erlebt. Meine neue Hausärztin sagt erst mal nix. Will aber akupunktieren und nach TCM behandeln (was sie genau behandeln will hat sie noch nicht gesagt – habe aber in den nächsten Tagen einen Termin wegen einer Blutuntersuchung). Habt ihr eine Idee? Hat jemand mit Fibro solche Symptome? Ich will endlich wissen was ich habe. Bisher waren Entzündungswerte etc. immer ok." 18.02.09, 20:32*

Auch dieser Patient ergänzt seinen Online-Eintrag ein paar Tage später:

*„Ich habe letzte Woche noch mal eine Blutuntersuchung machen lassen, bei einer anderen Ärztin als früher. Sie hat das Blut in ein auf Borrelien spezialisiertes Labor hier in Köln geschickt. DER BEFUND WAR POSITIV. Ich habe tatsächlich eine Borrelieninfektion, keine frische, sondern eine alte. Da ich aufgrund des Befundes erstmal völlig geplättet war – schließlich hatte meine vorige Ärztin es ausgeschlossen und auch die Lumbalpunktion war negativ*

– hat meine Ärztin den Termin zur Besprechung der Antibiose auf nach Karneval (wohne in Köln) gelegt. Ich bin ungemein erleichtert. Da habe ich seit fast einem Jahr so heftige Beschwerden und alle haben mich nur in die Psychoecke gesteckt." 20.02.09, 20:17

Der Onlinedienst des Nachrichtenmagazins *FOCUS* erklärt Lesern zum Thema Fibromyalgiesyndrom: „Unklar bleibt jedoch, ob diese Symptome Ursache oder Folge der Krankheit sind. Andere Wissenschaftler dagegen glauben an eine Infektion als Ursache, doch bisher konnten sie keinen Virus nachweisen, der Fibromyalgie auslöst." Muss es ein Virus sein? Wie wäre es mit einem Spirochäten-Bakterium?

Schaut man sich einmal die AWMF-Leitlinie „Definition, Pathophysiologie, Diagnostik und Therapie des Fibromyalgiesyndroms" an, findet man unter Punkt 12 „Empfehlungen für diagnostische Labor-Untersuchungen", die helfen sollen, mögliche Ursachen für das ominöse Syndrom auszumachen. Getestet werden soll:

„a. Blutsenkungsgeschwindigkeit, C-reaktives Protein, kleines Blutbild (z. B. Polymyalgia rheumatica, rheumatoide Arthritis)

b. Kreatininkinase (z. B. Muskelerkrankungen )

c. Kalzium (z. B. Hyperkalziämie)

d. Thyreoidea-stimulierendes Hormon basal (z. B. Hypothyreose)

e. Ohne klinische Hinweise ist eine routinemäßige Untersuchung auf mit entzündlich-rheumatischen Erkrankungen assoziierten Autoantikörpern nicht sinnvoll.

f. In Abhängigkeit von der Anamnese und dem körperlichen Untersuchungsbefund können weitere Laboruntersuchungen sinnvoll sein."

Wird hier nicht sträflich die differenzialdiagnostische Abklärung einer Infektion mit *Borrelia burgdorferi* unterlassen? In den Leitlinien heißt es weiter: „Eine Borrelieninfektion ist kein Risikofaktor für die Entwicklung […] eines FMS. Im Kommentar dazu: „Es gibt keine Studien, die prospektiv das Auftreten eines FMS nach einer Borrelioseinfektion untersucht haben. Nach einer Borrelioseinfektion haben die Patienten längere Zeit muskuloskelettale Schmerzen und Müdigkeit (Cairns and Godwin 2005). Eine antibiotische Behandlung reduzierte die FMS-artigen Symptome bei Borreliose, nicht jedoch

> *Beim Fibromyalgie- und Chronischen Erschöpfungssyndrom sollte Borrelia burgdorferi differenzialdiagnostisch ausgeschlossen werden.*

die Symptome eines FMS (Dinerman and Steere 1992). Systematische Reviews liegen zum Thema nicht vor."

Wir schreiben das Jahr 2002, als Leonard Sigal einräumt: „Meine veröffentlichten Erfahrungen und die anderer zeigen, dass eine inkorrekte Borreliose-Diagnose unnötiges Leiden, unnötige Kosten und eine verzögerte adäquate Behandlung verursacht." Dem ist nichts mehr hinzuzufügen.

## Leiden manche Ärzte unter einer „psychosomatischen Fixierungsstörung"?

Das Leiden scheint rätselhaft. Die Symptomliste ist lang und mysteriös. Erschöpfung, Vergesslichkeit, Schmerzen, Schlafstörungen – Beschwerden, die noch vor Jahren von manchen Medizinern als „Yuppie-Hypochondrie" oder nervöse Erschöpfung bezeichnet wurden. Einige meinen, Erschöpfungs- und Fibromyalgiesyndrom-Patienten werden falsch diagnostiziert und leiden in Wahrheit an Borreliose, während andere sagen, die Ursache sei nach wie vor unbekannt. Vergleicht man die Liste der Symptome, kann man klinisch kaum zwischen den beiden Syndromen und der Borreliose unterscheiden.

Auf 20 bis 40 Prozent wird die Anzahl jener Patienten geschätzt, bei denen es den Ärzten nicht gelingt, eine organische Ursache für ihre Beschwerden ausfindig zu machen. Das suggeriert, es müsse dann eben „etwas Psychisches" sein. Aber wie wäre es stattdessen mit: Es könnte eine organische Ursache geben, die Ärzte mit dem Kenntnisstand zu Beginn des 21. Jahrhunderts noch nicht finden können? Warum wird nahezu selbstverständlich nach psychologischen Erklärungen gesucht, wenn etwas pathophysiologisch (noch) nicht verstanden wird?

So mancher Heilkundige sucht sein Heil im Psychologisieren. Schublade auf – „Das ist psychosomatisch!" – Schublade zu. Radikale Reduktion von Komplexität.

Das Ganze hat System. Wussten Sie, dass es in Deutschland mehr Klinikbetten für psychosomatische Leiden gibt, als in allen Ländern der Welt zusammen? Und nicht etwa Psychiater, also jene Ärzte, die nach ihrem Medizinstudium eine fünfjährige Weiterbildung zum Facharzt für Psychiatrie und Psychotherapie absolviert haben, sondern Hausärzte verschreiben die meisten Psychopharmaka. 800 000 Menschen nehmen regelmäßig die suchtauslösenden Benzodiazepine; 130 000 sollen bereits schwer abhängig sein.

> *In Deutschland gibt es mehr Klinikbetten für psychosomatische Leiden, als in allen Ländern der Welt zusammen.*

In einer Studie der Universitätsklinik Mainz will man herausgefunden haben, dass durchschnittlich sieben bis acht Jahre vergehen, bis bei Schmerzpatienten „psychische Gründe als Ursache für die Schmerzen" erkannt würden. Als Ursache wohlgemerkt, nicht etwa als Folge der chronischen Schmerzen! Eine Ursache, die den Härtetest des Nachweises in Wahrheit kaum bestehen dürfte, denn psychische Gründe müssen allzu oft als Stützen für eine Verlegenheitsdiagnose dienen – sie sind die diagnostische Allzweckwaffe entnervter Ärzte, die eine drohende Niederlage im Kampf gegen das Unerklärliche abwenden möchten. „Hilflose Helfer" bei dem Versuch, die eigene Ohnmacht abzuwehren. Das Nicht-Erklärbare rüttelt vermutlich zu sehr am ärztlichen Selbstverständnis und an manchem Ego.

„Das ist wohl psychosomatisch", lautet die Überschrift eines überaus lesenswerten Beitrags von Dr. Andreas Püttmann in *Psychologie Heute*. Der Autor ist – nach eigenen Angaben, aufgrund einer erst im Spätstadium diagnostizierten Borreliose inzwischen schwerbehindert und erwerbsunfähig. Er schreibt, was nicht im Ultraschall, Röntgenbild oder Laborbefund zu sehen sei, bei wem die übliche Standardmedikation zur Symptombekämpfung versage – kurzum bei all jenen Patienten, bei denen die medizinische Kapitulation droht, lasse sich diese nur noch durch das Abschieben auf die „Psycho-Schiene" abwenden. Der Nächste bitte!

Noch in den 1970ern glaubten Medizinstudenten, die Ursache für Magengeschwüre sei „Stress". Hartnäckig hält sich die Vorstellung, dass selbst Krebs „psychische" Ursachen habe. Bereits Galen, schreibt die Tageszeitung *FAZ*, der Leibarzt des römischen Kaisers Mark Aurel, meinte, schwermütige Frauen erkrankten eher an Brustkrebs als fröhliche. Etliche epidemiologische Studien haben diese angenommenen Zusammenhänge längst widerlegt. Jene 90 000 Dänen, die zwischen 1969 und 1993 wegen einer Depression in einem Krankenhaus behandelt wurden, erkrankten nicht häufiger an Tumoren, als die übrige Bevölkerung. Doch es hilft nichts. 2005 bittet im Online-Forum *Uni-Protokolle* ein Student um Unterstützung. Er suche weitere Informationen zu seinem Prüfungsthema „Psychosomatischer Krebs". Der Lehrer habe ihm eine Liste mit Fragen gegeben, doch „leider habe ich von manchen Fragen und Modellen so gar keine Ahnung". Er notiert die Stichworte: „Kampf-Flucht-Modell. Stress-Modell. Bereitstellungskrankheit."

So laufen körperlich kranke Patienten Gefahr, bei Psychotherapeuten zu landen, von denen einige durch erstaunliche theoretische Konstrukte und intellektuelles Geschwätz auffallen. Leicht werden die von Schmerzen gepeinigten und von Ärzten abgeschobenen Patienten Opfer obskurer psychotherapeutischer Therapietechniken, deren Wirksamkeit oft auch nicht über Aderlass und Gesundbeten hinausreichen, wie der Psychologe Rolf Degen in einem Interview mit *Psychotherapie.de* selbst urteilt.

Fatal ist, dass die wirklich Leidtragenden dieser „Psychoreligion" die so etikettierten Menschen sind. Ihnen bleibt oft nicht nur die dringend notwendige kausale Therapie vorenthalten, sie stehen mit ihrer „Psycho-Diagnose" auch noch am untersten Ende der imaginären „Image-Skala" der Krankheiten. Schließlich sind manche Malaisen gesellschaftlich geachtet; während sich für andere weder Forscher, noch Therapeuten interessieren. Ganz besonders sind Geistes- und Gemütskrankheiten von Ausgrenzung und Stigma begleitet. Warum sollte es in der Medizin auch gerechter zugehen als anderswo? Kein Wunder, dass die Leiterin der Abteilung für Immunologie an der University of Miami zugibt: „Wenn ich heute zwischen einer HIV-Infektion und CFS [Chronisches Erschöpfungssyndrom/ Chronic Fatigue Syndrome] wählen müsste, würde ich mich für HIV entscheiden."

Als sich der HIV- und Borreliose-Spezialist Dr. Jemsek vor dem Medical Board von North Carolina für seine Therapien rechtfertigen soll, stellt er nüchtern fest: „Früher starben die meisten meiner HIV-Patienten … inzwischen leben die meisten … nur einige sterben noch. Meine Borreliosepatienten, die am schwersten erkrankten, möchten sterben, aber sie können nicht. Die häufigste Todesursache bei Lyme-Borreliose ist Selbstmord. Wenn man heutzutage HIV-Patienten mit Borreliosepatienten im Hinblick auf Therapie, Forschungsstand und Krankheitsakzeptanz bei Ärzten und der Öffentlichkeit vergleichen würde, haben Patienten mit fortgeschrittener Borreliose in North Carolina eine schlechtere Lebensqualität, als HIV-Patienten. Diese Aussage mag sich für manche ketzerisch anhören, aber sie ist begründet […]".

> *„Die häufigste Todesursache bei Lyme-Borreliose ist Selbstmord."*
>
> *Dr. Joseph Jemsek*

## KAPITEL 11

# Das gefährlichste Tier in unseren Breitengraden

Kaum zu glauben, aber wahr: Die Zecke ist in unseren Breitengraden das für den Menschen gefährlichste Tier. Daran angelehnt machte das Schweizer Fernsehen SF 2 dies zum TV-Thema: „Das gefährlichste Tier der Schweiz". Auch weltweit betrachtet sind Zecken, nach den Mücken, die größte Gefahr. In unserer Klimazone haben wir nicht mit von Mücken übertragenen Tropenkrankheiten zu rechnen, umso mehr haben wir Zeckenstiche zu fürchten, durch die wir mit Viren, Bakterien, Protozoen (Einzeller) und Pilzen infiziert werden. An Krankheitserregern haben Zecken leider nahezu alles „im Angebot".

Fragt man Biologen, was Zecken sind, antworten sie: „Eine große Milbenart, die zur Klasse der Spinnentiere gehört." Danach geraten viele ins Schwärmen, denn Zecken gehören aus biologischer Sicht zu den aufregendsten Tieren, weil sie über faszinierende Eigenschaften verfügen: Sie können auf den unterschiedlichsten Wirten überleben und sind wahre Hungerkünstler. Drei Mahlzeiten, mehr brauchen sie nicht innerhalb ihrer Lebenszeit von zwei bis vier Jahren.

Grob lassen sich Zecken in zwei Gruppen einteilen: in Leder- und Schildzecken. Hierzulande haben wir es fast immer mit Schildzecken, Gattung *Ixodes*, zu tun. Das

> *Bei uns ist die Zecke das gefährlichste Tier. Gut 72 Prozent aller Infektionen in Europa gehen auf ihr Konto. Der gemeine Holzbock ist damit der bedeutendste Krankheitsüberträger in unserer Klimazone.*

ist für Erkrankte kein Trost, soll aber der Vollständigkeit halber erwähnt werden. Gut 72 Prozent aller Infektionen, die in Europa durch heimische Krankheitsüberträger (Vektoren) übertragen werden, gehen auf ihr Konto. Dem gemeinen Holzbock, *Ixodes ricinus*, gehört damit der infektiologische Siegerplatz.

Mäuse, Vögel, Igel, Rehe und Ratten – wahllos saugen Zecken an ihren Wirtstieren und nehmen dabei deren Krankheitserreger auf. Diese sammeln sich in den Speicheldrüsen, im Darm und in den Eierstöcken der Zecke. So können bereits die Zeckeneier infiziert sein und die schlüpfenden Zeckenlarven Krankheiten auslösen. Eine Zecke bleibt in all ihren Entwicklungsstadien (Larve, Nymphe, adulte Zecke) infektiös.

Schildzecken mögen feuchte Orte, nasses Gras und Laub. Wer jedoch angesichts der Klimaerwärmung einen Rückgang des gemeinen Holzbocks erwartet, freut sich vermutlich zu früh. Nicht nur steigen die Borreliosefälle nach wie vor, nein, es macht sich zusätzlich auch noch eine neue Zeckenart in Deutschland bereit, Mensch und Tier zu befallen: Die Auwaldzecke. Ihre ursprüngliche Heimat war bislang Ungarn, Österreich, Liechtenstein, Südpolen und Norditalien. Noch vor 30 Jahren galt sie als Rarität. In den letzten zehn Jahren wird sie jedoch immer häufiger auch in Deutschland und der Schweiz nachgewiesen. Zu allem Überfluss ist sie längst nicht so geduldig wie der Holzbock. Während dieser notfalls Jahre auf sein nächstes Opfer warten kann, steuert die Auwaldzecke aggressiv und zielgerichtet auf ihre nächste Blutmahlzeit zu; man nennt sie daher auch „Laufzecke". Mit ihrem Stich kann sie Babesien und Rikkettsien übertragen. Das Problem: „Diese Krankheiten sind in Deutschland bisher unbekannt", sagt Dr. Thomas Talaska, Facharzt für Mikrobiologie und Infektionsepidemiologie. „Infektionen durch Rickettsien sind nicht leicht zu bestimmen. Die Krankheitsbilder können sehr stark variieren. Mediziner müssen nach einem Zeckenstich bei unklarer Diagnose nun auch solche seltenen Infektionen in Betracht ziehen."

### Wie alles seinen Lauf nimmt

Zunächst legt das erwachsene Weibchen Tausende von Eiern ab, die sich – noch am Erdboden – zu Larven entwickeln. Jetzt brauchen sie Blut. Sie brauchen Nahrung. Aber wie findet man einen Wirt, wenn man weder Flügel hat, noch springen oder sehen kann?

Die Zeckenlarve weiß sich zu helfen. Genetisch darauf programmiert, klettert sie einen Grashalm oder Zweig hinauf und wartet. Blind und taub, doch mit dem sogenannten Haller'schen Organ ausgestattet, speziellen

Rezeptoren an den Vorderbeinen erkennt die Zecke untrüglich einen Wirt. Es heißt, Larven schaffen es klettertechnisch nur bis zu einer Höhe von 30 Zentimeter; so erwischen sie häufig für ihre erste Blutmahlzeit Mäuse, Eichhörnchen, Igel und Ratten. Die Krankheitserreger, die sie sich jetzt bei der ersten Mahlzeit einverleiben, werden sie bei der zweiten Mahlzeit an den nächsten Wirt weiter geben.

> *Besonders gefährlich sind die Zeckennymphen. Mit nur 1 - 2 Millimetern Größe werden sie leicht übersehen. Tagelang können sie unbemerkt saugen und Krankheitserreger übertragen.*

Bevor wir uns den brandgefährlichen Nymphen zuwenden, noch kurz ein paar Informationen über die „Essgewohnheiten" dieser Spinnentiere. Haben sie auf ihrem Wirt ein nettes Fleckchen gefunden, schneiden Zecken mit „Scheren" ein Loch in die Haut des Wirts, dann tauchen sie ihren Stechapparat in die Wunde und saugen das Blut ein. Korrekt ist also „Zeckenstich", nicht „Zeckenbiss". Damit das Blut nicht gerinnt und die Bluttat unbemerkt bleibt, geben Zecken zwischendurch immer wieder eine schmerzstillende Flüssigkeit in die Wunde, die sogar zusätzlich noch das Gewebe auflöst.

## Klein, aber oho

Aufgrund ihrer Winzigkeit ist die heranwachsende Nymphe besonders gefährlich. Sie ist bereits wie „die Großen" mit allen möglichen Krankheitserregern infiziert. Bei einer Größe von 1 bis 2 Millimetern lassen sie sich kaum entdecken. Gerade Nymphen können so stunden- und tagelang unbemerkt Blut saugen und ihren infektiösen Inhalt in Ruhe übertragen. Kein Wunder, dass Studien bestätigen, Nymphen und nicht vollgesogene adulte Zecken seien fast immer an einer Infektion Schuld. Eine Information, die man nur selten liest oder hört. Stattdessen werden in TV-Berichten und Zeitungsfotos gut sichtbare ausgewachsene Zecken auf menschlicher Haut gezeigt, die es dann schnell zu entfernen gilt.

„Klettertechnisch" erreichen Nymphen Höhen bis zu 50 Zentimeter; erwachsene Zecken sogar bis zu 1,5 Meter. Sie erreichen größere Säugetiere wie Reh- und Rotwild, aber auch Vögel und eben – Menschen.

Am Ende ihres Lebenszyklus nimmt die weibliche Zecke eine letzte große Mahlzeit ein, legt danach Tausende von Eiern ab und der Zyklus beginnt erneut.

## Viren, Bakterien, Einzeller – Zecken haben es buchstäblich in sich

Die Idee, dass Zecken mit einem Stich nur eine einzige Infektionskrankheit verursachen können – entweder FSME oder Borreliose, ist ein kurioser Trugschluss und stammt noch aus den 90er Jahren. Tatsächlich werden inzwischen Ko-Infektionen als wesentlicher Grund für Therapieresistenzen und chronische Verläufe gesehen. Studien an Mäusen haben gezeigt, dass weitere Mikroben, die durch einen Zeckenstich übertragen werden, die Krankheitsausprägungen stark beeinflussen und verstärken. Aber welcher Arzt lässt seinen Patienten auf Ko-Erreger testen? Patienten müssen ja froh sein, wenn Ärzte überhaupt eine Borreliose korrekt diagnostizieren.

*Typische Wirtstiere sind Eichhörnchen, Vögel, aber auch Mäuse und Ratten. Kein Wunder, dass Experten Zecken als Kloaken bezeichnen. Die bei ihren Wirtstieren aufgenommenen Krankheitserreger geben sie an den nächsten Wirt weiter.*

Folgt man dem US-Babesienspezialist, Dr. James Schaller, dann sind Ko-Infektionen eher die Regel als die Ausnahme. Selbst die cleversten Ärzte, meint Schaller, dächten nicht daran, beispielsweise auch auf Babesien-Einzeller zu testen, einfach „weil das nicht zum Alphabet ihrer Ausbildung" gehöre. Babesienstudien auf der ganzen Welt zeigten, dass die Babesiose, auch Hundemalaria genannt, eine häufig vorkommende und nicht wie vielfach angenommen, seltene Infektion ist.

Besonders oft begegnet uns ein berüchtigtes Trio aus Borrelien, Ehrlichien und Babesien, die übrigens allesamt auch mich heimsuchten. Die Bedeutung weiterer, von Zecken übertragener Erkrankungen wie Ehrlichiose, Q-Fieber und Babesiose scheint in Deutschland allerdings weitgehend unbekannt zu sein. „Sie ist jedoch größer als angenommen", sagt Professor Peter Kimmig vom Landesgesundheitsamt Baden-Württemberg.

In ihrem Buch „Zecken – Kleiner Stich mit bösen Folgen" schreiben die Autoren Kimmig, Hassler und Braun: „[…] Ähnlich wie bei der Borreliose wurden menschliche Fälle von Ehrlichiosen zunächst in den Vereinigten Staaten registriert; erst mit Verspätung begann man auch in Europa danach zu suchen. Entsprechend mager sind die hier bisher erhobenen epidemiologischen Daten."

Fehlende epidemiologische Daten? Das scheint in Deutschland, angesichts steigender Neu-Erkrankungen, inzwischen zu einer schlechten Angewohnheit zu werden.

Patienten, die an Babesiose – einer malaria-ähnlichen Erkrankung – leiden, zeigen leicht erhöhte Temperatur oder Fieberschübe, profunde Schweißausbrüche, Atemnot und Erschöpfung. Wenn diese Patienten „nur" gegen Borreliose behandelt werden, bleiben sie krank. Arzt und Patient zweifeln womöglich, ob es sich überhaupt um eine Borreliose handelt, da Antibiotika nicht die gewünschte Wirkung zeigen. Sobald diese Patienten jedoch ausreichend und adäquat gegen Babesiose therapiert werden, machen sie erstaunliche gesundheitliche Fortschritte.

Gleiches gilt auch für die humane Ehrlichiose, von der man bislang ebenfalls annahm, sie sei in Deutschland selten. Doch weit gefehlt. Dr. Hassler: „Bei der üblichen maschinellen Auswertung der Differentialblutbilder besteht naturgemäß keine Chance, den Erreger [Ehrlichiose] zu erkennen." Nur weil man das Suchen unterlässt, bedeutet es nicht, dass man nichts finden würde, wenn man denn suchte.

Auch beim Borreliose Centrum Augsburg (BCA) weiß man Anderes zu berichten. „Bei den Fachkongressen der vergangenen Monate ist auffällig, dass den Co-Infektionen bzw. sämtlichen durch Zecken übertragenen oder reaktivierten Erkrankungen eine zunehmende Bedeutung für eine sinnvolle Labordiagnostik und nachfolgende Therapie-Entscheidung eingeräumt wird", heißt es in einem Fachbeitrag von Dr. Armin Schwarzbach, Facharzt für Laboratoriumsmedizin. Würde sich das bis zu den Haus- und Fachärzten herumsprechen, wäre man schon einen entscheidenden Schritt weiter.

Professor Martin Sievers untersuchte mit seinem Schweizer Team im Frühjahr 2005 in der Region Luzern Zecken auf Bakterien. Sie fanden in jeder zweiten Zecke Borrelien, in jeder dritten *Rickettsia helvetica* und in jeder dreißigsten *Anaplasma phagocytum*, die eine Ehrlichiose verursacht. Es waren übrigens mehr Nymphen, als adulte Zecken infiziert. Zusätz-lich leiden nach Sievers rund 16 Prozent der Borreliosekranken auch an einer Rickettsiose, mit Herzbeutelentzündungen und Muskelbe-schwerden. Rickettsiose-Erreger befinden sich in den Speicheldrüsen der Zecken, so dass sie schon nach ganz kurzer Saugdauer auf den Menschen übertragen werden.

> *Die Vorstellung, dass Zecken mit einem Stich nur einen einzigen Krankheitserreger übertragen, kann als veraltet gelten.*

Da sich Rickettsien wie Viren in den Zellen aufhalten, entgehen sie leicht dem Immunsys-tem ihrer Opfer. In Deutschland sind Krankheitsfälle nach Zeckenstich bisher nicht zweifelsfrei belegt, was allerdings eher fehlender Aufmerksam-keit und den kaum verfügbaren Daten geschuldet ist. Dazu das alte Lied: Es gibt keine zuverlässige, standardisierte Diagnostik für den Praxisalltag und die Symptome sind oft unspezifisch.

Laboratorien berichten, „dass deutschlandweit etwa 10% der Zecken mit humanpathogenen Rickettsien infiziert sind. Bei Waldarbeitern in der Region Berlin-Brandenburg wurden bei 13,7% Antikörper gegen *Rickett-sia helvetica* gefunden (Robert Koch Insti-tut – Bulletin 19/2001). Es ist also davon auszugehen, dass die Gefahr von Rickettsi-osen bisher stark unterschätzt wird. Auch wird vermutet, dass die Rickettsiose-Infek-tionen in Deutschland mit der Klimaerwär-mung zunehmen werden."

> *2007 tagten Experten in Berlin. In den vergangenen Jahren hätten sich, neben FSME und Lyme-Borreliose, weitere von Zecken übertragene Infektionen ausgebreitet. Inzwischen seien Zecken mit Rickettsien, Anaplasmen, Babesien und Coxiella infiziert.*

Bereits im Jahr 2004 warnte Dr. Thomas Talaska im *Brandenburgischen Ärzteblatt*: „Da die Diagnostik der „neuen" und exo-tischen Rickettsiosen in Deutschland noch im Argen liegt, wird es auch in der nächs-ten Zeit kaum serologische Untersuchungs-möglichkeiten geben, die es erlauben, in der Routine bei auffälligen, aber nicht den bekannten „tickborne diseases" zuordbaren Symptomen nach Zeckenstich eine schnelle und zuverlässige

Diagnostik zu erhalten. Hier besteht Handlungsbedarf bei der Entwicklung neuer Tests. Die Spezifität und Sensitivität der klassische Weill-Felix-Reaktion ist zu gering, sie sollte im Archiv der mikrobiologischen Geschichte verschwinden."

Anlässlich eines Internistenkongresses mahnt auch der Tropenmediziner, Professor Emil Reisinger, dass Infektionen mit *Rickettsia helvetica* zunehmen werden. „Bis zu neun Prozent der Zecken in Deutschland seien positiv auf DNA von *Rickettsia helvetica*." In der *Ärzte Zeitung* heißt es dazu weiter: „Bei Infektionen mit diesem Erreger kommt es zu hohem Fieber, Schweißausbrüchen und Hautausschlägen – „ein grippeähnlicher Infekt, der in der Regel nicht diagnostiziert wird", so Reisinger."

Eine Untersuchung der Infektionsraten von Zecken in Österreich ergab: 51 Prozent der Zecken sind mit Babesien verseucht, 36 Prozent mit Rickettsien, 15 Prozent mit Anaplasmen und 14 Prozent mit Borrelien.

Ehrlichien schwächen die Immunabwehr, gleiches tun Babesien. Eine Infektion mit Borrelien, Babesien und Ehrlichien verläuft entsprechend schwerwiegend. Die Beschwerden überlagern und verstärken sich gegenseitig. Übelkeit, Fieber, Frösteln, Muskel- und Gelenkbeschwerden sowie Atemnot können gleichermaßen durch Babesien als auch durch Borrelien und Ehrlichien verursacht werden.

> *Laboratorien berichten, dass deutschlandweit mindestens 10 Prozent der Zecken auch mit Rickettsien infiziert sind. Experten vermuten, dass Rickettsiose-Infektionen mit der Klimaerwärmung zunehmen werden.*

Vom 27. bis 29. September 2007 tagten Experten in Berlin anlässlich der Konferenz „Vector-Borne Diseases: Impact of Climate Change on Vectors and Rodent Reservoirs". Auch sie warnen. In den vergangenen Jahren hätten sich, neben FSME und Lyme-Borreliose, weitere von Zecken übertragene Infektionen ausgebreitet. Zecken seien inzwischen zusätzlich mit den für Menschen gefährlichen Coxiella, Rickettsien, Anaplasmen und Babesien infiziert, hätten Untersuchungen ergeben.

Was denken Sie, wie groß sind wohl die Chancen für Patienten mit diffusen, dazu noch wechselnden Beschwerden, womöglich mit Ko-Erregern infiziert und ohne vorzeigbare Wanderröte, die richtige Diagnose zu erhalten? Ohne effektive diagnostische Möglichkeiten legt sich zwangsläufig ein Schleier der Konfusion über Ärzte und Patienten, aus dem Missverständnisse erwachsen.

# KAPITEL 12

## *Ausflug in die Welt der Spirochäten und Borrelien*

Es gibt viele Möglichkeiten, Leser zu verwirren. Eine davon wäre die detaillierte Vorstellung der einzelnen Borrelienspezies, nebst taxonomischer Einordnung, unter Berücksichtigung aller Subspezies. Keine Sorge, dieser Versuch soll hier gar nicht unternommen werden. Es ist aber nicht uninteressant, zu wissen, dass in Europa mehr als 10 Subspezies von *Borrelia burgdorferi* identifiziert wurden, die, so wird vermutet, unterschiedliche Symptome verursachen und auch unterschiedlich auf verschiedene Antibiotika reagieren. Eine Erkenntnis, die lediglich den heutigen Stand der Forschung widerspiegelt. Eine Momentaufnahme, nicht mehr. Vor Jahren glaubte man noch, es gebe nur drei, für den Menschen gefährliche Borrelienarten. Die bei uns häufigsten und gefährlichsten sind: *Borrelia burgdorferi*, nebst weiterer Varianten wie *Borrelia garinii*, *Borrelia afzelii und Borrelia valaisiana.*

> *In den letzten 300 Jahren sind mehr als 10 000 Bakterien beschrieben worden. Und dennoch schätzen Kenner, dass weit über 90 % der Bakterien noch gar nicht identifiziert sind.*

Um es ein wenig zusammenzufassen, wird auch von *Borrelia burgdorferi sensu lato* (*Bbsl*) [sensu lato = im weitesten Sinne], gesprochen.

Mehrfachinfektionen mit verschiedenen Borrelienstämmen durch einen einzigen Zeckenstich sind häufig. Soll heißen, eine einzige Zecke kann mit verschiedenen krankmachenden Borrelienspezies infiziert sein. Besonders oft wütet das Duo *Borrelia garinii* und *Borrelia valaisiana,* gefolgt vom Duo *Borrelia garinii* und *Borrelia afzelii* beim Menschen.

Es gibt auch immer wieder mal Familienzuwachs. Zu den bereits bekannten krankmachenden Borrelienspezies ist 2004 eine weitere hinzugekommen, entdeckt von einer Berliner Arbeitsgruppe an der Charité. Das neue Familienmitglied wurde auf den Namen *Borrelia spielmanii* getauft.

Sie merken schon, in Europa herrscht eine bunte Vielfalt verschiedener Borrelienstämme, die allesamt Lyme-Borreliose verursachen. In Nordamerika hingegen hat man es mit einer Art „Borrelien-Monokultur" zu tun, dort ist *Borrelia burgdorferi sensu stricto* (*Bbss*) [sensu stricto = im engeren Sinne] für die Lyme-Borreliose verantwortlich.

Es lohnt sich sehr, mal einen längeren Blick auf *Borrelia burgdorferi* zu werfen, denn wir haben es mit einem überaus trickreichen Gegner zu tun. Mehr als 4000 Borrelien können in einer erwachsenen Zecke leben, aber es braucht nur einige hundert von ihnen, um Nymphen oder Larven zu infizieren.

Borrelien, benannt nach dem französischen Bakteriologen Amadé Borrel, sind Bakterien. Winzig kleine Lebewesen, die nur aus einer Zelle bestehen und keinen Zellkern besitzen. Sie vermehren sich, indem sie sich teilen. Das kann allerdings dauern – zwischen 6 bis 30 Stunden. Streptokokken oder Koli-Bakterien kriegen ihre Vermehrung deutlich schneller hin, sie benötigen nur 20 bis 30 Minuten.

Borrelien sind durch ihre langsame Teilung bzw. Vermehrung, ihren trägen Stoffwechsel und ihrem bevorzugten Aufenthalt in wenig durchblutetem Gewebe für Antibiotika schlecht angreifbar. Das, so schreibt Dr. med. Hopf-Seidel, „erklärt die Notwendigkeit, über einen möglichst langen Zeitraum einen antibiotischen Blut- und Gewebespiegel aufrechtzuerhalten, um über viele Generationsphasen hinweg die Borrelien in ihrem Wachstum zu hemmen."

## Form follows function

In den letzten dreihundert Jahren sind mehr als 10 000 Bakterien beschrieben und erforscht worden und dennoch stehen wir immer noch am Anfang. Kenner schätzen, dass weit über 90 Prozent aller Bakterien noch gar nicht identifiziert sind.

Auch Bakterien lassen sich hochwissenschaftlich kategorisieren. Um aber jetzt kein herzhaftes Gähnen bei Ihnen auszulösen, genügt für unsere Zwecke die Einteilung nach der äußeren Form. Die kugeligen Keime werden Kokken genannt, die stäbchenförmigen – ja, richtig – Stäbchen.

Im Fall der Borreliose haben wir es aber mit spiraligen Bakterien, mit sogenannten Spirochäten, zu tun.

## Das tägliche Versteckspiel eines trickreichen Verwandlungskünstlers

Borrelien haben eine für Bakterien ungewöhnliche, schraubenartige Form. Sie sind deutlich größer als andere Bakterien und dabei so dünn, dass sie selbst feinporige Filter passieren können, durch die andere Bakterien zurückgehalten werden. Sie sind enorm flexibel und bewegen sich selbständig fort, was nur wenigen Bakterien gelingt. So macht es ihnen kaum Mühe, in Zellgewebe einzudringen oder sich innerhalb von Tagen bis ins Gehirn des Wirts vorzuarbeiten. Nur der Vollständigkeit halber sei daran erinnert, dass zur Familie der Spirochäten auch der Erreger der Syphilis, *Treponema pallidum*, gehört, was sich durch einige Gemeinsamkeiten im Krankheitsverlauf bemerkbar macht.

> *„Die Entwicklung eines Borreliose-Impfstoffs ist schwierig, weil die Borrelien das menschliche Immunsystem regelrecht austricksen: Je nach Umgebung verändern sie ihre äußere Oberfläche. [...] Das Immunsystem ist immer einen Schritt zu langsam."*
>
> *Professor Markus Simon*

Über *Borrelia burgdorferi* könnte man schreiben, sie sei eine Helix, eine zylindrische Spirale, von 20 bis 30 Mikrometern Länge. Doch das wäre nur die halbe Wahrheit und man unterschlüge damit eine ihrer erstaunlichsten Eigenschaften: *Borrelia burgdorferi* kann variabel Größe und Form verändern.

In einer für sie angenehmen Umgebung entsprechen sie durchaus der korkenzieherartigen Spirochätenform. Werden die Zeiten für sie aber hart, dann könnte jemand lange nach lehrbuchgemäßen, gewundenen Borrelien Ausschau halten und noch hundert Mal durch sein Mikroskop gucken, er würde sie nicht entdecken. Borrelien wechseln einfach ihre Gestalt. Von der „Korkenzieherform" zum Faden, von der Kugelform zur zellwandbeschädigten oder zellwandlosen L-Form, ganz wie es beliebt.

Mikroben verhalten sich angesichts einer rauen Umgebung auch nicht anders als größere Kreaturen. Sie verstecken sich, reduzieren ihre Aktivität und versuchen, mit der gespeicherten Energie auszukommen. Manche Borrelien schaffen es innerhalb von Minuten, eine „Hungerform" anzunehmen. Als Kugel oder Zyste entgehen sie dem Immunsystem ebenso, wie Antibiotikatherapien – eine bemerkenswerte Überlebensstrategie. Ist die Luft wieder rein, verwandeln sie sich in die bekannte Korkenzieherform zurück. *Borrelia burgdorferi* ist wirklich in jeder Hinsicht außergewöhnlich.

Mithilfe eines speziellen Kryotomographie-Mikroskops gelang es 2009 Heidelberger Forschern bis dato unbekannte Strukturen von Borrelien detailliert und dreidimensional darzustellen. Sie untersuchten die Spezies *B. burgdorferi*, *B. garinii* and *B. afzelii* und fanden heraus, dass sich der hauptsächlich in Nordamerika vorkommende Typ *B. burgdorferi* anders fortbewegt, als die beiden europäischen Spezies. Ein Zusammenhang zwischen der Beweglichkeit und der Infektiosität des Erregers wird schon länger vermutet. Nun weiß man, dass die drei Erregertypen über eine unterschiedliche Anzahl von Flagellen verfügen. Flagellen sind fadenförmige Gebilde, die als „Motor" der Fortbewegung dienen.

## Das Waffenarsenal von Borrelia burgdorferi

Das Borrelien-Chromosom besteht aus 853 Genen, die den gesamten Lebensmodus von *Bb* bilden, für den Stoffwechsel sorgen, für die Reproduktion, für die Angriffs- und Verteidigungswaffen und für die Antworten auf eine Veränderung der Umgebung. Denn, und das ist der nächste raffinierte Trick, *Bb* kann nicht nur seine Form verändern, sondern auch seine Oberfläche. Borrelien ziehen sich immer wieder neue „Mäntel" an. Es sind diese „Kunststücke", die dem menschlichen Immunsystem und den verabreichten Antibiotika das Leben schwermachen.

Eine normale bakterielle Zellwand kann von unserem Immunsystem relativ gut erkannt werden, ebenso ist die Zellwand der Angriffspunkt mancher Antibiotika. Penizilline beispielsweise verhindern den Aufbau der Zellwand, so dass die Bakterie regelrecht platzt. Weil die Zellwand ein einfaches Ziel für das Immunsystem ist, tarnen sich weniger tumbe Bakterien mit einer Art Schleimschicht. So ist das auch bei *Bb* sowie bei einigen anderen Spirochäten und dem Tuberkulosebazillus. Diese „Schleimschicht" besteht aus Polysacchariden (Mehrfachzucker) und schützt das Bakterium vor den Angriffen des Immunsystems. Eine Art Tarnumhang sozusagen, der Patienten ganz ordentlich zu schaffen macht, weil er Entzündungen hervorruft.

Im Gegensatz zu uns Menschen gedeiht *Bb* am besten in sauerstoffarmer Umgebung. Tief schraubt es sich ins Gewebe, verbrennt Glukose und produziert als Nebenprodukt Milchsäure. Weil *Bb* als typischer Parasit dem Wirt Dutzende Vitamine und Eiweiße raubt und dabei sehr anspruchsvoll ist, wird klar, warum eine besondere Nährlösung nötig ist, um *Bb* in-vitro überhaupt kultivieren zu können.

> *Borrelia burgdorferi verändert nicht nur seine Form, sondern auch seine Oberfläche. Sie bilden sogar Biofilme.*

Ähnlich wie bei Influenza-Viren sorgt ihr stets neues Gesicht, ihr exzessives Verwandlungsspiel, für massive Probleme in der Immunabwehr.

An dieser Stelle erinnern wir uns noch einmal daran, was Antigene sind. Antigene sind Stoffe, in diesem Fall Eiweiße, die eine Immunreaktion im Körper auslösen. Verändert sich ein Antigen im Laufe der Zeit, wirken die Antikörper nicht mehr, die das Immunsystem extra gebildet hat, um diese Antigene zu bekämpfen. Das kennt man von der Grippe-Impfung. Influenzaviren verändern sich und es muss im nächsten Jahr erneut geimpft werden. Im Tierversuch wurde bestätigt, dass *Bb* im Laufe der Infektion seine Antigene verändert (Antigendrift), das bedeutet, die Antikörper, die zunächst gegen das *Bb*-Antigen gebildet werden, verlieren ihre Wirksamkeit. Bis das Immunsystem neue passende Antikörper produziert hat, können sich die Borrelien-Antigene schon wieder verändert haben, so dass sich immer mehr dieser Borrelien-Kameraden der Immunabwehr entziehen und einer dauerhaften Infektion Vorschub leisten. Die permanente Veränderung der Oberfläche verringert oder verhindert die Bildung von Antikörpern. Kein Wunder, dass viele Borreliosekranke zu wenig Antikörper im Blutserum haben und daher negative Bluttestresultate erzielen. Sie hätten keine Borreliose, wird dann gesagt.

Die schillernden Gestalt- und Oberflächenänderungen des Verwandlungskünstlers erschweren auch die Standardisierung der serologischen Tests und die Entwicklung von Impfstoffen. „Die Entwicklung eines Lyme Borreliose-Impfstoffes ist schwierig, weil die Borrelien das menschliche Immunsystem regelrecht austricksen: Je nach Umgebung verändern sie ihre äußere Oberfläche, sie verkleiden sich sozusagen. Das Immunsystem erkennt die Veränderung zwar, ist aber immer einen Schritt zu langsam", sagt Professor Markus Simon vom Max Planck-Institut für Immunbiologie zum Stand der Borreliose-Impfstoff-Forschung. Auch alle Versuche, einen Impfstoff gegen die Syphilis zu entwickeln sind bislang gescheitert.

## Biofilme – Einer für alle, alle für einen

Eine Losung, die nicht nur für die Drei Musketiere gilt. Im Kampf ums Überleben hat *Bb* eben noch mehr zu bieten. Borrelien bilden Biofilme, frei nach dem Motto: Nur gemeinsam ist man stark. Innerhalb dieser Zellverbände hat man Borrelien in verschiedenen Zellformationen beobachtet. Auch hier gilt: Biofilmbildende Bakterien entziehen sich erfolgreich sowohl dem Immunsystem als auch diversen Antibiotika. Die Borrelien-Biofilme wurden 2008 entdeckt – ein neues interessantes Forschungsfeld also.

## Der Wolf im Schafspelz

Es gibt Hinweise, dass *Bb* bestimmte Proteine des Menschen an seiner Oberfläche bindet. Wir hatten das bereits erwähnt. *Bb* kann vom Immunsystem dann nicht mehr als fremder Eindringling identifiziert werden. Ein Angriff unterbleibt. Auf diese Weise gut getarnt, vermehren sich Borrelien völlig ungestört.

Professor Peter Zipfel, Abteilungsleiter am Leibniz-Institut für Naturstoff-Forschung und Infektionsbiologie, Jena, untersucht seit Jahren mit seinem Team die Maskierungen von Bakterien. Erreger wie *Borrelia burgdorferi* oder auch Streptokokken verwenden sogar Substanzen, die zur menschlichen Immunabwehr gehören und wenden die gegen sie gerichteten Waffen gegen ihren Wirt, den Menschen. Zipfel und sein Team konnten eine ganze Reihe menschlicher Immunproteine identifizieren, die sich die Krankheitserreger an ihre Zelloberflächen heften. Würde es gelingen, die Maskierung der Erreger durch Medikamente zu unterbinden, hätte das Immunsystem wieder Gelegenheit, sich selbst zur Wehr zu setzen und die Angreifer abzuwehren und zu zerstören. Ein wichtiger Forschungsansatz also.

Im Verlauf der Infektion ziehen sich Borrelien in verschiedene Organe des Wirts zurück, wo sie für die körpereigene Abwehr und für Antibiotika schwer zu erreichen sind. Damit nicht genug: In-vitro konnte man beobachten, dass Borrelien in verschiedene menschliche Zellen, wie den Makrophagen (Fresszellen), Fibroblasten (Bindegewebszellen) oder Synovialzellen (der Gelenkflüssigkeit) eindringen und dort überdauern.

## With a little help from my friends ...

Stellen Sie sich vor, Borrelienbakterien leben gemütlich in einer Maus und dort im Einklang mit dem Mäuse-Immunsystem. In dem Moment jedoch, in dem eine Zecke die Maus sticht, verändert sich für die Borrelien alles. Mit dem Blutfluss werden sie in das Zeckenmaul geschwemmt, von da aus geht die Reise weiter in den Zeckendarm. Ein buchstäbliches Wechselbad – vom warmen Mäuseblut in den kalten Zeckendarm. Das stecken noch lange nicht alle Spirochäten locker weg. Der Syphilis-Erreger beispielsweise ist so sehr an die menschliche Körpertemperatur angepasst, dass Ärzte – vor Entdeckung des Penizillins – Syphilispatienten mit Malaria infizierten, in der Hoffnung, das Fieber würde sie heilen.

War die Materie bis hierher schon keine leichte Kost, so steigert sich das jetzt noch einmal kurz: *Borrelia burgdorferi* ist, wie wir wissen, hart im Nehmen. Die äußere Membran, die Oberfläche des Bakteriums, kann Umweltveränderungen entdecken und dies signalisieren. Borrelien-Gene sorgen dafür, dass bei Veränderungen bestimmte Proteine gebildet werden, andere nicht mehr. Diese Proteine nennt man Outer-surface-Proteine (Oberflächenproteine) oder kurz Osps. Sie sorgen für das Überleben der Borrelien. Einige Osps findet man auch bei anderen Mikroorganismen, manche nur bei *Bb*. Sie tragen so einfallsreiche Namen wie OspA,

OspB, OspC. Borrelien können sie herauf und herunter regulieren, je nach Überlebensnotwendigkeit. Bei dieser Gelegenheit könnte man sich zwar fragen, warum ausgerechnet solch' wandernde Ziele wie Osps zur Grundlage für einen Impfstoff gemacht wurden, aber das ist wieder eine andere Geschichte.

Wechseln Borrelien von der Zecke zu einem Säugetier, stoppen sie die Produktion von OspA und produzieren OspC. Dieses OspC löst normalerweise die erste Immunantwort des Wirts aus. Damit die Sache nicht langweilig wird, finden sich bei verschiedenen Borrelienstämmen verschiedene Mengen an unterschiedlichen Osps, die wiederum für unterschiedliche Symptome sorgen und sich im Laufe der Krankheit auch noch verändern, was hier nicht nur den Leser, sondern auch das Immunsystem des Wirts reichlich konfus macht.

Die OspCs leisten erstaunliche Arbeit. Ein einziges Oberflächenprotein hat verschiedene Funktionen und manchmal arbeiten sie sogar zusammen. Besonders OspA und OspB helfen *Bb* sich im Gewebe des Wirts zu verankern. Ein anderes Protein, Flagelin, hilft auch mit und verursacht frühe Symptome. Es gibt noch weitere Helferlein, zum Beispiel die sogenannten Hitzeschockproteine (Heat shock proteins, HSPs). Sie können wie das Hitzeschild eines Spaceshuttles aktiviert werden, wenn sich die Temperatur verändert. Auch diese HSPs lösen eine Verteidigungsreaktion beim Wirt aus – sie gelten als Ursache für die grippeartige Symptomatik im Frühstadium der Lyme Borreliose.

Tödliche Infektionen sind für Krankheitserreger Sackgassen. Wenn Krankheitserreger ihren Wirt töten, verlieren sie ihr Bett, ihre Nahrung und die Transportmöglichkeit zu einem anderen Wirt. Logisch gedacht, ist es für Mikroben viel besser, wenn der Wirt lebt und durch Husten, Sex oder Durchfall für ihre weitere Verbreitung sorgt. Gut ist es auch, wenn Keime einfach ihren Aufenthalt im Wirt verlängern. Dabei verursachen sie allerdings chronische oder wiederkehrende Symptome, also das, was Spirochätenbakterien wie *Bb* tun. Sie lösen langanhaltende Krankheiten aus, die ab und zu von symptomärmeren oder sogar symptomfreien Zeiten unterbrochen sein können.

Monate oder sogar Jahre muss *Borrelia burgdorferi* im kalten Zecken-darm auf den nächsten Wirt warten. Für diesen Keim sind wir Menschen daher nichts weiter als ein Unfall.

## KAPITEL 13

## *Entscheidung in Dearborn*
## *Wie Borreliose neu definiert wurde*

Anfang der 90er Jahre gab es weder in den USA noch in Europa einen Standard für einen positiven Westernblot „richtiger" Borreliosepatienten. Bei den Labortests ging es drunter und drüber. Verschiedene Laboratorien benutzten für ihre Tests unterschiedliche Sets, gewonnen aus völlig unterschiedlichen Borrelienstämmen, was zu abwechslungsreichen Testergebnissen führte. Manche Labore bestanden auf eine ganz bestimmte Anzahl von Banden, um das Testergebnis überhaupt als positiv zu bewerten; andere hielten mal mehr oder mal weniger Banden für erforderlich. Dem Belieben waren keine Grenzen gesetzt.

Das alles verändernde Ereignis, das Lyme-Borreliose neu definierte, wird die Dearborn-Konferenz, die 1994, anlässlich der zweiten Nationalen Lyme-Borreliose-Konferenz, in den USA stattfindet. Man nahm Steeres Studienergebnisse, zusammen mit einigen anderen, die Patienten mit Lyme-Arthritis und Neuroborreliose einschlossen und erklärte sie, mit dem Segen der CDC, zu offiziellen Kriterien für Lyme-Borreliose. Sie wurden zu den neuen Diagnosestandards, zu Standards, die allerdings niemals für die Einzeldiagnostik gedacht waren, sondern lediglich als Einschlusskriterien für epidemiologische Studien und – vorübergehend – als Testkriterium für Lyme-Borreliose *im Frühstadium.*

Unterlagen der Dearborn-Konferenz zeigen, dass man seitens der CDC bei Steere anfragte, ob er bei der Entwicklung eines serologischen Teststandards mithelfen würde. Die alten Verbindungen aus den gemeinsamen Zeiten beim Epidemiologic Intelligence Service werden wohl eine Rolle gespielt haben. Nachdem er in den späten 1970ern und frühen 80ern mit seinen Untersuchungen in Lyme/Old Lyme im Mittelpunkt des Interesses gestanden hatte, war es stiller um ihn geworden. Doch jetzt ist Steere zurück und stößt in die Diagnoselücke.

Nick Harris, der Gründer von IGeneX Inc., einem spezialisierten US-Referenzlabor für Lyme-Borreliose und andere zeckenübertragene

Krankheiten, nahm an der Dearborn-Konferenz teil. Er sprach sich gegen den zweistufigen Testvorschlag aus und fand es nahezu unglaublich, dass die wichtigsten Banden, OspA und OspB, aus dem Westernblot eliminiert wurden. „Diese ganzen Aktionen führten zur Reduzierung der Testsensivität. Nebenbei hatten sie den wahrscheinlichen Effekt, das Marktpotenzial des Borreliose-Impfstoffs, der sich gerade in der Entwicklung befand, zu steigern."

Längst ist in Vergessenheit geraten, dass die zweistufige Vorgehensweise (ELISA und Westernblot) zur diagnostischen Unterstützung ursprünglich nur für drei definierte Fälle galt:

❖ Ein Zeckenstich aus einem Risikogebiet ist erinnerlich

❖ Es liegt eine Wanderröte vor

❖ Die Tests werden innerhalb von 2 – 4 Monaten [!] nach dem Zeckenstich durchgeführt

Als zur Dearborn-Konferenz eingeladen wurde, dachte man in den Laboratorien vermutlich, es ginge um die dringend notwendige Standardisierung der Testmethoden. Tatsächlich aber wurde eine neue Interpretationsplattform eröffnet und der Weg für die Impfstoffeinführung geebnet.

In Steeres Studie wird 1993 vorgeschlagen, dass erst ein ELISA und dann ein Westernblot zur Bestätigung gemacht werden soll. „Doch diese Empfehlung basierte hauptsächlich auf Testergebnissen mit Arthritispatienten. Chronisch an Borreliose Erkrankte wurden gar nicht berücksichtigt und es störte auch nicht weiter, dass Steeres Testergebnisse durch viele Labore nicht reproduziert werden konnten", schreibt Professor Sam Donta in *The Medical Clinics of North America*.

Erinnern wir uns: Steere ist Rheumatologe. Er sieht vor allem Patienten mit arthritischen Symptomen. Allein diese Verzerrung bei der Zusammenstellung seiner Studienpatienten macht das Studienergebnis fragwürdig. Eine andere Sache sind die limitierenden Ein- und Ausschlusskriterien, die für Studien festgelegt werden. Aus diesen Limitationen können auch wieder nur begrenzte Schlussfolgerungen gezogen werden, die für die Diagnostik beim behandelnden Arzt dann nur sehr eingeschränkt relevant sind. Und hier liegt das größte Problem. Aber zunächst glaubte man, mit Steeres Studien endlich Ordnung in das diagnostische Chaos gebracht zu haben.

Bereits im Mai 1994, vor dem Start der klinischen Versuche mit den Impfstoffen LYMErix und ImuLyme, hatten sich Vertreter der CDC getroffen und entschieden, den Steere-Standard zum offiziellen CDC-Standard zu machen. Das zeigen Aufzeichnungen der Impfstoff-Konferenz der FDA im Juni 1994. Damit nicht genug. Der Steere-Standard wurde aus einem deutschen Borrelienstamm gewonnen, der immer wieder, auch in der Dearborn-Konferenz, für völlig ungeeignet gehalten wurde. Wenige Jahre vor der Dearborn-Konferenz hatte Dr. Alan Barbour OspA und OspB noch als nützliche diagnostische Marker für Patienten in Schweden beschrieben. Nun wurde in der Konferenz abgestimmt und Banden, die mit OspA kommunizieren, waren nicht mehr dabei. „Wenn OspA doch so unwichtig ist, warum, verdammt nochmal, impfen wir Menschen damit?", wundert sich einer der Immunologen kurz nach der CDC-Konferenz 1994 über das Verschwinden des wichtigen Erkrankungsmarkers.

Die Verwunderung hielt nicht lange. Kurz nach der Dearborn-Konferenz sollte der Impfstoff mit dem Handelsnamen Imulyme auf den Markt gebracht werden. Er war vollständig aus dem Oberflächenprotein OspA zusammengesetzt.

## Schein-Wirklichkeiten und Wahr-Lügen

Antikörper haften an Fremdstoffen und kennzeichnen diese im menschlichen Blut. Manche Patienten mit undiagnostizierter früher Lyme-Borreliose wurden bereits mit einem Antibiotikum therapiert – vielleicht, weil sie eine Mittelohrentzündung hatten. Diese Behandlung vermag zwar die Borreliose nicht zu heilen, reicht aber aus, um die Antikörperproduktion, das heißt die Immunantwort des Patienten zu unterdrücken. Ergo, bildet dieser Patient zu wenig Antikörper gegen Borrelien und hat damit, nach gängiger Lehrmeinung, keine Borreliose.

Viele Menschen, besonders die Schwerkranken unter den Borreliosepatienten, sind dazu noch mit verschiedenen Ko-Erregern wie Babesien und den erst 1989 entdeckten Ehrlichien infiziert, die das Immunsystem herunterregulieren; ein weiterer Grund, warum Patienten nur wenige oder gar keine Antikörper bilden. Tragisch: Gerade die Patienten, die am schwersten erkrankt sind, erzielen also häufig negative Laborergebnisse.

In der Dearborn-Konferenz wurden willkürlich Grenzlinien gezogen, Ein- und Ausschlusskriterien definiert und damit über die Zukunft vieler Borreliosepatienten entschieden. Fakt ist: Von nun an wurden Patienten mit Verdacht auf Lyme-Borreliose Tests unterzogen, deren Parameter vollkommen mangelhaft sind.

In einem Brief an den Direktor des diagnostischen Labors der Stony Brook University, im Dezember 1994, schrieb der Internist Kenneth Liegner: „Das ist nicht die Art Spiel, die man mit dem Leben von Menschen spielt. Ich weiß genug, um zu verstehen, wie lächerlich diese Interpretationen sind, aber die meisten behandelnden Ärzte werden davon keinen Schimmer haben."

> *„Das ist nicht die Art Spiel, die man mit dem Leben von Menschen spielt. Ich weiß genug, um zu verstehen, wie lächerlich diese Interpretationen sind, aber die behandelnden Ärzte werden keinen Schimmer davon haben."*
>
> *Dr. Kenneth Liegner über die labordiagnostischen Kriterien für Borreliose bei ELISA und Westernblot*

Dearborn änderte alles. Diagnostische Marker, die Patienten vornehmlich im Frühstadium entwickeln, hielten jetzt Einzug in die Welt der bereits länger und schwer Erkrankten. In den Kliniken und Arztpraxen weltweit halten sich die Ärzte immer noch an die in Dearborn festgelegten Westernblot-Banden, um Borreliose als Diagnose ein- oder auszuschließen. Eine in jeder Hinsicht folgenreiche Entscheidung.

„Jede weitere Erforschung der Borreliose wurde nun durch diese diagnostische Einengung verfälscht. Klinische Bilder, die nicht in das enge Schema passten, fanden gar nicht erst Eingang in die Studien, weil sie ja definitionsgemäss keine Borreliose sein konnten", heißt es in einer Stellungnahme der MedRID-Foundation, einer Schweizer Stiftung zur Förderung unabhängiger, klinisch-naturwissenschaftlicher Forschung. Sie führen aus: „Das Erythema migrans [Wanderröte] wurde zum entscheidenden klinischen Marker hochstilisiert und ins Zentrum ausgiebiger – teurer – Forschungstätigkeit gestellt. Dies, obschon es vor allem beim frischen Infekt auftritt, wo – da sind sich alle einig – die Behandlung meist tatsächlich noch unkompliziert ist und obschon andere Aspekte der Borreliose dringlicher erforscht werden müssten. […] Bis in die jüngste Zeit basieren Fach- und Übersichts-Artikel auf diesen ursprünglich nur für Forschungszwecke gedachten Dearborn Diagnosekriterien. Auch Gutachter und Vertrauensärzte von Versicherungen berufen sich darauf. Sogar die (für die Praxis gedachten) Guidelines der Infectious Diseases Society of America (IDSA) bauen auf ihnen auf, und an diesen wiederum orientierten sich die Borreliose-Guidelines weiterer Fachgesellschaften wie z.B. die der US Neurologen, der deutschen Neurologen und der Schweizer Infektiologen."

> *„Jede weitere Erforschung der Borreliose wurde nun durch diese diagnostische Einengung verfälscht. Klinische Bilder, die nicht in das enge Schema passten, fanden gar nicht erst Eingang in die Studien, weil sie ja definitionsgemäß keine Borreliose sein konnten."*
>
> *Stellungnahme MedRID Foundation*

Borreliose-Studien wurden in der Folge häufig nur noch mit Patienten durchgeführt, die den Dearborn-Kriterien entsprachen. Folglich „bewiesen" diese Studien, dass die Dearborn-Kriterien richtig waren.

Wie gesagt, die meisten Ärzte weltweit folgen diesen verhängnisvollen Kriterien, die kurz darauf auch von den CDC übernommen und durch die IDSA in Leitlinien zur Diagnose und Therapie der Lyme-Borreliose gegossen wurden. Seit Dearborn fragt niemand mehr nach den Ursprüngen dieser Testkriterien, wissen Ärzte nicht, dass sie gar nicht für die klinische Diagnostik im Praxisalltag gedacht waren. Da nützt es wenig, dass Präsident George W. Bush im Jahr 2002 eine Stellungnahme unterzeichnete, die ausdrücklich erklärt, die Diagnosekriterien der CDC seien lediglich für epidemiologische Studien und nicht für die Einzeldiagnostik geeignet.

Medien, allen voran die medizinischen Fachjournale, verbreiten seitdem die immer gleichen falschen Behauptungen. Auch Hinweise der CDC, die Borreliose sei in erster Linie eine klinische Diagnose ändern daran nichts. Durch ständiges Wiederholen wird Falsches nicht richtig. Seit 1994 werden viele Menschen durch falsche Diagnosekriterien von der richtigen Diagnose ausgeschlossen. Ein Schandfleck auf der Weste der CDC und der IDSA.

Unterdessen quälen sich weltweit Patienten weiter, weil ihre Testergebnisse falsch-negativ sind, weil ihre Ärzte den Meinungsführern gutgläubig folgen und weil wissenschaftlich unhaltbare Feststellungen fortgeschrieben werden. Feststellungen, die noch andere Folgen hatten. Eine davon war die Zunahme beschreibender Diagnosen wie Multiple Sklerose, Fibromyalgie oder Chronisches Erschöpfungssyndrom; eine weitere sind die unbrauchbaren Ergebnisse, die viele Forschungsprojekte seitdem aufgrund der falschen Ausgangshypothesen liefern. Um es mit dem großen US-Ökonom Galbraith zu sagen: „Bei der Wahl zwischen

> *Seit 1994 werden viele Patienten durch falsche Westernblot-Parameter von der richtigen Diagnose ausgeschlossen.*

der Änderung der eigenen Ansicht und dem Beweis, dass dies nicht nötig sei, macht sich fast jeder eifrig ans Beweisen."

Ärzte sollten ihr Stethoskop hervorholen und Patienten gründlich untersuchen, einschließlich intensiver Anamnese. Wer anhand der Symptome chronische Borreliose diagnostizieren möchte, benötigt allerdings ein Verständnis für die Pathophysiologie dieser Infektion. Ein Verständnis, das Ärzten leider häufig ebenso fehlt, wie die entsprechende Fortbildung und infektiologisches Know-how.

Der französische Dichter Louis Aragon nannte seine gesammelten Novellen „Das Wahr-Lügen". Wenn Glaubenssätze zu Wahrheiten werden, wenn eine Schein-Wirklichkeit entsteht, die aus Lügen besteht, aber zur Wahrheit erklärt wird, wie soll man das nennen? Leihen wir uns den Begriff von Aragon. Nennen wir es „Wahr-Lügen".

# KAPITEL 14

## *Impfstoffe, Big Business und verkaufte Patienten*

Sollte man nicht meinen, ein Impfstoff gegen Lyme-Borreliose beim Menschen müsste ein echter Blockbuster sein? Ließen sich nicht Millionen mit einer Impfung gegen Borreliose scheffeln?

Tatsächlich wurde der einzige Impfstoff gegen Borreliose für Menschen nach 38 Monaten wieder vom Markt genommen. Der Hersteller, SmithKlineBeecham, warf das Handtuch. Warum ließ sich SmithKline-Beecham ein solches Geschäft entgehen?

In den vergangenen Jahren hat sich jedes größere Forschungsinstitut auf zwei Forschungsbereiche fokussiert: Impfstoffe und Tests. Vermutlich erkranken mindestens eine Million Menschen jährlich in Deutschland an Borreliose, Patienten, mit denen sich gutes Geld verdienen lässt. Nein, nicht mit der Behandlung, sondern mit Tests. Zwar sind die meisten Tests unnütz – Borreliose ist in erster Linie eine klinische Diagnose und kein serologischer Test kann dem Arzt beispielsweise sagen, ob der Patient geheilt ist oder nicht. Aber wen kümmert das? Mit Tests wird Geld verdient. Noch besser als mit Tests laufen die Geschäfte mit Impfstoffen, wie wir das bereits bei FSME beobachten können.

Kommen wir zum Borreliose-Impfstoff. Die Geschichte beginnt eigentlich mit einem Gesetz und der Art, wie Forschung gefördert wird. Ende der Siebziger wollten die USA die Wettbewerbsfähigkeit ihrer Industrie wiederherstellen. Zu diesem Zweck schufen sie 1980 das sogenannte Bayh-Dole-Gesetz. Es ist die Initialzündung. Jetzt können sich erstmals Universitäten ihre staatlich finanzierten Forschungsleistungen und -ergebnisse patentieren lassen. Weitere Gesetze folgen. Manche machen es den Hochschulen leichter, ihre Patente auch zu vermarkten, andere resultieren in Steuererleichterungen für die Firmen, die universitäre Forschung finanzieren. Ein atemberaubender Wettlauf beginnt.

Die renommierte US-Universität Berkeley beispielsweise trifft im November 1998 mit dem Schweizer Novartis-Konzern eine Vereinbarung. Das Berkeley-Institut für Mikrobiologie erhält eine „Spende" von 25 Millionen US-Dollar. Im Gegenzug überträgt die staatliche Universität dem Pharmariesen die Nutzungs- und Patentrechte an mehr als einem Drittel der von den Forschern erarbeiteten Ergebnisse, einschließlich derer, die der kalifornische Staat und die amerikanische Bundesregierung finanziert haben. Damit nicht genug. Die Universität räumt Novartis sogar das Vorschlagsrecht für zwei von fünf Sitzen im Forschungsausschuss ein. So etwas trifft sich gut, denn der Forschungsausschuss entscheidet über die Vergabe der Forschungsmittel.

Es ist wichtig zu wissen, dass Wissenschaftler ab 1980 zu Unternehmern wurden. Zu Entrepreneuren, die mehr auf die Gewinne aus ihren Patenten schielten, als überhaupt noch einen Blick durch ihre Mikroskope zu werfen.

Auch in Deutschland verminen Patente längst das Forschungsgelände. Innovationen werden erschwert, wenn nicht sogar verhindert und gesundheitspolitische Entscheidungen werden der öffentlichen Kontrolle entzogen. Der Bundestagsabgeordnete Dr. Wolfgang Wodarg moniert: „Zunehmend verwaisen wichtige Forschungsfelder, in die sich die Forscher nicht mehr hineintrauen, weil sie vorher analysieren lassen müssten, welche Patente bereits existieren und wo Lizenzen gekauft werden müssten, damit später eigene Forschungsergebnisse genutzt werden könnten." Statt „publish or perish", veröffentliche oder verschwinde, heißt es jetzt: „patents or perish", patentiere oder weiche. Immer neue Tests werden propagiert. Sie sind nicht besser, aber sie repräsentieren neue Patente. Patienten werden getestet und geimpft oder zur Tür hinaus komplimentiert. Kompliziert zu behandelnde Fälle verringern nur unnötig den Gewinn und stören jetzt im „Lyme Disease Business".

## Der Ausverkauf der Wissenschaft

Ein Mitglied des kalifornischen Senats fragt besorgt „ob nicht die biotechnologische Forschung künftig nur noch von den Interessen der Konzerne bestimmt sein wird" und der Leiter des Projekts „Wissenschaftliche

Integrität" am Center for Science and the Public Interest befürchtet, die Wissenschaft werde ihre Glaubwürdigkeit verlieren. Er warnt: „Einseitige und von derartigen Interessen geleitete Forschung und Verdunklung beeinträchtigen das Ansehen der Wissenschaft ebenso, wie ihr Grundanliegen, die Suche nach Wahrheit. Die von der Industrie bezahlten Universitätsprofessoren treten gegenüber dem Kongress und den gesetzgebenden Institutionen als Sachverständige auf, ohne ihre Beziehungen zur Wirtschaft offenzulegen." Auch Robert Reich, Arbeitsminister in der ersten Regierung Bill Clintons, beklagt die Auswirkungen, denen Wissenschaft und Forschung im „Zeitalter des Geschäftemachens" ausgesetzt seien. Wissensdrang, freie Forschung und intellektuelle Neugier rückten nun in die zweite Reihe, fürchtet er.

Universitätspräsidenten werden zu Geschäftsreisenden. Ein neuer Akademikertypus erobert den Campus: Der „Unternehmer-Professor". Sie sind die renommierten Superstars einer Universität, ihre Praktiken stehen selten in der Kritik. Nichtkommerzielle Forschungsinstitute wiederum dienen Konzernen als notwendiges Aushängeschild. Ganz gleich, ob es sich um die Schädlichkeit des Tabaks oder um die Eigenschaften eines Medikaments handelt, immer findet sich auf diese Weise ein „Sachverständiger", der es versteht, die Zahlen so zu drehen, dass sich daraus ein den Auftraggebern genehmes Gutachten erstellen lässt.

Knapp die Hälfte der innerhalb von drei Jahren unter der Rubrik „Drug therapy" im angesehenen Fachmagazin *New England Journal of Medicine (NEJM)* veröffentlichten Artikel stammen von Medizinern, die von der Pharmaindustrie „ausgehalten" werden, schreibt die frühere Chefredakteurin des *NEJM*-Journals, Marcia Angell.

Förmlich über Nacht entstehen unzählige biotechnologische Start-up-Firmen und Partnerschaften zwischen Universitäten. Gene, Proteine, Organismen – es wird patentiert, was sich nur irgendwie patentieren lässt. Selbstverständlich hofft man auf die Entwicklung passender Produkte und damit auf sprudelnde Gewinne. Viele Top-Wissenschaftler gründen nicht nur Firmen, sondern werden auch gutbezahlte Pharmaberater – hier sei auch noch einmal an unsere Leitlinienautoren erinnert. Bei alledem rückt beinahe zwangsläufig die Impfstoffentwicklung ins Zentrum der Begierde.

Nach der entscheidenden Dearborn-Konferenz bemühen sich zwei Firmen, SmithKline Beecham (SKB) und Pasteur Merieux Connaught (PMC), um die Weiterentwicklung eines Borreliose-Impfstoffs, den sie bald auf den Markt zu bringen gedenken. Insbesondere SKB hat es eilig. Ihre Studie ist noch längst nicht abgeschlossen, sie ist auch noch nicht von Fachleuten bewertet, das hindert SKB indessen nicht, den 15 000 Patienten, die bislang Placebos erhalten haben, bereits ihren Impfstoff anzubieten. „Die Anfragen der Investmentgruppen" seien der Anlass für die Impfstoffabgabe gewesen, erklärt SKB. Für reichlich gewagt halten manche diese Vorgehensweise. Doch Zeit ist für den Pharmariesen nun mal Geld.

> *In Deutschland verminen Patente das Forschungsgelände. Forscher trauen sich nicht mehr in bestimmte Forschungsfelder, weil sie zuvor analysieren lassen müssten, welche Patente bereits existieren und welche Lizenzen sie kaufen müssten.*

Es ist ja nicht einfach. Das Chamäleon *Borrelia burgdorferi*, das permanent seine Oberfläche und Gestalt verändern kann, ist bis heute ein schwieriger Impfstoffkandidat. Wie soll ein Produkt durch das Zulassungsnadelöhr der FDA kommen, der US-Behörde für Arzneimittelzulassung (Food and Drug Administration), wenn es viel zu häufig grenzwertige Testergebnisse bei Patienten zeitigt und man es mit kaleidoskopisch bunten Oberflächenproteinen (Osps) zu tun hat?

Der Impfstoff basiert auf dem Protein OspA. Da kommen die neu definierten Dearborn-Kriterien den beiden Pharmaunternehmen gut zupass. Ohne eine saubere Falldefinition der Lyme-Borreliose würden sie ihre Studien vermutlich nicht durch die FDA-Anhörungen bringen können. Wäre die Definition zu weit gefasst, könnten sie nicht sicher unterscheiden, wer definitiv an Lyme-Borreliose leidet und wer nicht. Jederzeit könnten ihre Daten angezweifelt werden. Durch die Eliminierung der borreliosetypischen OspA und OspB-Proteine aus der Labordiagnostik, ist zu erwarten, dass die erste und zweite Generation des künftigen Vakzins, das eben auf diesen Proteinen basiert, keine falsch-positiven Labortestergebnisse produzieren wird.

Bereits fünf Monate vor der Dearborn-Konferenz hatten sich Vertreter von SmithKline Beecham, FDA und CDC getroffen, um die Anforderungen für eine Borreliose-Falldefinition zu besprechen. Die gemeinnützige Lyme Disease Association (LDA) zitiert einen Arzt von SmithKline Beecham (SKB), der bestätigt, dass es bei diesem Treffen um eine Falldefinition der Lyme-Borreliose gegangen sei, die zu diesem Zeitpunkt – fünf Monate vor Dearborn – für eine klinische Studie nicht ausreichte. Während im Oktober 1994 über die Dearborn-Kriterien abgestimmt wird, hatte SKB, mit dem Einverständnis von FDA und CDC, den in Dearborn beschlossenen Diagnose-Standard bereits für die klinischen Studien nutzen können. Noch 1994 beginnen die Phase II-Studien. Anfang 1995 startet man mit der entscheidenden Phase III-Wirkungsstudie, die 1996 endet.

Blenden wir zurück nach Deutschland ins Jahr 1988. Drei deutsche Wissenschaftler, Markus Simon, Rainer Wallich und Michael Kramer beginnen in Freiburg und Heidelberg mit der Entwicklung eines Impfstoffs gegen humane Lyme-Borreliose, der später in den USA hergestellt und vermarktet werden soll. Es arbeiten mehrere Teams an der Impfstoffentwicklung, die drei Deutschen sind aber offenbar die Schnellsten. 1989 entdecken sie das OspA-Protein, das – wie sie feststellen – die Antikörperproduktion bei ihren mit *Borrelia burgdorferi* infizierten Mäusen ungemein ankurbelt. 1989 reicht das Team die erste Patentschrift ein. Patentnummer EP643974B.

Die deutsche Pharmaindustrie ist nicht interessiert. Dafür der britische Pharmakonzern SmithKline Beecham (SKB) umso mehr. Die Briten kaufen für einige hunderttausend Mark die Option auf die Patente des Forschertrios. Eine sechsjährige Kooperation beginnt. Parallel soll ein spezieller Impfstoff für Europa vorbereitet werden. Weil es in den USA praktisch nur einen pathogenen Borrelienstamm gibt, beschließt man mit dem US-Markt zu beginnen.

Im Mai 1998 kommt es in den USA zur Anhörung für die FDA-Zulassung des Impfstoffs. Dabei hat die FDA augenscheinlich eine sehr eigene Auffassung davon, was ein Interessenskonflikt ist. Der Studienleiter des SKB-Impfstoffteams, von SKB bezahlt, gehört gleichzeitig zum Expertenteam der FDA, das über die Zulassung entscheiden soll. Er heißt: Allen C. Steere.

## Die Zecken-Impfung

Man fertigt einen umfangreichen Bericht an. Am 21. Dezember 1998 wird der Impfstoff zugelassen. Es bleiben jedoch viele Fragen offen. Die Experten zweifeln. Was stimmt nicht mit dem Impfstoff?

Rufen wir uns an dieser Stelle einmal ins Gedächtnis wie Impfungen normalerweise funktionieren. Bei einer Impfung werden dem Körper abgeschwächte oder abgetötete Erreger oder auch nur Bestandteile derselben verabreicht. Dem Immunsystem wird so eine Infektion vorgetäuscht und es reagiert gegen die Proteine des Pathogens mit der Bildung von Antikörpern. Beim erneuten, dieses Mal „echten" Kontakt mit dem Krankheitserreger, erkennen die Antikörper den Eindringling wieder, docken an der Oberfläche der „feindlichen" Proteine an und besiegen im Idealfall die Infektion.

Der Lyme-Borreliose-Impfstoff dagegen soll *Borrelia burgdorferi* noch im Zeckendarm abtöten. Wie wir bereits wissen, ist der Borrelien-Keim überaus veränderlich und kann sich verschiedene „Mäntel" aus Oberflächenproteinen anziehen – je nach Organismus, je nach Gewebetyp und sogar je nach Individuum. Der Impfstoff, der aus OspA besteht, zielt auf die Produktion von OspA-Antikörper. Wenn die Zecke einen geimpften Menschen sticht und Blut saugt, nimmt sie diese Antikörper auf. Sie wandern in ihren Magen-Darm-Trakt und töten die Spirochäten sozusagen „vor Ort", noch bevor sie die menschliche Blutbahn erreichen können. Eigentlich eine Zecken-Impfung.

Wissenschaftler hatten bereits seit längerem beobachtet, dass das Oberflächenprotein OspA häufig gebildet wird, wenn *Borrelia burgdorferi* sich im Darm der Zecke befindet. Offenbar wird die OspA-Bildung jedoch herunterreguliert, wenn das Bakterium die Speicheldrüsen der Zecke passiert. Wenn *Bb* von den Speicheldrüsen in den menschlichen Blutstrom gelangt, verschwinden die OspA-Proteine und das Protein OspC erscheint.

Überhaupt liegt die Tücke wie immer im Detail. Um Borrelien zu bekämpfen, räumt Dr. Aravinda M. de Silva, Autor einer Studie über den Impfstoff, 2001 gegenüber der *New York Times* ein, „werden die Dinge deutlich komplizierter. […] Zu unserer Überraschung war das, was wir beobachteten, nicht eine Sache von einem Protein, das im Darm gebildet

wird und einem anderen, das sich im Wirt befindet. Was die Zecke tatsächlich in den Wirt spuckt, sind Bakterien, die in hohem Maße variabel sind."

Die ganzen 90iger hindurch hatten sich die veröffentlichten Artikel
gehäuft, die darauf verweisen, dass sich OspA im Menschen nur selten in
den ersten Monaten nach der Infektion zeige und eher bei einer dissemi-
nierten, fortgeschrittenen Infektion zu finden sei. Andere Studien deuten
darauf hin, dass Menschen mit einem bestimmten Gen, HLA-DR 4, die
etwa 30 Prozent der US-Bevölkerung ausmachen, ein erhöhtes Risiko
haben, an einer chronisch werdenden Lyme-Arthritis zu erkranken, die
sich jeder antibiotischen Behandlung entzieht. Und wieder andere mach-
ten deutlich, dass einige Zeckenstämme gar nicht über das Oberflächenprotein OspA verfügen, die Impfung in diesem Fall also weniger Wirkung zeigen könnte.

„Wenn die Leute gewusst hätten, dass sich OspA hauptsächlich in
ungefütterten Zecken entwickelt, hätten sie vermutlich gar nicht versucht,
dieses Vakzin zu entwickeln", sagt Dr. de Silva. Wenn das Bakterium nicht
innerhalb der Zecke abgetötet wird, sondern seinen Weg ins Blut des Wirts
findet, verwandelt sich die Bakterie in verschiedene Formen, die dem Impf-
schutz entkommen. Sie vermehren sich und schädigen den Wirt.

Der klinische Studienleiter für Pasteur Merieux Connaught, Patent-
Inhaber und späterer IDSA-Leitlinienautor heißt Dr. Leonard Sigal. Er
stoppt die Entwicklung von Imulyme noch vor der Marktreife. Drohende
Prozesse wegen befürchteter Nebenwirkungen lassen sie die Segel strei-
chen. Steere als Studienleiter für SKB dagegen glaubt die FDA-Zulassung
zu schaffen. Er veröffentlicht im Juli 1998 die Ergebnisse der Phase III-
Studie mit knapp 11 000 Probanden. Diese letzte entscheidende Studie
sei hervorragend verlaufen, wird berichtet. Die beobachteten Nebenwirkungen scheinen gering und vernachlässigbar; die FDA gibt dem Impfstoff die ersehnte US-Zulassung.

## 500 Millionen Dollar Umsatzpotenzial

Unterdessen erhalten die deutschen Forscher den Robert-Pfleger-Preis
für herausragende Ergebnisse medizinischer Forschung. Es werden

Umsatzpotenziale von bis zu 500 Millionen Dollar errechnet. Bei den deutschen Erfindern knallen die Sektkorken.

„Ich bin Teil der ursprünglichen Testgruppe, die mit dem neuen Impfstoff geimpft wurde. Bei zwei verschiedenen Fällen kontaktierte ich Dr. Sikand mit meinen gesundheitlichen Problemen, von denen ich wollte, dass sie für die Studie mit der Überschrift „Mögliche Nebenwirkungen" aufgezeichnet werden. Beide Male wurde mir gesagt, es gäbe keine Spalte, um diese Probleme aufzuzeichnen, da sie nicht erwartet wurden. […] In den vergangenen Jahren erfuhr ich, dass meine Probleme auch bei anderen Menschen häufig auftreten, die ebenfalls geimpft wurden. Auch deren Probleme wurden nicht dokumentiert. Nun höre ich auf Channel 8 News, am 9. März, dass die Forscher sich darüber im Klaren waren, dass autoimmune Reaktionen durch das Vakzin möglich seien. Diese Möglichkeit hat man den Testpatienten nie erläutert", schreibt einer der Test-Patienten.

Am 28. November 2001 verliest Karen Vanderhoof-Forschner, Mitbegründerin der Lyme Disease Foundation (LDF) und Mutter eines an Borreliose gestorbenen Kindes, ihre Aussagen über den Impfstoff vor dem Impfstoff-Beratungsausschuss der FDA. Sie weist darauf hin, dass OspA in Studien mehrfach mit therapieresistenter Arthritis verbunden gewesen sei und damit jene genetisch gefährdete Bevölkerung schädige.

„Seit 1988 wird in wissenschaftlichen Publikationen darüber berichtet, dass OspA chronische Erkrankungen in genetisch gefährdeten Individuen auslösen kann", sagt sie und zitiert Steere, der am 31. Mai 1995, in seiner Rolle als Leiter der klinischen Impfstoffstudie für SmithKline-Beecham, an den Lyme-Projektleiter der NIH schreibt: „Ein kleiner Prozentsatz der Patienten entwickelt Gelenkschmerzen und Arthritis, nachdem sie mit dem Impfstoff geimpft wurden. Ich bin weiterhin über dieses Phänomen besorgt."

„Hat Steere das dem internen Prüfgremium gesagt? Alarmierte der Lyme-Projektleiter irgendjemanden? Hat das jemand den Patienten mitgeteilt? Wurde SmithKlineBeecham informiert?", fragt Vanderhoof-Forschner das Gremium. „An diesem Punkt hätte man die Studie abbrechen müssen und die Patienten informieren und behandeln sollen." Doch nichts passiert.

In ihrem Artikel „Im Kampf gegen Lyme Disease wurde der erste Schuss abgefeuert" zitiert die *New York Times* Dr. Alan Barbour so: „[…] die Impfung könne theoretisch eine arthritis-artige Reaktion bei einigen Menschen hervorrufen, obwohl man eine solche Reaktion bislang nicht beobachtet habe."

## „Wir sind doch alle Laborratten."

Im Januar 1999 begannen die LYMErix-Impfungen. Über 1,3 Millionen Dosen wurden an die Arztpraxen geschickt. Niemand weiß, wie viele Impfdosen in den Regalen blieben und wie viele wirklich „verimpft" wurden. Ein SKB-Sprecher sagt, man gehe von ungefähr 400 000 geimpften Menschen aus, die die erforderlichen drei Dosen, verteilt über ein Jahr, erhalten haben.

Mehr als 1000 zuvor gesunde Menschen, die mit LYMErix geimpft wurden, haben nach der Impfung Gesundheitsstörungen entwickelt, bilanzieren Experten anlässlich der „14. Internationalen Konferenz über Lyme Disease und andere zeckenübertragene Krankheiten". Die Beschwerden reichten von Arthritis über Lähmungen, partieller Erblindung, Fatigue und „Gehirnnebel" oder Verwirrtheit, heißt es.

Im Juni 2000 reichen die ersten Patienten Klage gegen SKB ein. Darunter die Krankenschwester Lydia Marra. Eine Woche nachdem sie die zweite der drei notwendigen Spritzen bekam, habe sie unter unerträglichen Schmerzen gelitten. Binnen Monaten waren ihre Arme, ihr ganzer Oberkörper morgens so steif und schmerzhaft, dass sie sich kaum noch bewegen konnte. Ihr Mann Frank musste ihr aus dem Bett helfen. „Hätte ich nicht über mögliche Nebenwirkungen informiert werden müssen?", fragt Mrs. Marra.

Dr. Leonard Sigal, Studienleiter für ImuLyme, sieht das Ganze gelassen: „Die Welt ist übersät mit Medikamenten, von denen man denkt, sie seien sicher und wirksam und dann treten doch Probleme auf."

Nun wird auch die Yale University beschuldigt. Es gebe dort offensichtlich Interessenskonflikte bei der Entwicklung und Patentierung des Impfstoffs, bei der Mitwirkung der Sicherheitsstudien und den Einnahmen aus den Verkaufserlösen. Yale und drei seiner Forscher werden benannt, aber nicht angeklagt. Der Yale-Sprecher, Thomas R. Conroy, erwidert, was alle erwarten. Man habe keine Beschwerden bemerkt und sei sich auch keiner Interessenskonflikte bei der Impfstoffforschung bewusst gewesen.

April 2001. Der US-Rechnungshof startet seine Untersuchung. Hatten einige Mitglieder der FDA-Beratungskommission verschwiegene Interessenskonflikte oder gab es finanzielle Motive, die zur Einführung und Genehmigung von LYMErix führten? „Das ist eine der Fragen, der wir nachgehen", bestätigt die stellvertretende Rechnungshofdirektorin Marcia Crosse gegenüber dem Sender CBS. Für Einige sind die Dinge bereits offensichtlich. „Das war absolut politisch. Man kann eine Menge Geld mit Vakzinen verdienen", sagt Janet Jumes, eine 44-jährige Geologin, die vor 25 Jahren an Lyme Disease erkrankte. „Wir sind doch alle Laborratten", ergänzt sie.

Im Oktober 2000 wird dem American College of Rheumatology der erste nachgewiesene Schaden, verursacht durch die Lyme-Impfung, vorgestellt. Im November 2001 veröffentlicht das *Journal of Rheumatology* nachgewiesene Nebenwirkungen des Impfstoffs. Es ist der Monat, in dem Vanderhoof-Forschner auf ein Weltpatent stößt.

Das Patent war am 21. März 2000 auf Steeres Kollegen von der Tufts University ausgestellt worden. Es beschreibt die Entwicklung eines Impfstoffs, der „weniger reaktiv" und damit „in geringerem Maße" Autoimmunität bei Patienten auslöse. Bis 2001 wurde nichts davon der FDA gegenüber offengelegt. Am Menschen getestet, schien man also um mögliche autoimmune Reaktionen zu wissen, die der Impfstoff auslösen kann. Die Tufts-Leute waren jedoch

> *War die zunehmend restriktive Krankheitsdefinition der Lyme-Borreliose durch den Impfstoff motiviert?*

längst zu den drei Affen mutiert. Sie hörten, sahen und sagten nichts.

Im Juli 1998 veröffentlicht Studienleiter Steere zwei Arbeiten. Der erste Artikel erscheint im *New England Journal of Medicine*. Steere stellt die klinischen Ergebnisse der Zulassungsstudie vor, die dem Impfstoff Sicherheit und Wirksamkeit bescheinigen. Es gibt aber einen kleinen Schönheitsfehler. Steere vermutet plötzlich, dass OspA, der aktive Bestandteil des Impfstoffs, auch der Auslöser für die chronische Form der Borreliose bzw. für die Entwicklung einer autoimmunen Lyme-Arthritis sein könnte. Ist es ein

Akt wissenschaftlicher Integrität, dass Steere seine Theorie im Juli 1998, zwei Monate nach seiner LYMErix-Empfehlung, im angesehenen Fachblatt *Science* veröffentlicht? Er äußert die Vermutung, der Impfstoff könne bei HLA-DR4-positiven Trägern eine Autoimmunerkrankung auslösen. In seiner Argumentation stützt er sich auf seine Versuche mit Hamstern.

Aber warum lässt sich die FDA nicht von Steeres nachgeschobenen Hamster-Studien beeindrucken? Nur zwei Monate, nachdem Steere selbst die Zulassung des Impfstoffs empfohlen hatte? Bei SKB ist man jedenfalls „not amused".

Warum verlangt die FDA nicht, dass der Impfstoff wieder vom Markt genommen wird? Steeres plötzliche Bedenken und „Mimikry-Theorie" rufen Skepsis hervor. Tatsächlich ist es Steere und seinen Kollegen bis heute nicht gelungen, zu beweisen, dass seine Theorie korrekt war.

Forscher hatten während der Impfstoffversuche ihr Bestes gegeben, um mit einer genau umschriebenen serologischen Definition der Borreliose aufwarten zu können, doch die Krankheit, in die einfach keine Ordnung zu bringen ist, einschließlich allem, was immer noch nicht gewusst wird, stellt ihnen ein Bein. Nach und nach sickern die Probleme rund um die Impfung zu den Patienten durch, die nicht anders können, als sich zu fragen, ob nicht vor allem Interessenskonflikte und Gewinnpotenziale eine Rolle spielten?

War die zunehmend restriktive Krankheitsdefinition der Lyme-Borreliose durch den Impfstoff motiviert? Und warum wurden gerade die für die Borreliose so spezifischen Marker, OspA und OspB, aus der serologischen Diagnostik gestrichen? Könnte vielleicht ein Blick auf die Namen der Patent-Inhaber rund um LYMErix und die Lyme-Borreliose die Frage nach Interessenkonflikten und Gewinnpotenzialen erhellen? Zeigt sich womöglich, dass viele Wissenschaftler, Ärzte und Organisationen zugleich Patent-Inhaber und Mitglieder offizieller Gremien sind, die diagnostische Kriterien, Therapiestandards und – in manchen Situationen, die Patentzulassung selbst regeln?

Tatsächlich wird bei der Borreliose reihenweise Kapital aus den Lyme-Borreliose-Tests und Impfstoffprodukten geschlagen. Es werden Produkte auf der Basis von Patenten entwickelt und von der Industrie, der Regierung, von Universitäten und Akademien angemeldet. Viele dieser Patente entstanden, teilweise oder zur Gänze, durch staatliche Finanzierung, insbesondere durch die NIH und CDC. Hier wird es spannend.

Wenn Regierungsorganisationen wie NIH oder CDC durch Erfindungen begünstigt werden, bleibt das wohl kaum unberücksichtigt, wenn es um Diskussionen über Interessenskonflikte geht. Etliche patentierte Produkte sind miteinander verbunden, mit Tests und Impfstoffen, die gemeinsam auf den Markt kommen. Zunehmend repräsentieren komplexe Impfstoffserien die zweite, dritte und vierte Generation ihres ursprünglichen Produktstarts, erfunden durch die Yale University und entwickelt durch SmithKline Beecham. Die US-amerikanische Patientenorganisation Lyme Disease Association Inc. hat in ihrem Kompendium „Conflicts of Interest in Lyme Disease: Laboratory Testing, Vaccination and Treatment Guidelines" die Interessenskonflikte der Beteiligten genau untersucht. Immer wieder tauchen die Namen bekannter Borreliose-Experten auf. Besonders viele Patente scheinen Barbour, Dattwyler und Barbara Johnson beantragt zu haben. Hinzu kommen die von den Universitäten gegründeten Firmen, als deren Vorsitzende oder Mitgründer einige der späteren Leitlinienautoren fungieren.

Sicher, es sind erhebliche finanzielle Mittel in die Borrelioseforschung geflossen – nur leider ging das Meiste in die Impfstoffentwicklung und Diagnostik, und leider nicht in die Suche nach einer wirksamen Therapie.

Und warum überhaupt Impfstoffentwicklung? Eine Analyse und Risikoabschätzung der CDC hatte ergeben, dass die Kosten eines Borreliose-Impfstoffs ökonomisch gar nicht sinnvoll sind. „Bei angenommenen Impfkosten von $ 100/Person/Jahr, einer Impfstoffwirksamkeit von 0,85, einer Wahrscheinlichkeit von 0,85 für die korrekte Identifizierung und Behandlung von Lyme-Borreliose im Frühstadium und einer angenommenen Inzidenz von 1.000/100.000 Personen/Jahr, beliefen sich die Nettokosten der Impfung für die Gesellschaft auf $ 5.692/pro abgelaufenen Fall und $ 35.375/für komplizierte, neurologische oder arthritische Fälle, die vermieden werden."

Wenn der Impfstoff ökonomisch sinnlos ist und wenn die Behauptungen der IDSA, Lyme-Borreliose sei selten, einfach zu behandeln und zu heilen, wahr wäre, warum fördert die US-Bundesregierung dann so intensiv Borrelioseprodukte?

Nach einer Analyse der Lyme Disease Association (LDA) hat die US-Regierung mehr Gewinnansprüche aus Borreliose-Impfstoffen und Patenten zu Testkits als jede andere Instanz. Kam die US-Bundesregierung vielleicht zu der Erkenntnis, das Geschäftsmodell könne ein lukratives Investment sein?

Am 22. Juni 2001 untersuchten Senats- und Kongressabgeordnete mögliche Interessenskonflikte der CDC- und NIH-Beschäftigten. Sie wurden fündig. 47 Prozent der relevanten CDC- und NIH-Angestellten seien in der ein oder anderen Weise finanziell an Pharmafirmen beteiligt, besitzen zum Teil Patente, die eng mit der Lyme-Borrelioseforschung zusammenhängen und erzielen daraus Einkünfte, heißt es im Untersuchungsbericht.

Für das Jahr 2000 nimmt die LDA (Lyme Disease Association) eine grobe Einschätzung vor: Der Gesamtmarkt für serologische Assays (Westernblots) für die Lyme-Borreliose-Diagnose wird auf jährlich 2 Millionen Einheiten in den USA und einer vergleichbaren Zahl für West- und Osteuropa geschätzt. Der geschätzte Markt für Babesien-Tests sieht ähnlich aus – circa 30-50 Millionen US-Dollar pro Jahr, eventuell sogar mehr, wenn noch Tests für Blutkonserven zur Pflicht werden. In den USA und Europa werden rund 5 Millionen ELISA-Tests jedes Jahr durchgeführt.

Wenn OspA-basierte Impfstoffe auf den Markt kommen, würde der gesamte Diagnostikmarkt der Firma gehören, die als Erstes einen zugelassenen Assay-Test auf den Markt bringt, der eine *Borrelia burgdorferi*-Infektion unabhängig von einer Impfung erkennen kann. Impfstoffe könnten noch profitabler sein, je nachdem, wie oft eine Auffrischungsimpfung notwendig wird. Wenn die durchschnittlichen Kosten pro Person mit 100 US-Dollar angenommen werden, wie von den CDC geschätzt, dann würden selbst bei einer Impfrate von nur 1 Prozent der US-Bevölkerung, die Impfstoffe einen ordentlichen Gewinn abwerfen. Bei 2,8 Millionen Impfungen à $ 100 pro Jahr = $ 280 Millionen Erlös. Ähnliches wird von Ökonomen für Europa geschätzt. Die steigenden Erkrankungszahlen dürften die Industrie ebenfalls entsprechend stimulieren.

Die IDSA-Leitlinienkommissionsmitglieder erhielten Forschungsmittel zur Entwicklung des Impfstoffs, partizipierten an den klinischen Studien oder konnten Gewinne aus ihren Patenten und der Entwicklung relevanter Diagnose-Kits erzielen. Neben den Individuen verfolgten auch viele Institutionen finanzielle Interessen mit dem Erfolg von LYMErix. US-Regierungsbehörden, einschließlich CDC, NIH und das Verteidigungsministerium sollen teilweise Rechte auf die Einnahmen von mehr als einem Drittel der 56 US-Patente besitzen, die als besonders signifikant für den Borreliose-Impfstoff und für Tests identifiziert wurden.

Zu den Firmen mit Ansprüchen aus den Borreliose-Impfstoff-Patenten gehören u. a. die multinationalen Lifescience-Riesen Aventis und AstraZeneca, als auch Abbott Lab., American Home Products und Schering-Plough. Auch Yale, das Rechte am OspA-Patent hält, hätte einen satten Gewinn erzielt, wenn der Impfstoff ein Knüller geworden wäre. Das Netz vermeintlich berechtigter Interessen war und ist bis heute undurchsichtig und groß.

Ist ein Gerücht erst einmal in der Welt, lässt es sich kaum noch einfangen. 2001 fordern US-Anwälte die Bevölkerung auf, etwaige Nebenwirkungen der Impfung zu melden. Jeder Vorstadtarzt bietet inzwischen die Impfung an. Mit der Zahl der Geimpften steigt auch die Zahl derer, die über Probleme im Zusammenhang mit dem Impfstoff berichten. Manche glauben, die Impfung habe eine als geheilt betrachtete Borreliose wieder aufflackern lassen; andere denken, sie litten nun an einer Autoimmun-Erkrankung.

Als LIMErix-Geimpfte auf Borreliose getestet werden, zeigen die Westernblot-Ergebnisse nahezu jede denkbare Bande. Jeder Geimpfte scheint auf einmal positive Testergebnisse zu haben, ob er tatsächlich unter Borreliose leidet oder nicht. LYMErix droht zu einem Desaster zu werden. SmithKline wehrt zunächst ab. Die Bedenken hinsichtlich LYMErix seien unbegründet, heißt es. Die Firmensprecherin Carmel Hogan: „Wir haben Vertrauen in die Sicherheit und Wirksamkeit dieses Impfstoffs. [...] Es gibt keinen wissenschaftlichen Beweis, dass die Erkrankungen, die Geimpfte entwickeln, ein Ergebnis der Impfung sind." Das scheint SmithKline wirklich zu glauben, denn sie beantragen auch die Zulassung des Impfstoffs für Kinder.

2001, mitten im Sturm der LYMErix-Prozesse, kommen die FDA-Verantwortlichen wieder zusammen. Es werden Einzelfälle vorgestellt. Sie behaupten, die Impfung habe sie geschädigt.

Jetzt brechen die Umsätze mit LYMErix ein – von 21,5 Millionen US-Dollar im Jahr 1999 auf 17,6 Millionen Dollar in 2000. Gleichzeitig bereiten geschäftstüchtige US-Anwälte für 350 Mandanten Millionenklagen vor. Gibt es Impfopfer, oder nicht? „FDA und CDC konnten bei der Nachuntersuchung von 904 Fällen, die im Zusammenhang mit 1,4 Millionen Impfungen gemeldet worden waren, keine schwerwiegenden Nebenwirkungen feststellen", resümiert das *Deutsche Ärzteblatt.*

Der Pharmakonzern will kein Risiko eingehen, auch wenn sich im Nachhinein angeblich keiner der vermuteten Impfschäden nachweisen lässt, von denen mindestens 30 Prozent der US-Bevölkerung betroffen gewesen wären. Im Februar 2002 nimmt SmithKline Beecham, inzwischen als Glaxo SmithKline firmierend, aus Sorge um ausufernde Schadensersatzklagen den Impfstoff vom Markt. Der für den europäischen Markt vorgesehene Impfstoff, der bereits Phase II der klinischen Versuche überstanden hatte, wird gestoppt. Sigal, der Versuchsleiter für Connaughts Impfstoffversuche, sagt, sie hätten bei ihren klinischen Versuchen unter kontrollierten Bedingungen keine Kreuzreaktionen verzeichnet.

Auch die drei deutschen Forscher regen sich über Steeres „Vermutung" auf. „Humbug" und „totaler Unsinn", schimpfen sie. „Steere habe unsinnige theoretische Gedankengebäude errichtet und bei späteren Experimenten mit abstrus hohen Konzentrationen gearbeitet; Konzentrationen, die im menschlichen Organismus nie auch nur annähernd erreicht würden. Zudem seien die beunruhigenden *Science*-Spekulationen des Mediziners, LYMErix habe autoimmun-reaktives Potenzial, längst widerlegt", heißt es im *Laborjournal.*

2004 widerruft Steere seine ursprünglichen Vermutungen im *Nature Reviews.* Die deutschen Forscher und ersten „Erfinder" des Impfstoffs rechnen damit, dass sich andere Unternehmen nach Ablauf des Patentschutzes an ihren Ideen bedienen werden. Die österreichische Intercell AG arbeitet an einem Impfstoff, aber auch Baxter Vaccines.

Warum ich das erwähne? Vielleicht, weil Mitglieder der IDSA-Leitlinienkommission Beratungshonorare von Baxter erhielten. Darunter Wormser, der, zusammen mit Steere, als führender Autor der umstrittenen Leitlinie fungierte.

Warum wurde entschieden, die wichtigen Borreliose-Marker OspA und OspB aus dem Westernblot zu entfernen? Warum verneint man die Chronifizierung der Borreliose? Könnte das alles mit der Impfstoffentwicklung und dem geplanten großen Geschäft zu tun haben? Gab es geheime Absprachen? Man wird wohl nie hinter das Ausmaß aller Implikationen kommen, die mit der Impfstoffentwicklung in Zusammenhang standen.

Kehraus. Der OspA-Impfstoff hatte eine Menge Nachteile. Borrelien, die bereits in der Speicheldrüse der Zecke sind, werden nicht erfasst. Für Europa hätte es sowieso eines anderen Impfstoffs bedurft, was allerdings eine Forschergruppe nicht daran hinderte, dennoch mit 250 Kindern in Tschechien OspA-Impfversuche zu unternehmen.

Baxter testete noch ein OspC-Vakzin. Nach Phase II der klinischen Studien war auch damit Schluss. Die Studienteilnehmer entwickelten Hautrötungen, deren Ursache nicht klar war.

Liest man Börsenmagazine und Finanzzeitungen, springen einem Schlagzeilen wie „Impfstoffe – Impfen ist wieder angesagt", „Hersteller reiben sich die Hände" oder „Neu entdecktes Impfstoffgeschäft" in die Augen. Das weltweite Marktvolumen für Impfstoffe liegt bei 16 Milliarden Dollar. 80 Prozent des Umsatzes entfielen 2005 auf fünf Hersteller: Glaxo SmithKline, Merck & Co., Sanofi, Wyeth, Chiron."

Im Kampagnenhauptquartier des ehemaligen US-Präsidenten Bill Clinton soll ein Schild gehangen haben, mit einem Satz, der zum Wahlkampfschlager wurde: „It's the economy, stupid!" Unter diesem Satz stand aber noch ein weiterer: „Don't forget health care." Vergiss das Gesundheitswesen nicht!

## KAPITEL 15

## *Ärzte auf der Flucht*

Sommer 2006. Wir sind gerade mit Sack und Pack in Raleigh, USA, gelandet, als dort in der Hauptstadt North Carolinas (NC), Borreliosepatienten für einen bekannten Infektiologen demonstrieren. Jahre zuvor hatte er noch Vorlesungen an der renommierten Duke University gehalten. Nun werden Unterschriften für ihn gesammelt. Nach einem spektakulären Prozess wird ihm vom Medical Board of North Carolina (Ärztekammer) für ein Jahr die Berufsausübung untersagt.

Als ich Monate später fiebernd aufwache und eine Dreierbande aus Borrelien, Babesien und Ehrlichien sich mit vereinten Kräften in meinem Körper Bahn bricht, ahne ich nicht, welch' große Bedeutung diese Demonstration für mich haben wird.

Ein halbes Jahr nach meiner vermeintlichen „Erkältung", erhalte ich in Deutschland endlich die richtige Diagnose. Nach gut drei Wochen Doxycylin sind all meine Symptome verschwunden. Ich kann es kaum glauben. Zu früh gefreut? Bereits fünf Tage nach Therapie-Ende kommen meine Beschwerden langsam zurück. Nachts liege ich erneut schweißgebadet im Bett, wach gehalten von Husten und Atemnotanfällen – *Borrelia burgdorferi* breitet sich in jeder Nische meines Körpers aus. Die Beschwerden häufen sich: Schwindel, Seh- und Hörstörungen, Übelkeit, Herzrasen und wieder tiefe Erschöpfung.

Es gehen Monate ins Land. Monate, in denen ich viele Ärzte in North Carolina kennenlerne. Nervöses Räuspern, wenn ich meine positiven Westernblot-Ergebnisse aus Deutschland auf den Tisch lege. Stirnrunzeln und ärgerliche Ablehnung, sobald mein Mund zwei Worte formt: Lyme Disease.

Warum, frage ich mich, werden sowohl meine Diagnose, als auch meine Laborergebnisse derart hartnäckig ignoriert? Aus welchem Grund scheint „Lyme-Borreliose" offenbar ein heißes Eisen zu sein? Warum werden die Ärzte bloß so ärgerlich, wenn ich darum bitte, meine Borreliose weiter zu therapieren?

Wie gesagt, die demonstrierenden Patienten hätten erste Antworten auf diese Fragen geben können, aber ich wusste nichts von ihnen und so stehe ich 2007 am Beginn einer langen und intensiven Suche nach Antworten.

### Der Bundesstaat North Carolina vs. Dr. Joseph Jemsek

Juni 2006. Dr. Joseph Jemsek schließt seine Praxis in Charlotte, North Carolina. Er ist einer Millionen-Dollar-Klage ausgesetzt, die zwei große US-Krankenversicherungsgesellschaften gegen ihn vorbereiten. Er soll die Behandlungsleitlinien der IDSA missachtet haben. Leitlinien, so heißt es, die in North Carolina bindend seien.

Bindend? Die IDSA-Leitlinien zur Diagnose und Therapie der Lyme-Borreliose werden als „Empfehlungen" bezeichnet, denen man freiwillig („voluntary") folgen kann, nicht muss.

Jemsek therapiert mit Erfolg nach den evidenzbasierten ILADS-Leitlinien, geschrieben von einem multidisziplinären Team praktizierender Ärzte, basierend auf ihren tagtäglichen Erfahrungen mit Borreliosepatienten. Jemseks Borreliosepatienten, pro Monat durchschnittlich 80, kommen aus allen Teilen der USA, aus über 45 Bundesstaaten. Das kann man als Beispiel für US-amerikanische Reisefreude sehen, zeigt in Wahrheit aber die schiere Not und Verzweiflung der Patienten. Sie müssen, genau wie ich, einen Arzt finden, der bereit ist, sie länger als einen Monat zu behandeln.

Der auf 60 Personen ausgelegte Raum für Dr. Jemseks Vernehmung in Raleigh fasst die zahlreichen Besucher und Patienten nicht mehr. Über hundert warten bereits im Regen auf die Eröffnung der Anhörung. Zwölf Ermittler des Medical Boards vernehmen Jemsek. Sie werfen ihm vor, in 10 Fällen seine Patienten nicht darüber informiert zu haben, dass er „außerhalb der IDSA-Norm" therapiere. Kommen die verzweifelten Patienten nach oft jahrelangem Leiden und wirkungsloser IDSA-Kurzzeit-Therapie nicht genau aus diesem Grund zu ihm?

Dr. Jemsek wendet sich an die Mitglieder des Medical Board: „Es ist wichtig zu begreifen, dass die IDSA vieles mit anderen Organisationen gemein hat. In dieser Organisation gibt es kleinere Gruppen, die wiederum ganz bestimmte Interessen und Pflichten haben. Die IDSA-Erfahrung mit Lyme kann wie folgt beschrieben werden. Wenn eine Sache mit Lyme Disease der IDSA präsentiert wird, lautet die natürliche Antwort: „Oh, Sie haben eine Lyme-Frage, dann geben Sie es dem Soundso." Weil es innerhalb der IDSA nur circa 15 Menschen gibt, die die Politik und Meinung in diesem Bereich seit den letzten 15 bis 20 Jahren kontrollieren. Einige dieser 15 Personen beraten Versicherungsunternehmen, sie beraten zur Impfstoffentwicklung, und – wie ich bereits sagte – die klinische Forschung, die durch diese Gruppe produziert wird, ist nicht sehr gut und dort ist auch nicht viel. Wir bekommen nicht genügend Antworten, und es gibt keine Dringlichkeit, um das zu ändern. Dieser politische Stand behält den müden alten Status Quo bei, was in Ordnung wäre, wenn unsere Patienten nicht unkalkulierbares Leiden erfahren würden. Nach meiner Meinung ist das Beibehalten des Status Quo schlicht alarmierend und an der Grenze zum Unethischen."

> *Wenn eine Sache mit Lyme Disease der IDSA präsentiert wird, heißt es: „Oh, geben Sie es dem Soundso. Weil es innerhalb der IDSA nur circa 15 Menschen gibt, die die Politik und Meinung in diesem Bereich seit den letzten 15 bis 20 Jahren kontrollieren. Einige von ihnen beraten Versicherungen und zur Impfstoffentwicklung."*

Jemsek äußert sich auch zu den diagnostischen Tests: „Die Leitlinien für die diagnostischen Tests wurden 1994 geschrieben. Sie waren als Übergangslösung gedacht. Und hier – 12 Jahre später – stehen wir hier und die CDC sagt, die Leitlinien für die Tests sind großartig und der zweistufige Ansatz ist „höchst empfehlenswert".

Die Test-Empfehlungen sind nicht großartig. Sie sind alt und funktionieren nicht und irgendjemand bei den CDC und der IDSA weiß das und weiß mehr, als öffentlich wurde. Die CDC hat das noch nicht laut gesagt. In einem Brief der ILADS an die CDC, Anfang des Jahres, den ich mit verfasste, gingen wir Punkt für Punkt durch die Leitlinienaussagen, die falsch sind. Wir ergänzten und arbeiteten die Punkte aus, die entweder höchst irreführend sind und/oder für die es keine adäquate existierende wissenschaftliche Unterstützung gibt."

Zwei Tage später fällt das Urteil. Jemsek wird die Berufsausübung in North Carolina für ein Jahr untersagt. Als Gründe werden Einzelfälle genannt, bei denen Jemseks Borreliosepatienten negative Testergebnisse aufwiesen und er sie dennoch auf Lyme-Borreliose behandelt habe.

Negative Testergebnisse? Wie wir wissen, produzieren die üblichen Borreliosetests häufig falsch-negative Resultate. Selbst die CDC hält fest, der Arzt solle sich bei der Diagnose nicht auf die Stufendiagnostik (ELISA und ggf. Westernblot) verlassen. Lyme-Borreliose werde hauptsächlich aufgrund des Beschwerdebilds diagnostiziert. Doch das alles gilt bei Jemseks Anhörung nicht mehr.

Dr. Jemsek ist nicht „irgendein" Arzt. Er ist seit Anfang der 80er Jahre *der* führende Spezialist für HIV/AIDS im Süden der USA. Der erste Arzt in Charlotte, North Carolina, der Patienten mit AIDS diagnostiziert und behandelt. Zu einer Zeit, als viele Ärzte AIDS noch als eine reine „Schwulen- und Junkie-Krankheit" betrachten und bestrebt sind, sich solche Patienten vom Leib und aus der Praxis zu halten. Wer will, kann hier durchaus Parallelen zur Borreliose erkennen. Jemsek, der Experte für Infektionskrankheiten, behandelte AIDS-Patienten, die zunächst ähnlich vom medizinischen Establishment ausgegrenzt wurden, wie es die chronisch an Borreliose Erkrankten erfahren. Zu ihm, einem Mitglied der IDSA übrigens, kommen die Leidgeprüften, denen Ärzte wahlweise einreden, es spiele sich alles nur in ihrem Kopf ab, sie seien Hypochonder, sie sollten einen Psychiater aufsuchen, oder sie litten an einem Post-Lyme-Syndrom.

Für die vielen Kranken, die Jemsek behandelt, ist es schlicht keine Frage mehr, wie hoch denn nun die von der IDSA empfohlene „Standarddosis" eines Antibiotikums für exakt wie viele Tage sein soll. Wenn die von der IDSA in Leitlinien „empfohlene" Dosierung und Therapiedauer nicht ausreicht, um sie wieder gesund werden zu lassen, brauchen sie einen Arzt, der bereit ist, sie auch jenseits dieses Standards zu therapieren.

„Wenn Patienten zu uns kommen, haben die kranken Leute für gewöhnlich bis zu zehn oder 20 Ärzte aufgesucht. Häufig wurden sie zu den großen Kliniken überwiesen – von der Mayo über die Cleveland Klinik, bis zu Duke und anderen. Sie haben bereits unzählige Tests,

Versuche und Therapien hinter sich und werden schließlich mit Etiketten wie Depression, Fibromyalgie, Chronischem Erschöpfungssyndrom zurückgelassen. Sie sind nicht glücklich, weil sie bereits mehr als 150 000 US-Dollar oder mehr ausgegeben haben und immer noch leiden und nicht „funktionieren".

Ich kann mich noch gut daran erinnern, dass 1983 niemand wusste, was HIV war und dann, zehn Jahre später, explodierte die Forschung förmlich. Warum hob die Forschung in den 90ern so ab? Gesellschaftlich, weil es in den USA fast 500 000 Todesfälle gab und weil Rock Hudson, Magic Johnson und andere Fälle publik wurden. Wissenschaftlich, weil die finanzielle Übereinkunft sicherstellte, dass die besten Köpfe in diesem Land in den Forschungszentren miteinander daran arbeiteten. Es ist unglaublich … mehr als eine Million wissenschaftliche Artikel in den Medien und wir diskutieren immer noch Grundsatzfragen.

Nach meiner Meinung war der Nutzen der HIV/AIDS-Forschung für die Medizin, das, was die NASA in den 1960ern für die physikalischen Wissenschaften war. Diese Art Anstrengungen braucht es für die Erforschung des Lyme-Borreliose-Komplexes, eine weitere komplizierte und zerstörerische Krankheit. Ich glaube auch, dass Einsichten in den Lyme-Borreliose-Komplex für viele chronische Erkrankungen von Nutzen wäre, wie es mit der HIV-Forschung der Fall war, wenn nur erst einmal das Bekenntnis zur Forschung auf den Weg gebracht ist."

Was Jemsek meint: Die AIDS/HIV-Forschung verfügt über ein 2 Milliarden US-Dollar Forschungsbudget, es gibt Millionen veröffentlichter Artikel. Alles, was man weiß, verändert sich alle paar Monate. Wie nur können sich Mediziner so dogmatisch bei der Existenz und Behandlung einer anderen ernstzunehmenden Krankheit verhalten?

Die größte regionale Zeitung in North Carolinas Hauptstadt Raleigh, der *News & Observer*, titelt 2009 „Leugnet North Carolina Lyme-Borreliose?" und schildert, wie Patienten verzweifelt einen Arzt suchen, der sie gegen Borreliose behandelt und mit welch' unverständlicher Vehemenz man ihnen einredet, sie litten nicht an „Lyme Disease". Einige der für die Zeitung interviewten Patienten berichten, sie müssten unter großen Anstrengungen in den US-Bundesstaat South Carolina fahren, da es dort nun einen borrelioseerfahrenen Spezialisten gebe, der bereit sei, sie in seiner kleinen Praxis zu therapieren. Sie fahren zu Dr. Jemsek.

Auf meiner Suche nach Antworten, beginne ich zu ahnen, warum die Blicke der Ärzte in North Carolina starr werden, wenn mir „Lyme Disease" über die Lippen kommt. Ich bin nicht nur zum falschen Zeitpunkt mit der falschen Krankheit im falschen US-Bundesstaat – ich bin auch, wie so viele, das Opfer einer beispiellosen Politisierung dieser Infektionskrankheit.

Lyme-Borreliose kostet pro Patient 16.199 US-Dollar, rechnet der ILADS-Vorsitzende, Dr. Daniel Cameron, vor. Bezogen auf die Anzahl der gemeldeten Fälle und multipliziert mit der, von den CDC selbst geschätzten Dunkelziffer von 10 Mal mehr Fällen als gemeldet, kommt Cameron auf mindestens 203 Millionen US-Dollar an jährlichen Kosten für Borreliosepatienten. Welch' eine Lawine. Patienten verlieren ihre Arbeit, ihre Familien, ihr bisheriges Leben und die Versicherungen eine Menge Geld.

Die Welt der IDSA-Stubengelehrten ist eine andere, als die der behandelnden Ärzte. Letztere erleben täglich, dass es ihren Patienten nicht besser geht, dass ein Monat Therapie nicht ausreicht. Die Rufe dieser Ärzte, allen voran jene, die sich der ILADS angeschlossen haben, werden seit Jahren immer lauter. Was sie rufen, gefällt den IDSA-Vertretern nicht. Diese Ärzte verlangen längere und flexiblere Therapiezeiten, sie fordern eine verbesserte Diagnostik und zitieren Studien, die zeigen, wie sich *Borrelia burgdorferi* erfolgreich dem Immunsystem und den verabreichten Antibiotika entzieht.

Bis 2007 sind bereits rund 19 000 Artikel in den medizinischen und biologischen Fachmagazinen zum Thema Lyme-Borreliose erschienen. Die klinische Forschung demonstriert seit Jahren, dass man unmöglich länger am Dogma der begrenzten Infektion festhalten kann, die einfach nach einem Therapiemonat geheilt sei. Immer wieder wird über Studienresultate berichtet, die dokumentieren, dass dieses Bakterium ein trickreicher Überlebenskünstler und de facto kaum zu eliminieren ist. Laut wird inzwischen gerufen. Immer lauter, immer öfter und aus immer mehr Kehlen ist es zu vernehmen. IDSA, was tun?

Anstatt sich und ihre Thesen der wissenschaftlichen Debatte auszusetzen, nutzen die IDSA-Verfechter ihre engen Verflechtungen mit den einflussreichen CDC, der nationalen Forschungsbehörde NIH und zahlreichen medizinischen Gesellschaften. Durch schieren politischen Einfluss und dem Versuch, die Meinungsbildung über jeden Aspekt der Krankheit zu kontrollieren, wachen sie über Forschung, Testmethoden, diagnostische Standards, Behandlungsstandards, Versicherungserstattungen und über die Existenz jener Ärzte, die es wagen, ihre Patienten individuell zu behandeln. Sie sichern sich über ihre Beziehungen zu den CDC und NIH den Löwenanteil staatlicher Forschungsförderung für die Lyme-Borrelioseforschung. Das Geld landet in schlecht entworfenen Studien, die lediglich ihre Positionen stützen sollen. Der Einfluss dieser wenigen, doch überaus gut vernetzten Wissenschaftler, reicht bis in die Redaktionen amerikanischer Fachmagazine. IDSA-Leitlinienautoren wie Halperin fungieren parallel als Chefredakteure oder Mitherausgeber diverser medizinischer Journale, Beispiel *Neurology*. Sie entscheiden, welche Studienergebnisse veröffentlicht werden und welche nicht. Für Autoren, deren Studienresultate der IDSA-Meinung widersprechen, haben längst schwere Zeiten begonnen. Ihre Artikel werden auf die lange Bank geschoben oder gar nicht veröffentlicht. Neue, schärfere Waffen werden eingesetzt.

> *Anstatt sich und ihre Thesen der wissenschaftlichen Debatte auszusetzen, nutzen die IDSA-Verfechter ihre engen Verflechtungen mit dem einflussreichen CDC, dem NIH und zahlreichen medizinischen Gesellschaften. Sie wachen über Forschung, Tests, Standards und über jene Ärzte, die individueller behandeln.*

### Schwere Zeiten, scharfe Waffen

Die E-Mail eines enttäuschten Borreliosepatienten soll in die Hände von Allen C. Steere und Gary Wormser gelangt sein. Steere und seine Kollegen wissen, was zu tun ist. Dr. Wormser leitet diese E-Mail unter dem Betreff „Lyme Disease IV antibiotic treatment, Insurance Fraud in NC" (Lyme Borreliose intravenöse Behandlung, Versicherungsbetrug in North Carolina) an die CDC weiter, die wiederum den elektronischen Brief an

Curtis Elles, Leiter der Ermittlungsabteilung des Medical Boards von North Carolina, weiterreicht.

Vielleicht reibt man sich dort bereits die Hände, denn, ist erst einmal eine Ermittlung angelaufen, hat das zuständige Medical Board die Möglichkeit, alle Patientenunterlagen der Praxis einzusehen und zu überprüfen. Nun „kümmert" man sich intensiv um Dr. Joseph Jemsek. Hat er gegen die „Empfehlungen" der IDSA-Standards verstoßen? Ja, er hat. Der Einsatz schärferer Waffen hat sich gelohnt. Jemseks Zulassung „ruht" für ein Jahr. Nach diesem Jahr ist ihm erlaubt, seine ärztliche Tätigkeit nur noch unter äußerst rigiden Aufsichts- und Dokumentationspraktiken wieder aufzunehmen.

Für zwei große Krankenversicherungsgesellschaften ist das Urteil des Medical Boards eine willkommene Gelegenheit, Jemsek wegen vermeintlich unnötiger antibiotischer Behandlungen auf 20 Millionen US-Dollar zu verklagen.

Zur gleichen Zeit fühlt die 15-jährige Kalyn Faggart, wie ihre Welt dunkel wird. Drei Jahre zuvor wurde sie durch die mysteriösen Angriffe einer Erkrankung aus ihrem Leben geworfen. Chronische Gelenkschmerzen, höllische Kopfschmerzen, ein alarmierender Verlust an kognitiven Fähigkeiten und ein messbarer Sehverlust ließen die Top-Schülerin immer häufiger bettlägerig werden. Nach Monaten und unzähligen Arztbesuchen wurde sie schließlich auf Lyme Disease getestet. Seit 2004 gehen die Faggarts zu Dr. Joseph Jemsek.

Kalyns Test war positiv ausgefallen. Man beginnt eine Therapie mit oralen Antibiotika. Doch nach Monaten zeigen sich kaum Fortschritte. Sie erhält eine aggressivere, intravenöse Antibiotikabehandlung. „Kalyn war wieder Kalyn!", sagt ihre Mutter. „Ich weiß, es klingt melodramatisch, aber es war wie ein Wunder."

Im Sommer 2006 wird aus dem Wunder ein Albtraum. Das Medical Board von North Carolina entzieht Dr. Jemsek die Lizenz zu praktizieren. Kalyns Therapie kommt nach 60 Tagen zu einem unfreiwilligen Ende. Mit Macht kehren ihre Symptome wieder. Sie droht zu erblinden. „Es ist Wahnsinn", sagt ihre Mutter. „Wir müssen unser Medical Board um die Therapie-Fortführung und Genesung unserer Tochter anflehen. Ich glaube nicht, dass das Medical Board Kindern schaden wollte, als sie Dr. Jemsek zur Anhörung zwangen, aber sie tun es. Sie schaden meinem Kind."

Auch Dr. Beth Jordan, Vorsitzende der North Carolina Lyme Disease Stiftung, zog von Arzt zu Arzt, auf der Suche nach einer Diagnose. „Er half mir, mein Leben zurück zu bekommen", sagt sie. „Wenn die Patienten zu ihm kommen, haben die meisten bereits seit Jahren gelitten. Sie waren hoffnungslos krank, sahen unzählige Spezialisten und viele hatten die Hoffnung auf Hilfe aufgegeben." Jordan wurde von Dr. Jemsek über Jahre hinweg erfolgreich behandelt. Anderenfalls hätte sie ihre Tierarztpraxis in Raleigh schließen müssen und wir hätten uns vermutlich nie kennengelernt. Der Zufall wollte es, dass wir, kurz nach unserem Umzug in die USA mit unserer kranken Hündin bei ihr vorstellig wurden.

Als Anfang 2007 klar wird, dass nicht nur unsere Hundedame, sondern auch ich an Lyme-Borreliose und Ko-Infektionen erkrankt bin, passiert dies genau in der Zeit, in der Dr. Jemsek seine Lizenz in North Carolina verliert. So sitze ich in vielen Wartezimmern, aber leider nicht in Dr. Jemseks. Und, ich werde nicht behandelt.

Besonders gut erinnere ich mich an meinen Termin in der Duke Klinik. Dort zieht der Arzt mein positives Westernblot-Resultat mit spitzen Fingern heran. Eine lange Pause. Dann seufzt er: „Forget about Lyme Disease." Ich kann meine Befunde und Laborblätter wieder einpacken. Später bekomme ich es sogar schriftlich. In einem Brief teilt man mir mit, meine Blutfettwerte ließen mein kardiovaskuläres Risiko gering erscheinen, für die Atemnot habe sich keine Erklärung ergeben und ich würde nicht an Lyme Disease leiden. Im Großen und Ganzen sei ich gesund.

Unzählige Arzttermine folgen. Ein Arzt deutet an, ich käme wohl mit dem Umzug und den veränderten Lebensbedingungen nicht zurecht. Ein anderer murmelt, ich sei ja jetzt in dem „gewissen Alter". „Die Hormonschwankungen, Sie wissen schon." Ich bin sprachlos.

Job und Familie werden in den USA häufig nicht so strikt getrennt, wie wir das in Deutschland kennen. Folglich gibt es viele Firmenveranstaltungen, bei denen erwartet wird, dass der Partner mit dabei ist. Doch ich muss bei nahezu jeder Veranstaltung fehlen und unzählige Einladungen absagen. Die ungläubigen Kommentare von Kollegen, Vorgesetzten und Nachbarn häufen sich. Wahlweise hören wir: „Wie kann es sein, dass Ihre Frau hier an der berühmten Duke Klinik nicht die notwendige Behandlung bekommt?" Oder: „Das kann ich gar nicht glauben. Das gibt es doch nicht, dass man hier nicht behandelt wird." „Wir haben hier die besten Ärzte. Machen Sie doch einen Termin aus."

Nett gemeint, sicher. Aber wir fühlen uns zunehmend hilflos. Wie erklärt man die verfahrene Situation? Wenn wir das alles schon nicht verstehen können, wie soll man es Menschen begreiflich machen, die noch nie etwas von Lyme Disease gehört haben?

Unseren „Amerika-Ausflug" hatten wir uns wahrlich anders vorgestellt. Notgedrungen suche ich mein Heil in Deutschland und buche einen Flug.

In der Zwischenzeit hat das Medical Board von North Carolina ganze Arbeit geleistet. Jemsek muss seine 45 Mitarbeiter entlassen; die Praxis wird versteigert. Danach schuldet er immer noch 20 Kreditgebern zwei Millionen Dollar. Jemsek ist persönlich und beruflich bankrott, aber die Jagd auf ihn geht weiter. Ständig werden neue Vorwürfe erhoben, mit unklarem Ausgang. Die Krankenversicherungen weigern sich, die Behandlungskosten der Jemsek-Patienten zu erstatten. Es gibt immer mehr Verlierer.

Spätestens als das „IDSA-Lager" damit beginnt, die State Medical Boards im ganzen Land gegen Ärzte auf den Plan zu rufen, die nach den „anderen", den ILADS-Leitlinien therapieren, wird der Kampf um die Krankheitsinterpretation zur Schlammschlacht, die immer mehr Beteiligte besudelt zurücklässt.

Eine beispiellose Hexenjagd beginnt. Über 17 Ärzte trifft es alleine in New York. Die Hatz auf Mediziner, die gewillt sind, chronisch an Borreliose Erkrankte individuell zu behandeln, steigert sich derart, dass einige Bundesstaaten schließlich Gesetze erlassen, um Ärzte vor juristischer Verfolgung zu schützen, wenn sie Borreliose-Patienten länger als 31 Tage behandeln. Die Fälle, die es in die Medien schaffen, bilden die Spitze des Eisbergs. Viele Ärzte ziehen stille Entscheidungen vor. Sie beugen sich den Auflagen der Medical Boards oder behandeln einfach keine Borreliosepatienten mehr. Wie viele Ärzte sind wohl in aller Stille dieser neuen Inquisition ausgesetzt?

## Der Bundesstaat New Jersey vs. Dr. John D. Bleiweiss

Dr. John D. Bleiweiss aus New Jersey ist eines der ersten Opfer. Er war selbst an Borreliose erkrankt und widmete sich fortan verstärkt der Diagnose und –therapie dieser Infektion. Im Laufe der Zeit hilft er über 1200 Patienten. Wieder und wieder hatte er feststellen müssen, dass der IDSA- und CDC-Therapiestandard ineffektiv war und seine Patienten so gut wie nie kurierte. Anstatt weiter unwirksame Therapien zu propagieren, tat er das, was die meisten guten Ärzte tun würden. Er versuchte verschiedene Antibiotika, er probierte im Einzelfall längere Therapien, er kombinierte die antibiotische Therapie mit Probiotika, Vitaminen, Ernährungsberatung und und und. Kurzum: Er therapierte seine Patienten individuell, auf der Basis seiner ärztlichen Einschätzung und Erfahrung. Ist es nicht das, was sich wohl die meisten Patienten wünschen, wenn sie schwer krank werden? Sieben zermürbende Jahre lang wird er attackiert und an den Rand des finanziellen Ruins gebracht.

Im August 1995 hatte das Medical Board von New Jersey damit gedroht, seine Zulassung als Arzt einzuziehen. Sieben seiner Borreliosepatienten hätten keine positiven Testergebnisse, lautet der geradezu absurde Vorwurf. Bleiweiss schließt seine Praxis. Am 12. August 1995 veröffentlicht die *Trenton Times*, dass gegen ihn ermittelt werde. Einen Tag später erschießt sich Dr. Bleiweiss.


### Was haben sich die gejagten Ärzte zu Schulden kommen lassen?

Warum werden medizinische Kontroversen eigentlich nicht auf Expertentreffen diskutiert? Wieso wird die Länge einer medizinischen Therapie in Gerichtssälen verhandelt? Und seit wann müssen sich Ärzte, an deren gründliches Urteil in allen Fragen der Diagnostik und Therapie appelliert wird, auf den Tag genau vorschreiben lassen, wie lange sie ihre Patienten mit Antibiotika zu therapieren haben?

Insbesondere die Kostenseite der Therapie interessierte Steere schon immer brennend. 1993 veröffentlicht er im Magazin *Annals of Internal Medicine* einen Artikel über seine Untersuchungsergebnisse bezüglich der

„Kosteneffizienz empirischer intravenöser Antibiotika bei Patienten mit Chronischem Erschöpfungssyndrom und Myalgien (Muskelschmerzen) und einem positiven serologischen Testergebnis auf Lyme-Borreliose". Mit dabei sind auch Benjamin Luft und der Leitlinienautor Leonard Sigal. In ihren Schlussfolgerungen schreiben die versicherungsaffinen Autoren: „Unser Bericht untersucht die Risiken und den Nutzen zweier alternativer therapeutischer Interventionen. 1) empirisch-intravenöse antibiotische Therapie der unspezifisch symptomatischen Patienten, die einen positiven Borreliose-Antikörper-Titer aufweisen, 2) keine antibiotische Behandlung dieser Patienten. Die Analyse zeigt, dass selbst im besten Fall, die Risiken und Dollarkosten der empirischen Therapie größer als ihr Nutzen sind."

Was verstehen die Autoren unter „unspezifischen Myalgien [Muskelschmerzen] und Erschöpfung"? Immerhin Symptome, die zu Arbeitsunfähigkeit und signifikanten Problemen im Alltag führen können, ganz zu schweigen von weiteren „unspezifischen" Symptomen, die die Studienautoren auch der Einfachheit halber verschwiegen haben könnten. In der Studie heißt es: „[…] Nur wenn der Wert der Angst des Patienten über einen unbehandelt bleibenden positiven Test die Kosten einer solchen Therapie übersteigt, ist die empirische Behandlung kostengünstiger." Aus Kostengründen also keine ursächliche Therapie bei Patienten mit Muskelschmerzen und profunder Erschöpfung?

Im Jahr 1998 beschäftigt Steere die Kostenseite immer noch. Er veröffentlicht wieder einen Artikel in den *Annals of Internal Medicine*. Dieses Mal über seine „Untersuchungen zur Kosteneffizienz der Test- und Behandlungsstrategien bei Verdacht auf Lyme-Borreliose". „Für myalgische Symptome [Muskelschmerzen] ohne andere Aspekte der Lyme-Krankheit ist die „Nicht-testen-nicht-behandeln-Strategie" die ökonomisch attraktivste", schreibt Steere. „Bei Wanderröte, ist die empirisch-antibiotische Therapie günstiger, als andere Strategien. Bei oligoartikulärer Arthritis mit einer Vorgeschichte (Zeckenstich und Wanderröte), ist die Zweistufendiagnostik (ELISA, Westernblot) die mit der geringsten Kosteneffizienz-Ratio. ELISA und eine empirisch-antibiotische Therapie kosten zusätzliche $ 34.000 pro Lebensjahr […]" und so liest sich das weiter und weiter. Hätte Steere Ökonomie statt Medizin studiert, wäre Ärzten und Patienten vermutlich viel erspart geblieben.

Der Mann ist auch sonst sehr rührig. 1990 schreibt er einen Brief an den Direktor eines Gesundheitsamts. „Ich denke, es ist unglücklich, dass die Lyme-Borreliose-Stiftung und die mit ihr verbundenen Ärzte [...] Wortführer der Borreliose geworden sind [...] sie sind die treibende Kraft, die zu Überdiagnose und Überbehandlung dieser Erkrankung führt. Haben Sie irgendwelche Ideen, was man in dieser Sache unternehmen kann?"

Das amerikanische Nachrichtenmagazin *Newsweek*, normalerweise kein Freund derber Schlagzeilen, berichtet im November 2000 unter der Überschrift „Ein Krieg um Lyme-Borreliose – Wie der Streit um die Behandlung Borreliosepatienten protestieren und Ärzte ihre Zulassungen verlieren lässt". In der Tat, ob in New Jersey, Michigan, New York, Pennsylvania, Connecticut, Oregon oder Rhode Island – immer mehr Ärzte müssen ihre Zulassung abgeben, werden bedroht und eingeschüchtert. Kein Wunder, dass diese Entwicklung schließlich einen Justizminister auf den Plan ruft, denn was haben sich diese gejagten Ärzte eigentlich zu Schulden kommen lassen, außer, dass sie ihre Borreliosepatienten nach bestem Wissen und Gewissen behandeln?

## Der Bundesstaat New York vs. Dr. Joseph J. Burrascano

Einige Tage vor Halloween betritt 2001 ein ausgewiesener Borreliose-Experte den Anhörungsraum des New Yorker Gesundheitsministeriums. Es geht um die Frage, wie viel Antibiotika sind bei der Therapie einer Lyme-Borreliose zuviel? Es handelt sich hier um keine akademische Fragestunde; der Arzt, Dr. Joseph Burrascano, muss im Rahmen einer Anhörung sich und seine Therapien verteidigen, denn bereits im kommenden Jahr könnte auch ihm die ärztliche Zulassung entzogen werden.

Für Joseph Burrascano, der innerhalb von 15 Jahren über 7000 Borreliosepatienten aus dem In- und Ausland therapierte und als Experte vor dem Kongress sprach, ist die Verfolgungsjagd in hohem Maße „politisch" motiviert. „Ich bin kein Landarzt und es ist doch nicht so, dass ich hier Hokuspokus veranstalte", sagt er *Newsweek* in einem Interview.

Burrascano hat selbst leidvolle Erfahrungen mit Lyme-Borreliose gemacht. Über 26 Monate hinweg behandelte er sich antibiotisch, bis es ihm wieder gut ging, verriet er Polly Murray in einem Gespräch.

Ruth Giglio, eine 77-jährige ehemalige Lehrerin, die von Burrascano im Verlauf ihrer sechs Jahre während Erkran-kung mehrere Antibiotikatherapien erhielt, wundert sich, dass ihr Fall gegen Burrascano verwendet wird. „Ich stimme allem zu, was er getan hat und mir geht es besser, dank Dr. Burrascano", sagt sie und fügt hinzu: „Wenn Sie mich fragen, das alles hier gleicht einer Hexenjagd."

> *Das fragwürdige Post-Lyme-Syndrom soll ein rheumatologisches oder arthritisches Problem sein. Diejenigen, die dieses Syndrom anpreisen, wurden von Arthritisgruppen und ihnen nahestehenden Institutionen finanziert.*

So mischen sich auch jene Patienten, die von Burrascano angeblich falsch behandelt wurden, unter alle anderen, die gegen das Vorgehen des State Medical Boards protestie-ren. Die Kosten für Burrascanos Verteidigung belaufen sich auf gut 100 000 Dollar. Patien-ten und Patientenorganisationen rufen zu Spenden auf, sammeln Unter-schriften für Petitionen.

Das Vorgehen des Medical Boards ist mehr als fragwürdig. Patienten erhalten einen Brief, in dem zu lesen ist: „Selten, wenn überhaupt, haben publizierte Leitlinien etwas anderes gezeigt, als dass mehr als drei Wochen Antibiotika benötigt werden, um Lyme Disease zu heilen."

Dabei ist das genaue Gegenteil der Fall. Die Mehrheit der wissenschaft-lichen Artikel zeigt, dass Borreliosepatienten nach 2 bis 3 Wochen Anti-biose keineswegs geheilt sind; manche noch nicht einmal nach Monaten oder Jahren der antibiotischen Behandlung. Wenn eine solche Feststellung jedoch dem Zweck dient, medizinisches Fehlverhalten bei jenen Ärzten festzuschreiben, die länger als 2 bis 3 Wochen Antibiotika verschreiben, dann dürfte das Ziel erreicht sein.

November 2000. Die *New York Times* berichtet über Ärzte und Patien-ten, die sich darüber beklagen, dass Medical Boards in den vergangenen drei Jahren bereits gegen mehr als 50 Ärzte ermitteln, ihre Zulassungen einziehen oder sie nur noch „auf Bewährung" vergeben. Diese Hatz auf

Ärzte führe dazu, dass es immer schwieriger werde, Mediziner zu finden, die überhaupt noch bereit seien, eine Borreliose zu behandeln.

Am 9. November protestieren in Manhattan über 400 Menschen für Dr. Joseph J. Burrascano. Doch nun ermittelt das New York State Office of Professional Misconduct gegen ihn, eine Institution, die sich bei beruflichem bzw. standesrechtlichem Fehlverhalten von Medizinern einschaltet. Der Anlass: Eine anonyme Anzeige.

Die Vorwürfe basieren auf neun Patientenakten, aus denen man ableitet, Dr. Burrascano habe nicht adäquat diagnostiziert bzw. behandelt. Die betroffenen Patienten sind empört; ihre Akten seien ohne ihr Einverständnis benutzt worden und Burrascanos Therapie habe ihnen geholfen, gesundheitlich wieder auf die Beine zu kommen. Eine der betroffenen Patienten sagt, dass die Infektion profunde Erschöpfung, arthritische Schmerzen, Herzprobleme und viele andere unspezifische Symptome hervorgerufen habe. „Er hat mich langsam wieder hinbekommen, mit detaillierten Erklärungen,

> *Die kontinuierliche Unter-Therapie der Borreliose ist durch die Politik, durch Versicherungen und durch bestimmte Wissenschaftler bedingt.*

welche Therapie er plante, mit dem Ausprobieren verschiedener Medikamente und Dosierungen sowie Physiotherapie. Meine Akte zu nehmen und daraus einen Fall *gegen* Dr. Burrascano zu konstruieren ist medizinischer McCarthyismus." Zwanzig Ärzte, auch aus Deutschland und der Schweiz, unterzeichnen eine Petition, um Burrascano zu unterstützen.

Was geht hier eigentlich vor? Haben sich die Medical boards, genau wie die CDC, in unangemessener Weise einfach auf eine Seite der beiden „Lager" geschlagen?

## Unter Generalverdacht

Michael Schoppmann, ein Anwalt aus New York, der mehr als 40 Ärzte in den Anhörungen vertreten hat, erläutert: „Wenn ein Arzt damit beginnt Borreliosepatienten zu behandeln und dies einen signifikanten Prozentsatz seiner Praxis ausmacht, dann kann er sicher sein, dass Ermittlungen durch Versicherungsgesellschaften oder die Zulassungsbehörden gegen ihn eingeleitet werden, privat oder staatlich – oder beides." Die Behandlung der Lyme-Borreliose und ihre finanziellen Auswirkungen sei für die Versicherungen ein Albtraum. Niemand sterbe an Borreliose, doch viele werden nicht geheilt und ganz viele Patienten benötigten Jahre intensiver und teurer Therapien, so Schoppmann weiter.

Burrascano vermutet, dass er bereits 1993 unter Verdacht geriet. In einer Anhörung vor dem Kongress hatte er es in jenem Jahr gewagt, das Vergabeverfahren der Forschungsmittel der beiden Behörden, CDC und NIH, in Frage zu stellen und deren Korrektheit angezweifelt.

Mitte der 1980er, als AIDS und Lyme Disease als öffentliche Gesundheitsrisiken erkannt wurden, entschied man, dass der Zweig der NIH, der für Infektionskrankheiten zuständig ist, sich um die AIDS-Forschung kümmern solle, während, dank Steere und den Yale-Bemühungen, Immunologen, Rheumatologen und Arthritisspezialisten die Borrelioseforschung anführen sollten.

Immunologen, so Burrascano, sähen die Krankheit als „simple Infektion". Sie denken, Borreliosetests sollten die immunologischen Faktoren messen und betrachten das sogenannte „Post-Lyme-Syndrom" als eine Funktionsstörung des Immunsystems. Bei Tests auf Immunfunktionsstörungen fällt die Hälfte der Borreliosekranken durchs Raster und bei chronisch Borreliosekranken habe noch keine einzige Studie gezeigt, dass ein Monat Antibiotikatherapie kurativ ist.

Unter dem Vorsitz von Edward, „Ted" Kennedy, hat das Senatskomitee eine Anhörung über „das diagnostische und therapeutische Dilemma der Lyme-Borreliose" anberaumt. Als einziger Experte soll zum Entsetzen der Patienten Allen C. Steere auftreten. Kennedys Büro erhält daraufhin Briefe, Faxe und Anrufe zu hauf. So kommt es, dass schließlich auch Joseph Burrascano am 5. August 1993 vor das Senatskomitee treten darf.

Der junge Arzt erhebt schwere Vorwürfe. Er bezichtigt eine bestimmte universitätsbasierte Borrelioseforschergruppe und die ihr verbundenen Ärzte, unwissenschaftlich und unethisch zu handeln: „Sie halten an ihren überkommenen, sich-selbst-beweisenden Sichtweisen fest und versuchen jene, die andere Meinungen vertreten, persönlich zu diskreditieren. Sie üben einen ethisch fragwürdigen Einfluss auf medizinische Magazine aus, so dass ihre fehlerhaften Arbeiten veröffentlicht werden. Sie arbeiten, zusammen mit Regierungsbehörden, an der Agenda von Konsensuskonferenzen und schließen jene, mit alternativen Ansätzen, von wissenschaftlichen Seminaren und Konferenzen aus. Sie verhalten sich in dieser Art, weil sie persönlich oder professionell davon profitieren und dabei in offensichtlichen Interessenskonflikten verwickelt sind. [...] Bei einigen von ihnen ist bekannt, dass sie große Summen an Beratungshonoraren von Versicherungsunternehmen dafür erhalten haben, dass sie die Kostenübernahme für antibiotische Therapien einschränken – auch wenn die Patienten leiden. Und das alles trotz der Tatsache, dass sich eine zusätzliche oder verlängerte antibiotische Therapie als nützlich erwiesen hat und trotz der Tatsache, dass es solche Praktiken rund um eine Therapie bei keiner anderen Krankheit je gegeben hat."

Burrascano holt aus: „Dieser einflussreichen Gruppe folgend, haben einige Gesundheitsbehörden damit begonnen, gegen Ärzte in einer sehr bedrohlichen Art zu ermitteln. Gegen Ärzte, die liberalere Sichtweisen in Bezug auf die Diagnose und Therapie der Borreliose haben. [...] Tatsächlich habe ich das Gefühl, dass ich ein großes persönliches Risiko eingehe, meine Sicht der Dinge hier öffentlich zu verkünden."

Die kontinuierliche Unter-Therapie der Lyme-Borreliose sei teilweise durch die Politik, teils durch Versicherungen und bestimmte Wissenschaftler bedingt, sagt Burrascano. Welche Gründe auch immer dazu führten, das Ergebnis sind „unter-therapierte Patienten mit fortgeschrittener Krankheit, die nur noch selten wieder zum normalen Leben zurückkehren." Der Schaden sei eingetreten und man habe es im Voraus gewusst. „Langzeitstudien mit Patienten, die unbehandelt oder unterbehandelt blieben, zeigten mehr als ein Jahrzehnt später das Auftreten ernster Erkrankungen. Das erinnert an die Ergebnisse der Tuskegee-Studie, bei der Syphilispatienten absichtlich unbehandelt blieben, permanent leiden mussten und in manchen Fällen tödliche Spätfolgen erlitten."

Spätestens hier muss es dem Komitee den Atem verschlagen haben. Dieser Arzt wagt es, den Wissenschaftlern einen Vergleich ihrer Therapiestandards mit der Tuskegee-Studie nahezulegen? Waren Borreliosekranke zu neuen Tuskegee-Patienten geworden?

## Ethisch entgleiste Forschung

Einer der größten Medizinskandale der USA, die Tuskegee-Syphilis-Study, ist mit dem Ort Tuskegee im US-Bundesstaat Alabama verbunden. Rund 400 schwarze, meist arme und analphabetische Einwohner mit bekannter Syphilis wurden bewusst und vorsätzlich nicht behandelt: Man wollte die Spätfolgen der Infektion beobachten. Die bedauernswerten Patienten wurden weder über die Studie informiert, noch darüber, dass in der Zwischenzeit, ab 1947, eine effektive Behandlungsmöglichkeit mit Penizillin zur Verfügung stand. Als Dank für die Teilnahme an dieser „Studie" erhielten sie freie Mahlzeiten, kostenlose medizinische Untersuchungen und – der Gipfel des Zynismus – eine Sterbeversicherung.

Die Studie sollte sechs Monate dauern – tatsächlich endete sie erst 1972, nach 40 Jahren. 40 Jahre, in denen die Unbehandelten schwer erkrankten. Jahre, in denen unglaubliches Leid über die Familien gebracht wurde und letzten Endes viele der „Teilnehmer" starben. Im Mai 1997 entschuldigte sich US-Präsident Bill Clinton im Namen seiner Nation für dieses Verbrechen.

Hatte Burrascano mit seinem atemberaubenden Vergleich Recht? 1991 veröffentlichten Steere et al. im *New England Journal of Medicine* die Ergebnisse ihrer Langzeituntersuchung mit 46 Kindern, deren Krankheitsbeginn zwischen 1976 und 1979 lag. Diese Kinder erhielten mindestens in den ersten vier Jahren ihrer Erkrankung keine antibiotische Therapie. Die Wissenschaftler schreiben: „Der Verlauf einer unbehandelten Lyme Disease bei Kindern kann eine akute Infektion, gefolgt von arthritischen Anfällen und Keratitis (Hornhautentzündung), leichten Gelenkschmerzen und chronische Enzephalopathie umfassen."

Im Oktober 1988 hatten Steere et al. im *Journal of Infectious Diseases* über Ihre Beobachtungen der „Lyme borreliosis" in der Sowjetunion berichtet. In Einzelheiten schildern sie, welche Symptome sich im Laufe der Monate bei den Patienten zeigen. Mit keinem Wort erwähnen sie, dass sie den Kranken auch nur irgendeine Art von Therapie haben zukommen lassen.

Steere, der schon soviel Unwahres behauptet hat, verkündet, die komplexe Spirochäten-Infektion sei mit maximal vier Wochen antibiotischer

Therapie zu heilen. Die maßgeblich von Steere und Wormser festgelegte Maximal-ein-Monat-Therapie überlässt seit Jahren Abertausende Patienten und ihre Familien der zerstörerischen fortschreitenden Borreliose. Die Patienten erhalten nach spätestens vier Wochen keine ursächliche Behandlung mehr. Es scheint, als ob sich „Tuskegee" tatsächlich wiederholt – weltweit, mit unzähligen Opfern.

Burrascano unterstellt Steere und seinen Kollegen, dass sie wissentlich Patienten in das Spätstadium der Lyme-Borreliose kommen lassen, obwohl sie die Folgen einer unadäquat behandelten Borreliose kennen. Sie wüssten, so Burrascano, die Patienten benötigen eine Therapie und doch wird sie ihnen vorenthalten. Als diese Sätze aus seinem Mund kommen, gibt es kein Zurück mehr. Macht er sich damit endgültig zur Zielscheibe? Er mag ein Held für seine Anhänger sein, aber werden ihm seine öffentlichen Anschuldigungen gegen Wissenschaftler, Politik und Versicherungsindustrie, die zusammen, wie er sagt „eine Art Verschwörung" bilden, nicht selbst am meisten schaden?

Ungerührt fährt er fort: „Diese Gruppe, die in Sachen Lyme-Borreliose zu den Meinungsführern gehört, verhält sich wegen persönlicher oder professioneller Gewinne unethisch. Und wenn sie vorgeben, die Patienten sprächen auf ihre Therapie nicht an, dann liege es nicht etwa an Therapiefehlern, sondern daran, dass diese Patienten eine neue Krankheit entwickeln, das sogenannte Post-Lyme-Syndrom." Dieses fragwürdige Syndrom sei dann auch kein infektiologisches Problem mehr, sondern ein rheumatologisches oder arthritisches, durch eine Überaktivierung des Immunsystems, meinen sie. Doch faktisch hingen die andauernden Beschwerden der Patienten, die nicht auf die IDSA-Therapie ansprechen, mit einer persistierenden Infektion zusammen, erklärt Burrascano und kommt in Fahrt. „Besonders interessant ist es für mich, dass jene, die das sogenannte Post-Lyme-Syndrom als eine Form der Arthritis anpreisen, von Arthritisgruppen und nahe stehenden Institutionen finanziert wurden. Von einigen ist bekannt, dass hohe Beratungshonorare von Versicherungsgesellschaften an sie gezahlt wurden, um den Gesellschaften Ratschläge zu erteilen, wie sie die Kostenübernahme für weitere Therapien jenseits der 30 Tage einschränken können." Starker Tobak, den Burrascano dem Ausschuss serviert.

Nach Burrascano spricht Allen C. Steere. Die Krankheit, die er beschreibt, scheint eine gänzlich andere zu sein. Ja, es hört sich fast so an, als ob es sich um zwei unterschiedliche Infektionen handelt. Steere gibt den reservierten, vorsichtigen Wissenschaftler im besten Alter. Er spricht über eine einfach zu diagnostizierende und ebenso einfach zu behandelnde Krankheit, die nur selten Komplikationen zeige und nichts mit einem Zustand zu tun habe, den Burrascano „chronische Borreliose" nennt.

Für viele Borreliosepatienten ist Steere fast schon eine Hassfigur, doch hier, vor dem Komitee, und für den Rest der Welt ist er immer noch *die* Autorität, wenn es um Lyme-Borreliose geht. Nachdem er die Schlussfolgerungen aus seinem Artikel über die „Überdiagnose der Lyme-Borreliose" wiederholt, fasst er das Post-Lyme-Syndrom zusammen, das seiner Ansicht nach aus dem Fibromyalgiesyndrom und dem Chronischem Erschöpfungssyndrom bestehe. Diese Patienten, ist er überzeugt, sprechen nicht auf Antibiotika an. Dann wendet sich Steere an den 17-jährigen Patienten, Even White, der von der Borreliose in den Rollstuhl gezwungen wurde. „In meinen siebzehn Arbeitsjahren über Lyme Borreliose habe ich niemals einen Fall wie diesen gesehen."

> *Ärzte, die mit der Versicherungsindustrie verbunden sind, versuchen andere Ärzte daran zu hindern, ihre Patienten adäquat zu behandeln. Sie glauben, sie könnten auf diese Weise eine wissenschaftliche Debatte entscheiden und beilegen.*

Später, im weiteren Verlauf der Anhörung, ergänzt Burrascano seine Ausführungen und wendet sich in einer Antwort auf Steeres Darlegungen an einen der Senatoren. „Der zweite Punkt, den ich ansprechen möchte, ist die Simplifizierung der Krankheit. Viele Patienten, die die richtige Diagnose erhalten, sind noch nicht lange an dieser Infektion erkrankt. Wie wir heute erfahren haben, erreichen jene, bei denen die Infektion bereits seit Monaten oder Jahren andauert, bevor sie die Diagnose erhalten, häufig mit einer antibiotischen Therapie nicht mehr ihren alten Gesundheitszustand zurück. Eines der vielen Probleme ist die Frage, warum diese Menschen krank bleiben? Warum bleiben so viele mit Borreliose im Spätstadium nach einer 30-Tage-Therapie krank? Was ich sagen möchte, ist, wir sollten uns bei der Borrelioseforschung auf die reale Welt der Lyme-Borreliose konzentrieren.

Erstens: Die Diagnose ist nicht einfach und eindeutig; die diagnostischen Tests sind nicht 100-prozentig. Wir benötigen bessere Tests. Zweitens: Behandlungsstrategien, wie sie in *New England Journal*-Artikeln veröffentlicht werden, bilden gerade mal das grundlegende Minimum. Sie umfassen nicht die chronischen Patienten oder jene, die sehr schwer erkrankt sind. Diese chronisch kranken Patienten sind bislang überhaupt noch nicht systematisch erforscht worden, was unbedingt geschehen muss."

Die Freiheit des Arztes, die angemessene Therapie für seine Patienten festlegen zu können, droht zwischen den Mühlsteinen widerstreitender medizinischer Meinungen zermahlen zu werden. Jede weitere Ermittlung gegen erfahrene Ärzte und ihre Borreliosepatienten schwächt ihre Position, beeinflusst die Forschungsrichtung in negativer Weise und stärkt jene Ärzte und Wissenschaftler, die von der Versicherungsindustrie immer wieder als „Experten" eingesetzt und bezahlt werden. Genau diese „Experten", werden in den Anhörungen der Medical Boards „gehört". So finden sich auf der einen Seite Versicherungsgesellschaften und Akademiker wieder, die behaupten, Borreliose könne innerhalb von vier Wochen mit Antibiotika geheilt werden. Längere Therapiezeiten riefen nur gefährliche Nebenwirkungen hervor und verursachten unnötige Kosten. Die entgegen gesetzte Seite sagt, bei manchen Patienten, besonders jenen, die nicht im Frühstadium adäquat therapiert wurden, sei es nötig, die antibiotische Therapie zu wiederholen, oder zu verlängern.

Das medizinische Establishment wird nicht müde, auf die Gefahren einer Antibiotika-Therapie hinzuweisen. Sie könne Antibiotikaresistenzen fördern, klagen sie – auch wenn Aknepatienten oft jahrelang mit oralen Antibiotika behandelt werden und Tuberkulosekranke kombinierte Antibiotikagaben über viele Monate hinweg erhalten. Niemand hebt in diesen Fällen mahnend den Finger. Hat Burrascano Recht? Wird an *Borrelia burgdorferi*-Infizierten ein Exempel statuiert?

Burrascanos Verfahren gehen weiter. Seit Jahren steht er nun schon unter Beobachtung, immer wieder betritt er Räume, in denen die staatlichen Inquisitoren des Office of Professional Misconduct (OPMC) auf ihn warten. Unermüdlich legt er den Finger in die Wunden, warnt, dass ein medizinischer Disput nicht vor einem Medical Board auszutragen sei, dass dieses Gremium für falsche Rechnungen oder Fehlverhalten zuständig ist, nicht für die Parteinahme in einer medizinischen Grundsatzdebatte.

„Ärzte, die mit der Versicherungsindustrie verbunden sind, versuchen uns daran zu hindern, unsere Patienten adäquat zu behandeln. Sie glauben, sie könnten auf diese Weise eine wissenschaftliche Debatte entscheiden und beilegen", stellt er klar. Hunderte von Patienten und auch Ärzte protestieren gegen die Anhörungen.

Das OPMC tut sich schwer mit Burrascano. Sie finden keine Zeugen, die unter Eid gegen ihn und für das belastende Material aussagen wollen. Wie auch? Es ist ein politisches, nicht ein medizinisches Verfahren. Niemand will Teil dieses schmutzigen Geschäfts werden.

Der Durchbruch gelingt schließlich, als der Vorsitzende Richter davon überzeugt werden kann, sich Beweise aus der medizinischen Literatur vorstellen zu lassen und sich nicht länger ausschließlich auf Zeugen- bzw. Gutachteraussagen zu stützen. Über Wochen und Monate werden nun Diagnosen, Therapie-Entscheidungen, Tests und Tabellen ausführlichen Analysen unterzogen. Gibt es zwei Therapiestandards für zwei verschiedene Patiententypen? Oder gibt es nur einen Therapiestandard und einen Patiententypus? Ist der zweite Patiententypus, der chronische, eine Erfindung dubioser, inkompetenter Ärzte, wie Burrascano einer sein soll?

Burrascanos Verteidiger, selbst Arzt, kann zeigen, wie oft die Standardtherapie bei vielen versagt, während verlängerte und wiederholte Therapiezyklen den Patienten helfen. Fall für Fall wird vorgestellt. Im November 2001 wird Dr. Burrascano schließlich von allen 37 Anschuldigungen entlastet. Gleichzeitig muss sich das OPMC heftiger Kritik erwehren, für den Versuch, eine medizinische Debatte statt wirkliches medizinisches Fehlverhalten verfolgt zu haben. Im abschließenden Urteil heißt es: „Das Anhörungskomitee erkennt die Existenz der gegenwärtigen Debatte innerhalb der medizinischen Gemeinschaft über die Behandlung von Patienten mit wiederkehrender oder Langzeit-Borreliose an. Dieser Punkt scheint in hohem Maße ein polarisierender und politischer Konflikt zu sein, wie das Komitee durch die Expertenaussagen beider Seiten gezeigt bekam; beide Seiten werden von einer Anzahl medizinischer Artikel unterstützt und jede betont, dass die gegenteilige Position die falsche sei. Dabei wurde klar, dass der Ansatz von Dr. Burrascano, wenn auch die Sichtweise einer Minderheit, einer ist, der von vielen anderen praktizierenden Ärzten geteilt wird. Es wird anerkannt, dass die medizinische Praxis nicht immer eine exakte Wissenschaft sein kann, veröffentlichte Leitlinien nicht bestimmend sind und Patientenfürsorge häufig individualisiert ist."

Um Burrascano zu disziplinieren wird seine Zulassung für zwei Jahre auf Bewährung erteilt, seine Arbeit wird in dieser Zeit genauestens untersucht. Im April 2002 geht das OPMC in Berufung, die jedoch von der Berufungskommission verworfen wird. Burrascano tritt erleichtert vor die Mikrophone: „Sowohl die Berufungskommission, als auch das Anhörungskomitee sieht keine Probleme bezüglich meiner Methoden bei der Lyme-Borreliose. Kurz und bündig stellten sie fest, dass es nicht die Rolle der OPMC sein kann, über eine wissenschaftliche Debatte der medizinischen Gemeinschaft zu urteilen. Wie ich Borreliose behandle ist keine Frage professionellen Fehlverhaltens oder Kompetenz. […] Sie legten mir keinerlei Restriktionen bezüglich meiner Therapien auf."

Eine US-Patientenorganisation zieht im Jahr 2001 ein bitteres Fazit: Seit die New Yorker OPMCs 1999 mit ihren ersten Anhörungen begannen, wurde bereits gegen mehr als 20 Prozent der New Yorker Ärzte, die chronische Borreliose therapieren, ermittelt. Das alles verfehlt nicht seine Wirkung.

Das Epizentrum der IDSA-Anhänger ist Yale. Dort begann Steere, dort lehrte Steere und dort verbreitet man in der Yale Lyme Disease Clinic weiterhin die eigene Glaubenslehre. Ärzte, die von den Medical Boards überwacht werden, sehen sich schnell einem der angeheuerten Yale-„Experten" in den Anhörungen gegenüber stehen. Dr. Charles Ray Jones, der uns bereits ganz am Anfang der „Lyme-Geschichte" begegnet ist, weil er seine jungen Patienten in Hamden, Connecticut, mit Antibiotika behandelt, ist eines der jüngsten Opfer dieser Praxis.

## Der Bundesstaat Connecticut vs. Dr. Charles Ray Jones

Dr. Jones behandelt Kinder. Sehr kranke Kinder. Kinder, die chronisch an Borreliose erkrankt sind. Im Laufe seiner langen medizinischen Praxis waren es über Zehntausend. Sie hatten das Pech, dass die Borreliose im Frühstadium, wenn sie noch relativ problemlos hätte behandelt und vermutlich geheilt werden können, nicht entdeckt oder nicht adäquat behandelt wurde. Die gute Nachricht: Lyme Borreliose ist normalerweise nicht tödlich. Die schlechte: Einen chronisch Borreliosekranken zu therapieren kann Jahre dauern, ist aufwändig und teuer. Wenn es etwas gibt, das Krankenversicherungen nicht mögen, dann sind es Krankheiten von unbestimmter Dauer und Therapielänge sowie Krankheiten, die teuer sind. Beides kann für die Lyme-Borreliose zutreffen. Behalten wir das im Hinterkopf.

Weil Jones neben seiner Kinderarztpraxis forschen wollte, verließ er 1968 New York City und eröffnete eine Kinderarztpraxis im beschaulichen Hamden. Ähnlich wie die engagierte Polly Murray in Lyme, verzeichnet er in den Folgejahren frappierend viele Fälle von „juveniler Arthritis", die bald als Lyme-Borreliose identifiziert wurden.

Die Kinder, die mit ihren Eltern in seiner Praxis landen, seien Kinder mit dauernden und ernstzunehmenden Borreliosesymptomen, sagt er. Manche seien erblindet, gelähmt oder von starken Schmerzen gepeinigt. In über 80 Prozent handele es sich um die chronifizierte Form der Infektion. „Rund 75 Prozent geht es nun wieder gut und sie sind symptomfrei", berichtet er.

An sechs Tagen die Woche öffnet Dr. Jones den jungen Patienten seine Praxis. In den vergangenen vier Jahren musste er jedoch, neben seiner ärztlichen Tätigkeit, versuchen, Tausende von Dollar aufzubringen. Er braucht das Geld dringend, denn er muss sich gegen die Anschuldigungen des State Medical Boards wegen „unangemessener Therapien" bei Kindern mit Lyme-Borreliose und anderen zeckenübertragenen Infektionen wehren.

Alles hatte Ende 2005 begonnen. Ein geschiedener Vater, der sich weigerte den hälftigen Anteil der Arztrechnungen wegen einer Borreliosetherapie seines Kindes zu zahlen, beschwerte sich bei der Gesundheitsbehörde von Connecticut. Diese leitete die Sache an das Medical Board weiter, wo die Beschuldigungen altvertraut klingen: Unsachgemäß verschriebene Antibiotika; Jones habe auch versäumt, andere Ursachen für die Symptome des Kindes in Betracht zu ziehen. Das Medical Board bezieht sich auf die 2006-Leitlinie der IDSA, in der festgestellt wird, „chronische Borreliose" gäbe es gar nicht.

Dr. Jones wird aufgefordert, seine Zulassung zurückzugeben, man würde dann die Anschuldigungen fallen lassen, lautet das Angebot.

Mit seinen damals 77 Jahren muss sich Dr. Jones das alles nicht mehr antun, doch er will kämpfen. Für seine Überzeugung und für die Kinder. Am 19. April 2007 tritt er vor das Anhörungskomitee. Erneut kommt Yale ins Spiel. Dieses Mal möchte man den Versicherungsberater und IDSA-Leitlinienautor Eugene Shapiro als Experten hinzurufen. Einer, der maßgeblich am „es gibt keine chronische Borreliose"-Mantra arbeitet.

Dr. Jones besitzt die Stirn, festzustellen, die IDSA liege falsch. Lyme-Borreliose neige sehr wohl zur Chronifizierung. Hartnäckig behandelt er seine chronisch kranken Patienten weiter. Doch das böse Erwachen folgt, als die Eltern ihre Rechnungen zur Erstattung an ihre Krankenversicherung einreichen. Die Versicherungen zahlen nicht und bescheiden den Eltern, sie zahlten nicht für eine Krankheit, die es laut IDSA gar nicht gebe. Die Patienten klagen. Monatelang wird Dr. Jones durch die Gerichtssäle gezerrt. Weitere Anschuldigungen folgen. Nach zwei Jahren, in denen sich eine Anhörung an die andere reihte, wird Jones Zulassung für zwei Jahre auf Bewährung gesetzt.

Januar 2009. Eine zweite Welle der Anhörungen beginnt. Dieses Mal geht es um Jones klinische Diagnose einer Babesiose. Als Experte wird der IDSA-Leitlinienautor, Professor Peter Krause, gehört. Er sagt aus, eine Babesiose-Diagnose sollte nur nach einem positiven Bluttest erfolgen. Das ist erstaunlich. Zu diesem Zeitpunkt steckt Krause mitten im Zulassungsprozess für sein angemeldetes Patent zur Babesiendiagnostik. „Gegenwärtig gibt es keinen optimalen verfügbaren [serologischen] Test auf Babesiose", schreibt er zusammengefasst in seiner Patentanmeldung. Ja, man könne bislang noch nicht einmal auf alle Babesienstämme testen, weil noch gar nicht alle bekannt sind. Es gibt also noch gar keine optimalen Bluttests für die Diagnose. Erst auf Befragen gibt Krause später zu, Lizenzgebühren für seine Erfindungen zu erhalten.

In der Zwischenzeit behandelt Dr. Jones weiter. Verteilt über die vergangenen Jahre kosteten die Anhörungen und Rechtsanwaltshonorare ihn über 100 000 Dollar. Und noch immer kommen pro Tag drei neue

Patienten in Jones Praxis. Das alles ist nur möglich, weil die Spenden für seinen „Verteidigungsfond" so großzügig ausfallen, dass er weitermachen kann.

März 2010. Das Medical Board hat entschieden. Dr. Jones muss – zusätzlich zu den 10 000 Dollar Strafe, die bereits vor zwei Jahren verhängt wurden, weitere 10 000 Dollar zahlen. Eine Strafe für die Art und Weise, wie er drei Kinder diagnostiziert und behandelt habe.

Dr. Jones Anwalt glaubt, dass die Härte der Strafe der überhitzten Kontroverse rund um die Krankheit geschuldet ist. Verglichen mit anderen Fällen, die 2009 vom Medical Board verurteilt wurden, wirft der Jones-Fall Fragen zur Fairness des Urteils und zum Prozessablauf auf.

Die 43 Ärzte, die 2009 mit ernsthaften Strafen belegt wurden, lieferten durch Drogenmissbrauch, sexuelle Belästigung und Geisteskrankheit gewichtige Gründe dafür. Nicht einer von ihnen wird zu einer Strafe verurteilt, die höher ausfällt, als 5000 US-Dollar. Nur ein Arzt, des Drogenmissbrauchs beschuldigt, erhält eine längere überwachte Zulassung auf Bewährung als Dr. Jones.

Keiner der von Jones behandelten Patienten hat je einen Schaden erlitten. Im Gegenteil. Den meisten geht es nach seinen Therapien nachweislich besser. Eines ist erreicht worden: Die insgesamt fast sechs Jahre andauernden Ermittlungen haben eine prägende Nachricht tief in den Köpfen der Ärzte verankert. Sie lautet: Wenn du jemanden mit Borreliose länger als vier Wochen mit Antibiotika behandelst, kannst Du deine Zulassung als Arzt verlieren.

Nachtrag: Noch während das Medical Board gegen Dr. Jones ermittelt, ist die Zahl der gemeldeten Borreliosefälle in Connecticut um 118 Prozent gestiegen; die Dunkelziffer wird auf das bis zu Zwölffache geschätzt, mindestens.

## Hexenjagd auch in Deutschland?

Man mag sich denken: Gut, das alles sind Fälle aus Amerika. Bei uns in Deutschland gibt es keine Hexenjagd auf Ärzte, die Borreliose eher nach den ILADS-Empfehlungen oder den Leitlinien der Deutschen Borreliose-Gesellschaft therapieren. Wirklich?

---

„Als Borreliose-Patienten und als Borreliose-Ärzte müssen wir gemeinsam, wie Don Quijote, gegen die Windmühlenflügel, für eine Leistung der gesetzlichen Kassen kämpfen." Das schreibt Hans-Peter Gabel, Allgemeinmediziner, zur „Situation der Kassenärzte bei der Behandlung von Borreliose-Patienten" in seinem Buch „Zecken-Borreliose". „Ärzte werden durch Regresse wegen Überschreitung des Medikamenten-Budgets von den Krankenkassen und den kassenärztlichen Vereinigungen in der Existenz bedroht. Diese Vorgehensweise ist politisch gewollt, um Gelder im Gesundheitssystem einzusparen. […] Der Gesetzgeber zwingt Ärzte, gegen den hippokratischen Eid zu verstoßen in den Fällen, in denen sie Borreliose weder optimal noch ausreichend, sondern nur mangelhaft behandeln können."

Mein borrelioseerfahrener engagierter Arzt muss – noch während ich an diesem Buch arbeite – seine Kassenpraxis schließen. Obwohl er seit 2001 immer wieder die Borreliose als sogenannte Praxisbesonderheit bei der Kassenärztlichen Vereinigung (KV) angemeldet hat – mehr als 50 Prozent seiner Patienten sind Borreliosepatienten – wird bei ihm diese Praxisbesonderheit abgelehnt. Er sieht sich schließlich einer hohen Regresszahlung gegenüber, muss sich juristische Unterstützung suchen und hofft nun auf einen Termin vor dem Sozialgericht. Mit ihm zittern die Patienten, denen im Falle einer Niederlage vor Gericht erneut der Ärztetourismus droht. Kreuz und quer durch die Bundesrepublik reisen die oft schwerkranken Patienten, um zu einem Arzt zu gelangen, der sich auf die Diagnose und Therapie von zeckenübertragenen Infektionen versteht.

Nein, in Deutschland bedarf es keiner Untersuchungen von „Medical Boards" – hier reichen die politisch gewollten Regressforderungen und die eigene Standesvertretung der Kassenärztlichen Vereinigungen, um Ärzten, die noch die notwendige therapeutische Freiheit für sich in Anspruch nehmen, den Garaus zu machen. Als chronisch kranker Borreliosepatient hat man schlechte Karten, denn „Chronische Borreliose" ist im „Morbi-RSA" nicht vorgesehen. Der „Morbi-RSA", ein Geldzuteilungsmechanismus für die deutschen Krankenkassen, sieht mehr Geld für chronisch kranke Patienten vor, sofern es sich um die 80 chronischen Krankheiten handelt, die es auf die „Morbi-RSA-Liste" geschafft haben. Lyme-Borreliose ist auf dieser umstrittenen Liste nicht zu finden. „Es gibt keine chronische Borreliose", lautet offenbar auch das Credo der Krankenkassen.

## AOK-Hannover vs. Dr. med. Ledwoch

Dr. Joachim Ledwoch ist ein international anerkannter Facharzt, der überwiegend Problempatienten behandelt, erklärt Professor Rüdiger von Baehr, vom Institut für Medizinische Diagnostik, Berlin. „Und ich weiß, dass er für viele Borreliosekranke eine Hoffnung ist, da er zahlreiche Patienten erfolgreich behandelt hat."

Wie es einem borreliosekundigen medizinischen Experten in Deutschland ergehen kann, beschreiben die Autoren Roth und Fromm in ihrem Buch „Anklage unerwünscht".

„Pech für den Mediziner Ledwoch war, dass seine Behandlungsmethode kostspieliger als die herkömmliche Therapie war. Da er bestimmte Patienten wegen der Schwere der Borrelioseerkrankung nicht nur ambulant, sondern auch stationär behandelte und zwangsläufig hohe Kosten verursachte, versuchte insbesondere die AOK-Hannover, ihm daraus einen Strick zu drehen. Sie warf ihm Abrechnungsbetrug vor und übergab den Vorgang der Staatsanwaltschaft Hannover. Die Lawine, die mit der Strafanzeige im Jahr 2002 gegen Joachim Ledwoch von der AOK-Hannover ins Rollen gebracht wurde, war nun nicht mehr aufzuhalten. Die Medien hatten inzwischen den Verdacht des Abrechnungsbetrugs aufgegriffen und ausführlich darüber berichtet. Der wirtschaftliche Abstieg Ledwochs begann.

Es folgen ein Verfahren wegen Abrechnungsbetrugs und fahrlässiger Tötung. Schließlich ein Strafbefehl und eine Geldstrafe von 15 000 Euro. Ledwoch legte Widerspruch ein. Doch die ersten Zeitungen titelten bereits „Jetset-Arzt Dr. Zecken pleite".

Im Januar 2006 erlässt der Staatsanwalt Hannover einen Haftbefehl gegen Ledwoch. Vorgeworfen wird ihm, dass er Patienten in seiner Belegabteilung stationär behandelt habe, „obwohl dies medizinisch nicht notwendig war" und „die Diagnose Borreliose bei seinen Patienten mit seiner nicht unproblematischen Borreliose-Antibiose-Therapie. Außerdem habe „ein gesicherter Nachweis der entsprechenden Erkrankung überhaupt noch nicht vorgelegen". [...] Mit großem Polizeiaufgebot wurde der Arzt am 3. Februar 2006 verhaftet. [...] Unterdessen wurde sein ganzes Vermögen beschlagnahmt und seine Patienten wussten nicht mehr, von wem und wo sie behandelt werden konnten. Unter ihnen befanden sich viele Kranke, die bislang von anderen Ärzten falsch oder nur mangelhaft behandelt worden waren."

„Am 29. März 2004 stellte die Staatsanwaltschaft Hannover zwar das Verfahren wegen Abrechnungsbetrugs ein, weil es keinen Verdacht des Betruges gegeben habe. Die AOK-Hannover [...] gab jedoch nicht auf. Nun kam von der AOK-Hannover der nächste Schlag. Joachim Ledwoch wurde von ihr verdächtigt, für die fahrlässige Tötung zweier Patienten, die an Leberzirrhose im fortgeschrittenen Stadium erkrankt und deshalb gestorben waren, verantwortlich zu sein."

Das Ende der bitteren Entwicklung: Der Haftbefehl gegen Ledwoch wird aufgehoben und es wird ihm wieder erlaubt, Borreliosepatienten zu behandeln. Das Verfahren wegen fahrlässiger Tötung wird ebenfalls eingestellt. Die AOK Hannover hat, zusammen mit der Staatsanwaltschaft, ganze Arbeit geleistet. Ledwochs Leben ist jetzt in jeder Hinsicht ruiniert.

Noch 2005 hatte die gesundheitspolitische Sprecherin der CDU-Landtagsfraktion erklärt: „Die Behandlungsverläufe und die Spätfolgen [der Borreliose] verursachen dermaßen hohe Kosten, dass auch die Krankenkassen ein Interesse daran haben müssen, dass eine Verbesserung der Diagnose sowie der Behandlungsmethoden erreicht wird." Es wurde sogar vorgeschlagen, Ledwochs Praxis zur Referenzpraxis für Borreliose zu machen. Zwei große Pharmafirmen sollen Ledwoch, nach Angaben der beiden Buchautoren, eine hohe Geldsumme, [es sollen mindestens zehn Millionen Euro gewesen sein] angeboten haben, „wenn er sich verpflichte, keine Borreliosepatienten mehr in Deutschland zu therapieren, da in absehbarer Zeit ein Impfstoff gegen diesen Erreger auf den deutschen Markt kommen solle." Kommt Ihnen das Muster vertraut vor?

## KAPITEL 16

# *Medizinische Leidlinien, pardon: Leitlinien*

Angesichts überlanger Arbeitszeiten und der immer schneller werden-den Abfolge neuer Erkenntnisse in der Medizin wähnen sich Angehörige medizinischer Berufe schon mal in einem Dschungel aus möglichen Diagnosen und Therapien. Wie schön, dass in diesem Dschungel Hinweisschilder in Form medizinischer Leitlinien aufgestellt sind. Endlich Orientierung.

Im Idealfall ermöglichen Leitlinien, Patienten nach dem neuesten Stand der Wissenschaft zu behandeln. Sie dienen dem Arzt als Handlungs- und Entscheidungs*vorschlag*, von dem „in begründeten Fällen" abgewichen werden kann oder muss. Leitlinien sind also nicht bindend. Gute Ärzte orientieren sich eh vor allem an den Bedürfnissen des Patienten, nicht an Leitlinien. Im weniger idealen Fall stellen Leitlinien nur die Ansicht einzelner Fachexperten dar und verleiten Ärzte zur Kochbuch-Medizin.

Leitlinien der Arbeitsgemeinschaft der wissenschaftlichen medizinischen Fachgesellschaften, kurz AWMF, die seit 1995 die Entwicklung von Leitlinien koordiniert, gibt es für nahezu jede Erkrankung. Wer allerdings meint, es gebe eine AWMF-Gesamt-Leitlinie zur Diagnostik und Therapie der Multi-Organ-Infektion Lyme-Borreliose, irrt.

Wir wissen, Lyme-Borreliose ist weder ausschließlich eine Erkrankung der Nerven, noch eine der Haut. Will man nicht wieder das Beispiel der drei Blinden bemühen, so bleibt rätselhaft, warum sich nicht längst Mediziner aller Fachrichtungen, allen voran die Infektiologen, an die Leitlinienarbeit gemacht haben. Stattdessen haben die Deutsche Gesellschaft für Neurologie (DGN) und die Deutsche Dermatologische Gesellschaft (DDG) jeweils eine „Leitlinie" veröffentlicht. Statt eines multidisziplinären Teams also „nur" Neurologen und Dermatologen. Bei alledem ist nichts, wie es sein sollte. Es wird Evidenz vorgetäuscht, wo keine ist. Doch der Reihe nach.

2006 fragte die *Medical Tribune* „Wer fürchtet sich vor Leitlinien?" und schreibt: „Aus Studiendaten wird harte Evidenz, und aus harter Evidenz werden Leitlinien. So sieht evidenzbasierte Medizin zumindest in der Theorie aus. In der Praxis liegen die Dinge selten so einfach." Ganz genau. Sollte man nicht meinen, dass – nach dem Prinzip evidenzbasierter Medizin – die besten Belege aus der Forschung und Literatur die Basis für Leitlinien bilden?

Nicht unbedingt. Was bei beiden Fachgesellschaften im stolzen Kleid einer Leitlinie daherkommt, offenbart sich bei genauerer Betrachtung lediglich als eine „Handlungsempfehlung von Experten", Evidenzstufe S1.

Was bedeutet „Evidenzstufe S1"? Ganz einfach: Nach der offiziellen Klassifikation der AWMF-Leitlinien bedeutet S1: „Wissenschaftliche Legitimation: gering, Legitimation zur Umsetzung: normativ gering, Aufwand: gering". Das klingt nicht gerade nach großer wissenschaftlicher Evidenz, nicht wahr? Kann es auch nicht, denn bei beiden Leitlinien haben sich nur eine Handvoll „Experten" zusammengesetzt und ihre Handlungsempfehlungen komponiert. Diese fußen auf ihrer subjektiven Auswahl einiger weniger medizinischer Fachartikel und Studienergebnisse. Eine Vorgehensweise, die meilenweit von der Königsklasse der medizinischen Leitlinien, den S3-Leitlinien, entfernt ist. Falls Ihnen diese Art der Leitlinienerstellung vertraut vorkommt, erinnern Sie sich vermutlich an die umstrittene Vorgehensweise und limitierte Literaturauslese der US-amerikanischen IDSA.

Die Auswahl der Literatur und ihrer Autoren, die die Dermatologen und Neurologen für ihre „Empfehlungen" heranziehen, weist, kaum überraschend, viele Ähnlichkeiten mit denen der IDSA auf.

Zum einen begegnen uns immer wieder die IDSA-Autoren: Steere, Stanek und Wormser, zum anderen wird zum gefühlten tausendsten Mal auf die längst als fehlerhaft entlarvte Klempner-Studie und die 2006er IDSA-Leitlinien verwiesen. Eine klassische Verzerrung der Studienlage. Da darf natürlich auch das „Post-Lyme-Syndrom" nicht fehlen. Keine Spur von mehrstufigen, transparenten Konsensverfahren multidisziplinärer Expertengruppen und einer systematischen Recherche und Analyse des derzeitigen Wissens (Evidenz und Praxiserfahrung), unter Abwägung von Nutzen und Schaden. Nichts davon.

Im Gegensatz zu den Neurologen, räumen die Dermatologen immerhin ein, es gebe „bisher keinen internationalen Konsens über die

Therapierichtlinien bei LymeBorreliose" und für die in der Literatur beschriebenen „Autoimmunprozesse" „keine ausreichende klinische Evidenz". Ja, das ist die Wahrheit. Es bleibt daher das unheilvolle Geheimnis der Leitlinienautoren, warum sie dennoch schreiben: „Monatelange Antibiotikatherapien und wiederholte „antibiotische Kuren" sind nach veröffentlichten Studien nicht erfolgversprechend (Klempner et al. 2001)", wo sie sich im Text gleichzeitig mit Formulierungen wie „Defektheilung" und „erfolgreiche Therapie [...] auch wenn noch Beschwerden bestehen", schützen müssen.

Sie schreiben: „Bei Spätinfektionen kommt es häufiger nach Antibiotikatherapie zu Gelenk-, Muskel- und neurologischen Beschwerden." Für ausgereifte Leitlinien soll bei den Empfehlungen – Stichwort „Outcome-Analyse" immer auch die Patientenzufriedenheit und Lebensqualität, neben Morbidität und Mortalität im Auge behalten werden, heißt es. Wie es darum bei anhaltenden „Gelenk-, Muskel- und neurologischen Beschwerden *nach* [Standard]-Antibiotikatherapie" der Borreliosepatienten bestellt ist, kann man sich leicht vorstellen.

Die Neurologen-„Leitlinie" weist gleich eine ganze Reihe von Schönheitsfehlern auf. Immer wieder wird irreführend von Lyme-Borreliose gesprochen, obwohl es sich um Empfehlungen zur Neuroborreliose handeln soll; gleichzeitig muss bezweifelt werden, ob der Inhalt überhaupt korrekt ist, denn selbst das RKI macht da interessante Feststellungen.

Die Fachbegriffe im nachfolgenden Zitat müssen Sie sich nicht merken. Achten Sie einfach auf die „99 %". Unter „Diagnose" schreiben die Neurologen: „Bei dem größten Teil der Patienten mit Neuroborreliose kann die klinische Verdachtsdiagnose durch den Nachweis einer Borrelien-spezifischen intrathekalen Antikörpersynthese bestätigt werden. [...] Die Borrelia-burgdorferi-spezifische intrathekale Antikörperproduktion entwickelt sich bei unbehandelten Patienten in der 2. Krankheitswoche, ist nach 3 Wochen bei etwa 75% der Patienten nachweisbar und nach 8 Wochen bei über 99% [!] der Patienten."

Seltsam, das RKI stellt dazu fest: „Für die Neuroborreliose-Fälle entsprach der labordiagnostische Nachweis nur bei 42 der 799 übermittelten Erkrankungen (5%) [!] der Falldefinition (Pleozytose und Nachweis intrathekaler Antikörper. [...] Der in der zurzeit gültigen Form der

Falldefinition geforderte labordiagnostische Nachweis der frühen Neuroborreliose wird nur bei einem sehr kleinen Anteil [!] der übermittelten Neuroborreliose-Fälle erfüllt, eine Problematik, auf die schon in einem früheren Bericht hingewiesen wurde."

Was die Neurologen als Nachweis bei bis zu 99 Prozent der Patienten festgestellt haben wollen, wird laut RKI gerade mal von 5 Prozent der Patienten erreicht. Erstaunlich, nicht?

Untersuchungsergebnisse von Brorson et Brorson haben ergeben, dass der Liquor für Borrelien eine feindliche Umgebung ist, in der sie Zystenformen bilden und es damit zu negativen Liquor-Ergebnissen kommt.

Die Fachärztin für Neurologie und Psychiatrie, Dr. Hopf-Seidel, schreibt: „Ein unauffälliges Liquorergebnis Monate oder Jahre nach der Borrelieninfektion bedeutet deshalb nicht, dass keine Neuroborreliose vorliegt! Diese Tatsache ist Ärzten, die mit chronisch kranken Borreliosepatienten arbeiten, längst bekannt. Denn bei sehr vielen an neurologischen Symptomen und Defiziten leidenden Patienten, die seit vielen Jahren eine Borreliose haben, liegen – leider – unauffällige Liquorbefunde vor. Das führt derzeit fast regelhaft dazu, dass von den untersuchenden Ärzten eine Neuroborreliose ausgeschlossen wird, da die Leitlinien der neurologischen [...] Fachgesellschaften einen positiven Liquorbefund für die Diagnose einer Neuroborreliose fordern." So werden Leitlinien für Patienten ganz schnell zu „Leidlinien".

Auffällig ist auch bei der „Neurologen-Leitlinie" die Nähe zur IDSA. Das kommt vermutlich nicht von ungefähr. Einige der IDSA-Autoren, Wormser, Shapiro und Halperin schrieben auch an den Leitlinien der amerikanischen Academy of Neurology (AAN) mit. Kein Wunder, dass die deutsche „Neurologen-Leitlinie" zu den gleichen Schlüssen kommt, wie ihre amerikanische Schwester.

Es gibt allerdings einen Lichtblick in der Leitlinienlandschaft: Die Leitlinien zur Diagnostik und Therapie der Lyme-Borreliose der Deutschen Borreliose-Gesellschaft. In vorbildlicher und adäquater Weise haben sich an der Konsensfindung dieser Leitlinie Ärzte aller Disziplinen zusammen gefunden. Internisten, Allgemeinmediziner, Neurologen, Psychiater, Laborfachärzte, Chemiker und Mikrobiologen, Dermatologen, Kinderärzte – sie alle, unter Einbeziehung der Patientenvertreter, bemühen sich um eine ausgewogene Sicht auf die komplizierte Erkrankung. Hinzugezogen wurde auch eine umfassende Literaturauswahl – kein Vergleich mit der mageren Literaturliste der beiden AWMF-„Leitlinien".

Immerhin geben die Dermatologen zu, dass es an Evidenzen mangelt, nichtsdestotrotz stützen sie sich einseitig auf die IDSA-Vorgaben. Angesichts dieser Probleme tut man als Patient sicher gut daran, seinem Arzt die Leitlinien der Deutschen Borreliose-Gesellschaft (DBG) zu empfehlen.

Und die Neurologen? Für den Fall, dass die Liquoruntersuchung gemäß den absurden Vorgaben keinen Hinweis auf Borrelien zeigt, empfiehlt diese bescheidene S1-„Leitlinie" eine ausführliche Differenzialdiagnostik, beispielsweise auf eine depressive Störung oder auf Alkohol- und Drogenmissbrauch.

Eine S1-Leitlinie ist eben nur S1 und nicht Königsklasse. Behalten Sie das als Patient im Hinterkopf, wenn Ihnen versichert wird, Ihre Borreliose würde „leitliniengerecht" behandelt.

Vor allem sollte man beim Thema Leitlinien nicht vergessen, dass das, was heute in der Medizin als Wissen angenommen wird, sich schon morgen als Irrtum herausstellen kann. Ende der 1990er Jahre wurde per Leitlinie empfohlen, Frauen in der Postmenopause Hormone zu verschreiben. Heute werden, nach Veröffentlichung einiger großer Studien, die die Gefahren der Hormonersatztherapie zeigten, solche Empfehlungen nicht mehr niedergeschrieben. Oder das Beispiel Hoher Blutdruck: Zur Behandlung hohen Blutdrucks wurden sogenannte Kalzium-Antagonisten in Leitlinien empfohlen. 96 Prozent der Autoren, die diese Empfehlungen aussprachen, hatten finanzielle Verbindungen zu Big Pharma.

Was lehrt uns das? Es ist eine gesunde Skepsis angebracht, wenn es um medizinische Leitlinien geht. Wer weiß schon, ob sie wirklich evidenzbasiert sind, oder ob wir es nicht mit „pharmabasierten Leitlinien" zu tun haben, beziehungsweise, wie im Fall der IDSA-Borreliose-Leitlinien, sogar mit pharma- *und* versicherungsbasierter Medizin.

## KAPITEL 17

# *Amerika, und nicht Indien!*

Unsere Kunst umfasst dreierlei: die Krankheit, den Kranken und den Arzt. Mit diesem ebenso schlichten wie treffenden Satz soll Hippokrates, der legendäre „Vater der Medizin", das Programm für die Medizingeschichte vorgegeben haben. Im 19. Jahrhundert, zu einer Zeit, in der noch alle Gerätschaften eines Landarztes in eine Satteltasche passten, setzte sich mit den Erfolgen der wissenschaftlich begründeten Medizin in den westlichen Industrienationen das medizinische Krankheitsmodell als Erklärungsmuster von Krankheit durch.

Mit der Mechanisierung im 19. Jahrhundert paart sich aber auch Regelungswut und Organisation. Von der Lehre bis zur Verwaltung, von der Lizenzvergabe bis zur Wissensverbreitung – alles will nun peinlich genau geregelt sein. Die Zahl wissenschaftlicher Magazine nimmt zu, die erste internationale medizinische Konferenz wird 1876 abgehalten und die Medizin zersplittert in immer mehr Fachgebiete.

Im Grunde spiegelt der Streit zwischen Forschern und klinisch tätigen Ärzten, wie im Fall der Borreliose, eine durchaus lange Tradition wider. Bereits während der wissenschaftlichen Revolution im 17. Jahrhundert entflammten Streitigkeiten über die angemessenen Beziehungen zwischen Theorie und Praxis, zwischen „reinem" und „angewandtem Wissen". Wie bildet man junge Medizinstudenten am besten aus? Sollte Spezialisierung gefördert werden, oder ist klinisches Gespür am Wichtigsten? Fragen, die sich schließlich im 19. Jahrhundert immer drängender stellen. Schaffen künstliche Versuchsbedingungen gar irreführende Befunde, die sich nicht auf die Alltagsrealität von Krankheit und Genesung beim Menschen übertragen lassen?

„Die Medizin glich keiner Monarchie, nicht einmal einem Parlament, sondern war ein von Rivalen umkämpftes Gebiet. [...] Das moderne medizinische Umfeld lässt sich am besten mit dem Bild vom Kampf ums Dasein beschreiben", schreibt der Medizinhistoriker Roy Porter. „Eine Wettkampfarena, in der durch Adaptionen Nischen entstehen, in denen einige gedeihen, sich entwickeln, erneuern oder anpassen, während andere am Wegesrand zurückbleiben." Der Kampf um Forschungsgelder, das vehemente Verteidigen bestimmter Denkrichtungen und Meinungen wird für jene verständlicher, denen bewusst ist, dass Medizin heutzutage, insbesondere die Forschung, in speziell zugeschnittenen Einrichtungen stattfindet – mit komplexer Infrastruktur, Bürokratie und Finanzierung. Dabei ist der medizinische Berufsstand für seine Institutionen, Forschung und Gehälter auf Regierungsgelder angewiesen. Regierungen wiederum richten ihre Politik oft nach der Medizin oder begründen sie damit.

Seit 1866 gab es ein bakteriologisches Bundeslabor, das dem Marine Hospital von Staten Island, New York, angegliedert war. Es siedelte 1930 in den US-Bundesstaat Maryland um und firmierte fortan als National Institutes of Health (NIH). Die NIH, privat von Industriellen finanziert, wurden zum wichtigsten US-Forschungszentrum. Heute ist sie die weltweit bedeutendste Institution für biomedizinische Forschung überhaupt, mit einem Jahresbudget von 30 Milliarden US-Dollar, 18 000 Beschäftigten und 27 Instituten, einschließlich der international größten medizinischen Bibliothek, der National Library of Medicine. Nahezu alle NIH-Forschungsinstitute erhalten ihre Forschungsgelder direkt vom US-Kongress; wobei 80 Prozent des NIH-Budgets an über 3000 Universitäten und Forschungsstätten geht. Zusätzlich arbeiten rund 6000 WissenschaftlerInnen in den NIH-Laboratorien. Mehr als 130 NobelpreisträgerInnen wurden durch das NIH unterstützt und gefördert.

Kommerzieller Wettbewerb und Gewinnstreben, beides erhielten die US-Medizinschulen bereits mit der Muttermilch verabreicht. Nachdem man endlich auch den Ausbildungsstandard angehoben hatte, schossen im 19. und 20. Jahrhundert weitere private Forschungsinstitute aus dem Boden. Ziel wurde nun die reine Forschung; eine private ärztliche Tätigkeit wurde untersagt. Als „Gegenleistung" für die großzügige finanzielle Förderung wurden strikte Auflagen und Vorgaben für die wissenschaftliche Medizin formuliert. Was Deutschland im 19. Jahrhundert für die medizinische Forschung gewesen war, wurde im 20. Jahrhundert die USA.

„Wissenschaft bedeutet sowohl selbstloses Streben nach Wahrheit als auch eine Gemeinschaft mit ihren eigenen Sitten und Gebräuchen, Vorstellungen und Gesetzen", formulierte der Erfinder der Anti-Babypille

Carl Djerassi. Der Mann muss Optimist sein, denn statt selbstlosem „Streben nach Wahrheit" wird geschwindelt seit wissenschaftlich gearbeitet wird. So manche Koryphäe ist vor allem eines: Ein genialer Schummler. Die Motive? Versuchen wir es mit übergroßen Egos, mit Geltungssucht, Machtstreben, Arroganz. Oder, wie es 2002, anlässlich eines Vortrags des DGPPharMed-Arbeitskreises formuliert wurde: „Die Betrugsziele in der universitären Forschung dienen zumeist der wissenschaftlichen Profilierung wie: Promotion, Habilitation, Professur, Stipendien, Forschungsaufträge, weitere Assistenzstellen, nationale/internationale Anerkennung u. ä."

Das berühmteste Beispiel liefert sicher die Tabakindustrie, die eine der ehrgeizigsten und erfolgreichsten Betrugskampagnen der jüngsten Geschichte durchführte.

## Aus dem Instrumentarium korrumpierter Wissenschaft

1951 hatten umfangreiche Stichproben bei zahlreichen Krankenhauspatienten gezeigt, dass die meisten Lungenkrebskranken Raucher waren. 1956 wurden Ergebnisse einer fünfjährigen Studie über das Rauchverhalten von 40 000 Medizinern veröffentlicht. Die Zahl der Todesfälle durch Lungenkrebs lag bei Ärzten, die starke Raucher waren, über 25 Mal höher, als bei den Nichtrauchern.

Deutsche Arbeitsmediziner unterstützten die Tabakindustrie jahrelang in ihrem Bestreben, die Schädlichkeit des Rauchens und Passivrauchens in Frage zu stellen, zu leugnen oder Tatsachen zu verdrehen. Es gab „wissenschaftliche Konferenzen", die durch die Tabakkonzerne verdeckt finanziert und gesteuert wurden und „wissenschaftliche" Veröffentlichungen, deren heimliche Auftraggeber aus der Tabakbranche stammten. Für die Tabakindustrie nachteilige wissenschaftliche Erkenntnisse wurden unterdrückt und Wissenschaftler und Forschungsprojekte gefördert, die „gewünschte Ergebnisse" erzielten. Renommierte Professoren präsentierten und veröffentlichten für die Tabakindustrie günstige wissenschaftliche Erkenntnisse; sie fungierten als „Mietmäuler". Dass diese „Wissenschaftler" finanziell durch die Tabakkonzerne gefördert wurden, blieb selbstverständlich geheim. Vor der Manipulation wissenschaftlicher Präsentationen und

Publikationen wurde selbstredend auch nicht zurückgeschreckt. Neben Verheimlichung, Ablenkung und Informationsunterdrückung umfasste das Instrumentarium der tabak-affinen, gut honorierten Wissenschaftler noch Alibiforschung, Zweifel-Säen, Geschichten- und Sachverständige-Kaufen sowie bereits bekannte Erkenntnisse ins Abseits stellen. Eine der Gegenstudien wurde beispielsweise vom Psychologen Hans Jürgen Eysenck geliefert. Die Zigaretten wurden „freigesprochen", stattdessen wurde ein statistischer Zusammenhang zwischen bestimmten Persönlichkeitstypen und der Neigung zu Lungenkrebs behauptet.

Heute wissen wir, dass die Tabakkonzerne schon lange um die gesundheitlichen Risiken ihrer Produkte wussten, dank der von ihren eigenen Wissenschaftlern durchgeführten Studien. Doch diese blieben in den Schubladen. Damit nicht genug. Tabakkonzerne schleusten von ihnen bezahlte „Experten" sogar in die WHO (Weltgesundheitsorganisation) ein, um entsprechend Einfluss auszuüben. Ein Mitglied des WHO-Exekutivrats schildert die Taktik der Tabakindustrie dem Nachrichtenmagazin *DER SPIEGEL* wie folgt:

*SPIEGEL: Wie sah der Kampf der Konzerne gegen die WHO aus?*
*„Der Kampf fand auf allen Ebenen statt. Manche der eingeschlagenen Strategien waren durchaus üblich und erwartbar, wie etwa das Überwachen der WHO-Aktivitäten; andere sind schon fragwürdiger, so die versuchte Einflussnahme auf wissenschaftliche Untersuchungen."*

*SPIEGEL: Sie schreiben, es sei versucht worden, die Ergebnisse zu manipulieren und die Publikation zu hintertreiben.*
*„Wenn die Ergebnisse trotzdem veröffentlicht wurden, wurde eine raffinierte Medienstrategie eingesetzt mit dem Ziel, Experten und Laien zu verunsichern."*

*SPIEGEL: Wie geschah das?*
*„Vor allem durch Einfluss auf die Fachpresse. Dort wurden Leserbriefe und Stellungnahmen abgedruckt, in denen die Stichhaltigkeit der wissenschaftlichen Untersuchungen in Frage gestellt wurde. Sie stammten oft von Wissenschaftlern, deren Verbindung zur Tabakindustrie nicht bekannt war."*

Dies ist ein Beispiel für die Usancen der Tabakindustrie. Doch glaubt man ernsthaft, dass sich große Versicherungskonzerne oder die Pharmaindustrie anders verhalten? Was ist wohl von Lyme-Disease-Studien zu halten, die ungewöhnlich häufig Ergebnisse zeitigen, über die sich Versicherungsunternehmen von Herzen freuen können? Wie verhält es sich mit Studien von „Borreliose-Experten", die enge Beziehungen zur Pharmaindustrie und zu großen Versicherungskonzernen pflegen?

Die Wissenschaft sollte nach Wahrheit und Wissen streben; Betrug sollte hier nichts zu suchen haben. Aber, wissen wir, was an Erkenntnissen über den Lyme-Borreliose-Komplex in den Schreibtischschubladen der IDSA-Autoren und Patentinhaber schlummert?

Die US-amerikanische Wissenschaftsorganisation AAAS (American Association for the Advancement of Science), fühlt sich der Wissenschaft verpflichtet. 2006 veröffentlichte sie das Ergebnis einer Befragung: Von 442 Biostatistikern antworteten 37 %, sie wüssten in mehr als der Hälfte von Betrug in der medizinischen Forschung zu berichten; 26 % waren direkt involviert; 31 % waren indirekt in solche Praktiken und Projekte verwickelt. Die gemeinnützige AAAS unterhält Büros in England, den USA und gibt das Journal *Science* heraus.

Auf den ersten Plätzen ihrer „Top-Manipulationen" landen:

❖ Das „Schönen" und Ändern der Forschungsdaten

❖ Das Ignorieren und Verschweigen von Daten, die den eigenen Forschungen widersprechen

❖ Das Verschweigen finanzieller Verflechtungen mit Unternehmen, deren Produkte in der Forschung Verwendung finden

Nach einer Veröffentlichung in *Nature* sind folgende Aktionen besonders häufig:

❖ Änderung des Studiendesigns oder der Ergebnisse, auf Druck der Forschungsunterstützer bzw. Geldgeber

❖ Das gezielte Übersehen „fauler" Daten oder fragwürdiger Interpretationen bei Kollegen

Praktiken, die nach einer Untersuchung von Al-Marsouki (*Contemp Clin Trials 26, 2005*) sehr wahrscheinlich sind:

❖ Über-Interpretation „signifikanter" Ergebnisse in zu klein angelegten Versuchen

❖ Selektive Berichterstattung, basierend auf den Werten der Peergruppe

❖ Selektive Berichterstattung über die Studienergebnisse in den Zusammenfassungen

Auch das Fachmagazin *Nature* veröffentlichte in den 1990ern das Ergebnis einer anonymen Befragung unter Wissenschaftlern. 33 % gaben zu, in den vergangenen drei Jahren Daten gefälscht, geschönt, oder das Studiendesign, die Methode, oder – auf Druck der Finanzierungsquelle – das Ergebnis einer Studie unangemessen manipuliert (15 %) zu haben.

Der Druck, Drittmittel einzuwerben, in Fachmagazinen zu publizieren und „positive" Studienergebnisse zu erzielen – positiv natürlich im Sinne der Studiensponsoren solcher Studien, versteht sich – ist längst Teil des Forscherlebens. Warum sollten die Studien über Lyme-Borreliose bzw. über *Borrelia burgdorferi* hiervon ausgenommen sein?

Wie sehr Drohungen und Druck die Wissenschaft manipulieren können, zeigt das wohl berühmteste Beispiel, Galileo Galilei, den die Inquisition unter Androhung der Folter nötigte, die Sonne wieder um die Erde kreisen zu lassen. Heutzutage werden nicht Religion und Staat der Forschung zum Verhängnis; eher sind es die goldenen Ketten finanzieller Abhängigkeit und angestrebter Karrieren. „Publish or perish", veröffentliche oder weiche, oder auch: „No results, no papers, no job in science" – keine Ergebnisse, keine Artikel, kein Job in der Wissenschaft – so lauten die Losungen, welche den Typus Wissenschaftler hervorbringen, der sich mindestens ebenso gut auf das Anbohren von Geldquellen versteht wie auf sein Fachgebiet.

Wer Artikel in Fachmagazinen veröffentlichen möchte, hat die Qual der Wahl. Weltweit stehen für die geschätzten täglich neuen 20 000 Artikel gut 60 000 naturwissenschaftliche und medizinische Fachmagazine zur Verfügung. Um angesichts dieser Papierflut auch nur annähernd den

Überblick zu behalten, wurde der sogenannte Impactfaktor eingeführt, eine Maßzahl für die Bedeutung einer Fachzeitschrift. *Nature* oder *Science* zeichnen sich durch einen hohen Impactfaktor aus; Arbeiten, die hier veröffentlicht werden, gewinnen an Ansehen und Prestige und eröffnen den Autoren bessere Chancen im Wettbewerb um finanzielle Mittel.

Forschungsbedarf zur Lyme-Borreliose? Aber ja! Doch soll dieser die Beschäftigung vorhandener Kapazitäten sicherstellen oder diese ausbauen helfen. Um die eigene Publikationsliste zu verlängern, wird Fachaufsatz um Fachaufsatz geschrieben. Und wenn Theorie und Empirie einfach nicht zueinander passen wollen, werden Kranke zu Gesunden erklärt und die Messlatten verschoben.

Die führenden Köpfe der Institutionen, an denen geforscht wird, versuchen – wer kann es ihnen verdenken – den guten Namen ihrer Organisation zu schützen und somit Untersuchungen bei Verdacht auf Betrug und Manipulation ihrer Forscher zu verhindern. Nicht auszudenken, wenn Yale die Arbeiten seiner Forscher näher unter die Lupe nehmen und Manipulationen finden würde. Es gilt schließlich einen Weltruf zu verteidigen.

Auch die Fachmagazine neigen zur Vertuschung. Ist nicht der Ruf gefährdet, wenn man im Nachhinein feststellt, dass fragwürdige Artikel veröffentlicht wurden? Besser stillhalten. Nicht rühren. Nicht kommentieren. Den Artikel auch nicht zurückziehen, denn das setzt meist das Einverständnis des umstrittenen Autors voraus und würde unnötig für Aufsehen sorgen. So bleiben selbst fehlerhafte Studien weiterhin dort, wo sie veröffentlicht sind. „Faule" Artikel werden weiter zitiert und die verfügbare Fachliteratur bleibt weitestgehend unbereinigt. Mit Bezug auf möglicherweise manipulierte Studien werden neue entworfen. Ein sich schließender Kreislauf.

## Kleine Fehler unter Freunden

*Der Tagesspiegel* veröffentlichte im November 2000 einen Artikel über einen Betrugsskandal, der die Staatsanwaltschaft Freiburg beschäftigte. In der Klinik eines Medizinprofessors, einer Größe unter den deutschen Krebsforschern, waren Forschungsergebnisse jahrelang gefälscht und sogar frei erfunden worden. Um gefährliche Nebenwirkungen der umstrittenen

„Hochdosis-Chemotherapie" auf die Blutbildung zu verharmlosen, hatten der Medizinprofessor und seine Mitarbeiter unter anderem Daten schlicht weggelassen und Graphiken verändert.

Im März 2009 veröffentlichte das *Deutsche Ärzteblatt* die Missetaten eines angesehenen US-Schmerzforschers. 21 gefälschte Studien gehen auf sein Konto. Keine einzige der Studien, die er vornehmlich im Fachblatt *Anesthesia & Analgesia* publizierte, hat er wirklich durchgeführt. Werden wir medizinische Fachjournale, die erfundene Daten veröffentlichen, demnächst in der buchstäblichen „Science fiction"-Ecke der Universitätsbibliotheken finden?

Aufgefallen war der smarte Wissenschaftler durch eine Überprüfung seines Krankenhauses. Er besaß gar keine Genehmigung zur Durchführung klinischer Studien. Dafür stand er auf der Gehaltsliste des Pharmakonzerns Pfizer und kassierte im Jahr 2005 von Pfizer eine 75 000 Dollar-schwere Forschungsförderung, für das Pfizer-Präparat *Celebrex*. Er „fabrizierte" exzellente Studienergebnisse für populäre Medikamente, veröffentlichte diese Ergebnisse und wurde zu einem angesehenen Experten. Über zehn Jahre hinweg beeinflusste dieser Forscher als Meinungsführer die medizinische Welt, insbesondere wenn es um die Behandlung post-operativer Schmerzen ging. Man fragt sich, wie behandeln Anästhesisten nun ihre Schmerzpatienten? Was machen Ärzte jetzt, die sich bis dato nach diesen „Forschungsergebnissen" gerichtet haben und die Artikel und Empfehlungen in ihrem Fachjournal für bare Münze nahmen?

Der ertappte Forscher muss 420 000 US-Dollar zurückzahlen, die er von Pharmafirmen erhalten hatte und kann mit einer Strafe von bis zu zehn Gefängnisjahren rechnen. Das Ganze traf übrigens keinen Anfänger. Der werte Herr Doktor fälschte bereits seit mehr als 13 Jahren Forschungsdaten.

Was ist an diesen Beispielen so bemerkenswert? Die Antwort lautet: Nichts. Korrumpierte Forschung, manipulierte Studien, medizinische Fachmagazine, die „wissenschaftlich und peer-reviewed" gefälschte oder erfundene Studienergebnisse verbreiten, gekaufte Wissenschaftler und Medien, die diese falschen Studienergebnisse zitieren und in ihren Nachrichten veröffentlichen – all das ist nicht ungewöhnlich, sondern längst Teil der pharmazeutischen und medizinischen Profit-Maschinerie.

Auch in Deutschland ist man dem amerikanischen System einer mit Milliarden finanzierten Großforschung bereits sehr nahe. Ein System, das selbst mittelmäßigen Forschern zu Erfolg verhilft. Dank „publish or perish" und kaum noch beherrschbarer Informationsflut schwinden die Hemmungen, sich unlauterer Mittel zu bedienen. Experimente sollen eigentlich durch Wiederholungen überprüft werden, doch Experimente sind aufwändig. Aus Geldnot oder Konkurrenzdruck werden Experimente an Hochschulen und Forschungsinstituten häufig nur einmal vorgenommen.

Warum, so werden Sie sich möglicherweise fragen, dieser Exkurs zu Forschung, Fachjournalen, Fälschungen und Studien? Nun, vielleicht, weil dieser Ausflug erklären hilft, wie und warum „Lyme-Experten" wie Steere, Klempner, Sigal und andere zu Studienergebnissen kommen können, die den Erfahrungen behandelnder Ärzte tagtäglich widersprechen.

## Im Bann systematischer Verzerrungen

Die Qualität wissenschaftlicher Studien ist immer auch eine Frage der angestrebten Objektivität. Für systematische Abweichungen bzw. Fehler, wie sie auch bei Studien von Steere oder Klempner nachgewiesen wurden, gibt es den Begriff „Bias". Ein Bias, eine Verzerrung, ist nicht zufällig, sondern wird systematisch begangen. „Bias ist grundsätzlich vermeidbar und bedroht alle Stufen einer wissenschaftlichen Untersuchung, also Studiendesign, Untersuchungseinheiten, Durchführung der Beobachtungen und Experimente, Datenanalyse und Interpretation der Ergebnisse", sagt Dr. Gustav Kamenski vom Institut für Allgemeinmedizin der Medizin-Universität Wien der *Medical Tribune*. Bias, womöglich noch mehrere, können eine Studie völlig unbrauchbar machen.

Es gibt verschiedene Formen und Möglichkeiten des Bias. Beispielsweise den **Publikationsbias**. Studien mit positiven oder „signifikanten" Resultaten haben eine größere Chance in wissenschaftlichen Zeitschriften publiziert zu werden, als solche mit negativen. Auf diese Weise werden nur Studien veröffentlicht, die einen positiven Effekt einer medizinischen Maßnahme nachweisen. Studien, die keinen Effekt dieser Maßnahme nachweisen, werden nicht publiziert. Jeder kann sich leicht vorstellen, wie auf diese Weise ein völlig unausgewogenes Bild über die Wirksamkeit einer Therapie entsteht; die Häufigkeit der „positiven" Ergebnisse führt zur Überschätzung der Wirkung bestimmter Therapien oder Medikamente. Besonders frappierend ist der Publikationsbias wenn sogenannte **Meta-Analysen** durchgeführt werden, wo mehrere Studien zu einem Gesamtergebnis zusammengefasst und dadurch die Aussagekraft gegenüber Einzelstudien erhöht wird. Gerade im Hinblick auf Therapie-Empfehlungen sind Meta-Analysen arg bias-gefährdet.

Ein **Verzögerungsbias** entsteht, wenn signifikante Ergebnisse schneller veröffentlicht werden als andere. Mehrfachveröffentlichungen können so den Anschein von Evidenz wecken, das heißt sie erhärten oder widerlegen – scheinbar – einen Sachverhalt.

Beim **Selektionsbias** kommt es bereits bei der Auswahl der Studienpatienten zu Verzerrungen. Wenn beispielsweise vergleichende Gruppen gebildet werden, die sich dennoch in wesentlichen Eigenschaften unterscheiden. Eine der Ursachen: Fehlende oder schlechte **Randomisierung**, ein Verfahren, das eine zufällige Verteilung der Patienten auf eine Therapie- und Kontrollgruppe bewirkt. Wichtig ist die Randomisierung auch für das Ausmaß, mit dem Studienergebnisse auf Patienten übertragen werden können, die nicht an der Studie teilgenommen haben. Die vielzitierte Klempner-Studie leide unter einem erheblichen Selektionsbias, lautet einer der Vorwürfe.

Bei sogenannten „**Systematic Reviews**" (Systematische Überprüfungen) werden zu einer bestimmten Frage alle verfügbaren Primärstudien systematisch und methodisch identifiziert, ausgewählt und kritisch bewertet. Wenn nur bestimmte Studien ausgewählt werden, die Studienauswahl also selektiv erfolgt, spricht man auch hier vom Selektionsbias. Diese systematische Verzerrung wird beispielsweise der IDSA vorgeworfen, da sie nur einen Bruchteil der medizinischen Literatur als Basis für ihre Borreliose-Leitlinien berücksichtigt.

Wie wir anhand der noch nicht einmal vollständigen Aufführung aller Verzerrungen sehen, gibt es nahezu unendlich viele Möglichkeiten, zu „erwünschten" oder unabsichtlich manipulierten Studienergebnissen zu

kommen. Fakt ist: Fast jede Form des Bias ist in Studien zur Lyme-Borreliose gefunden worden.

Woran erkennt man, ob sich die Wissenschaftler über mögliche Verzerrungen Gedanken gemacht haben? Zum Beispiel daran, wie ausführlich
mögliche Schwächen der Studie beschrieben sind und welche Methoden
zur Vermeidung oder Korrektur absehbarer Probleme angewendet wurden.

Im Hinblick auf Studien sei daran erinnert, dass in jedem Lehrbuch à
la „Statistik für Anfänger" auch davor gewarnt wird, aus einer eng definierten Studienpopulation generalisierte Schlussfolgerungen auf die Gesamt-
population zu ziehen, deren Eigenschaften nicht exakt jenen der Ver-
suchspopulation entsprechen. Möge jemand vielleicht Steere, Klempner,
Wormser und Konsorten das Buch „Basiswissen medizinische Statistik"
leihen und sie bitten, auf Seite 14 nachzulesen? Dort wird davor gewarnt
induktiv von der Stichprobe auf die Gesamtheit zu schließen, da man in
der Medizin nicht wirklich „unter kontrollierten Bedingungen arbeitet
und man es mit einer Vielzahl und Komplexität von potenziellen Einfluss-
größen zu tun hat". Immer wieder umfassen die IDSA-zitierten Studien
lediglich Patienten im Frühstadium einer Borreliose und nicht Patienten,
die bereits jahrelang unbehandelt oder unterbehandelt an der Infektion
leiden. Kein Wunder, dass man in solchen Fällen mit einer zwei- bis drei-
wöchigen Therapie auszukommen glaubt.

Im April 1993 veröffentlichten Steere et al. den Artikel „Die Überdiagnose der Lyme-Borreliose" (The Overdiagnosis of Lyme Disease) im
*Journal of the American Medical Association* über ihre retrospektiven Fall-
untersuchungen bereits zuvor erfasster Patienten, die im Laufe von vierein-
halb Jahren nach Yale überwiesen worden waren, weil sie oder ihre Ärzte
davon ausgingen, sie hätten eine Lyme-Borreliose. Liest man die Zusammenfassung der Untersuchung, so litten von 788 Patienten nur 180 (23
%) unter einer aktuellen Borreliose mit Arthritis, Enzephalopathie oder
Polyneuropathie. Bei 156 Patienten (20 %) war eine Lyme-Borreliose vor-
ausgegangen und sie litten gegenwärtig, so Steere und Kollegen, an einer
anderen Krankheit, im Allgemeinen am Chronischen Erschöpfungs- oder
Fibromyalgiesyndrom. Bei 49 Patienten begannen die Symptome unmittelbar nach der objektiven Manifestation der Lyme-Borreliose, so schildern es Steere et al. Die übrigen 452 (57 %) waren, laut Steere, nicht an

Lyme-Borreliose erkrankt. Nach Steeres Einschätzung litt die Mehrheit dieser Patienten allerdings ebenfalls am Chronischen Erschöpfungssyndrom oder Fibromyalgiesyndrom. Die anderen hatten für gewöhnlich rheumatische oder neurologische Krankheiten. Steere schreibt: „Von den Patienten, die nicht an Lyme-Borreliose erkrankt waren, zeigten 45 % positive serologische Testergebnisse aus anderen Laboratorien, doch alle waren in unserem Labor seronegativ." Bei 322 (79 %) der Patienten sei eine falsche Diagnose der Grund für das fehlende Ansprechen auf die Antibiose gewesen. Das Steere-Team fasst zusammen: Nur eine Minderheit der Patienten habe den diagnostischen Kriterien für Lyme-Borreliose entsprochen. Der häufigste Grund für das Nichtansprechen auf die antibiotische Therapie sei eine Fehldiagnose gewesen.

Aus den verfügbaren Daten geht nicht hervor, welche serologischen Zaubertests Steere und seine Kollegen in ihrem Labor durchführten. Es waren dieselben Patienten, die zuvor in anderen Laboren positiv auf Borreliose getestet worden waren. Wie kann das sein?

Dafür mag es verschiedene Gründe geben. Vielleicht ist es nicht möglich überhaupt Antikörper während einer bestimmten Krankheitsphase zu entdecken oder Dr. Steere könnte die gleichen Tests wie die anderen Labore genutzt haben, aber die Ergebnisse anders interpretiert und einen anderen Cut-off bestimmt haben.

Es gibt weitere grundsätzliche Probleme, die für die „Steere-Studien" zitiert werden: Steeres Behauptung, dass er über eine bessere Serologie verfüge, bleibt unbewiesen. Was eine aktive Borrelioseinfektion sei, schlussfolgert Steere aufgrund „seiner" Tests, durchgeführt in „seinem" Labor. Die Frage ist also: Wie gut war sein Yale-Labor tatsächlich?

In den USA erlitt eine 24-jährige werdende Mutter, die an Lyme-Borreliose erkrankt war, eine Totgeburt. Die CDC und das New York State Department of Health, kamen beide zu serologisch positiven Borreliose-Testergebnissen. Doch in Steeres Labor in Yale kam man zu einem negativen Resultat. Bei der Autopsie des Fötus zeigte sich *Borrelia burgdorferi* jedoch in der Leber, im Gehirn, im Herz, in der Plazenta und den Nebennieren.

Oder die Veröffentlichung von Lavoie et al., die 1987 in *Arthritis Rheumatology* über den Tod eines acht Tage alten kalifornischen Jungen berichten, dessen Mutter seit einem Bremsenstich [!] unter wandernden Arthralgien (Gelenkschmerzen) litt. Die Autoren schreiben: "*Bb* was grown from a frontal cerebral cortex inoculation. The spirochete appeared similar to the original Long Island tick isolate. Silver stain of brain & heart was confirmatory of tissue infection." In etwa: *Borrelia burgdorferi* war aus dem Herz und Hirn des Jungen kultiviert worden. Die Spirochäten scheinen mit den original Long Island Zecken-Isolaten vergleichbar zu sein. Eine Silberfärbung des Gehirns und des Herzens bestätigte die Gewebeinfektion. Dann heißt es weiter: „The family was seronegative for LB by ELISA at Yale." Die serologischen Untersuchungen auf *Borrelia burgdorferi* hatten in Steeres Labor in Yale zu einem sero-negativen Ergebnis geführt.

Ist es nicht merkwürdig, dass sich Steere für die Borreliosediagnose fast ausschließlich auf die Serologie verlässt? Noch merkwürdiger sind allerdings die negativen Testergebnisse auf *Borrelia burgdorferi*, die überproportional häufig in seinem Yale-Labor erzielt wurden.

Als diagnostisches Kriterium erwartete Steere ein Ansprechen auf die antibiotische Therapie. Dem Ansprechen oder fehlenden Ansprechen auf eine antibiotische Therapie wurden zwei „Syndrom-Diagnosen" zugeschrieben, deren Krankheitsbilder praktisch vollständig mit der Borreliosesymptomatik übereinstimmen. War der Effekt des Ansprechens oder Nicht-Ansprechens als Effekt wirklich vorhanden, oder wurde er durch eine Zufallsvariabilität verursacht, oder kam er durch einen Fehler (Bias?) zustande? Sollte Wissenschaft nicht gerade darum betrieben werden, um sich eben nicht von den eigenen Vorurteilen, Erwartungen und Erfahrungen in die Irre führen zu lassen? Man kann daher nicht einfach sagen: „Diese XY-Studie zeigt, dass die ABC-Behandlung gemäß Studie XY heilt". Stattdessen ist eher zu fragen: Ist es überhaupt eine gute Studie? Schlechte Studien gibt es nämlich wie Sand am Meer.

Mediziner, die forschen und publizieren benötigen statistische Methoden – ihrer Manipulation sind dabei jedoch Tür und Tor geöffnet. Für fragwürdige Studien-Praktiken haben Medizinstatistiker anschauliche Beispiele. Eines ist das Beispiel vom Schützen, der auf ein großes Scheunentor schießt und anschließend um das Einschussloch die Zielscheibe malt. Ein anderes ist das vom Pferderennen, dessen Ende erst einmal offen ist. Man wartet einfach solange, bis das eigene Pferd mal vorne ist, dann schießt man ein Photo und publiziert.

Steere und seine Kollegen konnten auch keinerlei Therapieversager oder Rückfälle feststellen. Stattdessen leiden ihre Patienten an „anderen Krankheiten" beziehungsweise Syndromen, mit den Symptomen einer Borreliose. Steere ignoriert dabei jede Literatur, die darauf hinweist, dass eine Borrelieninfektion persistieren kann. Er nutzt auch psychiatrische Krankheitsbilder, um eine Borreliose-Diagnose auszuschließen, obwohl bekannt ist, dass die Lyme-Borreliose im späteren Stadium häufig psychiatrische Auffälligkeiten zeitigt. Und schließlich fordert Steere für eine Borreliosediagnostik eine Vorgeschichte mit dem Aufenthalt in einer Gegend, in der mit *Borrelia burgdorferi* (*Bb*) infizierte Zecken vorkommen. Pech für die vielen Patienten, die sich woanders mit dem Erreger infizierten.

In ihren 2006-Leitlinien stützt sich die IDSA, genauso wie die Deutsche Gesellschaft für Neurologie, wie EUCALB, das Nationale Referenzzentrum Borrelien oder die Deutsche Dermatologische Gesellschaft auf Studien von Klempner et al.. Die Klempner-Studie weist derart viele Fehler im Studiendesign und in der Ergebnisinterpretation auf, dass Fachleuten alle möglichen Verzerrungen (Bias) geradezu ins Auge springen und das *New England Journal of Medicine* aufgefordert wurde, den Artikel mit den Studienergebnissen zurückzuziehen. Was übrigens bis heute nicht geschehen ist.

Der ILADS-Präsident Dr. Robert C. Bransfield schreibt zur Begründung: „Unserer Meinung nach fällt der Artikel von Klempner et al. zu der von der NIH in Auftrag gegebenen Studie einer Reihe miteinander zusammenhängender Irrtümer zum Opfer. Die Studie verfehlt von vornherein ihr Ziel, eine Langzeit-doppelblinde, Placebo-kontrollierte Antibiotikatherapie-Studie für Patienten mit chronischer Lyme-Borreliose zu sein, aus dem einfachen Grund, weil sie keine langfristige Antibiotikatherapie-Studie ist. Nach solch einem unheilvollen Start sind viele nachfolgende Aspekte der Arbeit in gleicher Weise mit einem Makel behaftet: angefangen bei den Auswahlkriterien für die Teilnahme über die suboptimale antibiotische Behandlung, die Vernachlässigung der Borrelien-Mikrobiologie, die falsch dargestellte und fehlerhafte Datenanalyse bis hin zum Fehlen des kompletten Datensatzes. Die amerikanische Öffentlichkeit hat diese Forschungsarbeit finanziert und die Erhebung signifikanter Daten ermöglicht. Diese Daten, die möglicherweise dazu beigetragen hätten, viele Aspekte der Erkrankung zu beschreiben, wurden jedoch in der Veröffentlichung der Studienergebnisse nicht vollständig dargestellt. Die Öffentlichkeit muss über alle Labordaten, die von Klempner et al. erhoben wurden, informiert werden. Da diese Studie auf so vielen Irrtümern fußt, glauben wir nicht, dass sie irgendwelche validen wissenschaftlichen Ergebnisse repräsentiert."

> *„Wir glauben, dass die Arbeit von Klempner et al. sogar Schaden anrichten kann, weil viele im medizinischen Bereich Tätige nicht die Fachkenntnisse besitzen, mangelhafte Arbeiten wie diese kritisch zu hinterfragen."*
>
> *Dr. Robert C. Bransfield*

Und jetzt kommt etwas sehr Wichtiges: „Wir glauben, dass die Arbeit von Klempner et al. im Gegenteil sogar Schaden anrichten kann, weil viele im medizinischen Bereich Tätige nicht die Fachkenntnisse besitzen, mangelhafte Arbeiten wie diese kritisch zu hinterfragen. Sie ziehen möglicherweise unangemessene Schlüsse aus den von den Autoren aufgestellten Behauptungen und verweigern zu Unrecht ihren Patienten mit persistierender Lyme-Borreliose die Behandlung. Dies wäre besonders besorgniserregend, da in anderen begutachteten medizinischen Forschungsberichten nachgewiesen wird, dass eine verlängerte antibiotische Therapie genau diesen Patienten im Spätstadium der Lyme-Borreliose hilft. Die Schlussfolgerung aus den obigen Ausführungen ist, dass dieser Artikel unseres Erachtens formell zurückgezogen werden sollte."

Wie heißt es so schön in „Erfolgreich wissenschaftlich arbeiten in der Klinik": „Wenn Bias vorliegt, ist eine Studie irreparabel verloren." Doch das schert die Herausgeber des *New England Journal of Medicine* nicht. Warum auch? Raten Sie mal, wer als Mitherausgeber des Fachblatts fungiert? Dr. Mark S. Klempner.

## Klempner und eine wahrhaft tragische Studie

Wiederholt wurde der *New England Journal of Medicine*-Artikel über die Klempner-Studie und ihre Ergebnisse von medizinischen Kollegen überprüft und – verrissen.

Die unabhängige Beratungsfirma, Verim Research, analysiert komplexe medizinische, juristische und technische Studien. Auch ihre Analyse der Klempner-Studie war vernichtend. Die Studie wurde mit der zweitschlechtesten Note, der Note D, bedacht. Sie sei ein Beispiel für das Schlechteste vom Schlechten, im Hinblick auf die Forschungsqualität, schreibt Verim Research. Auf diese Studie stützen sich Ärzte, wenn sie ihren Patienten die weitere kausale Therapie verweigern und behaupten, eine Langzeitantibiose sei bei Lyme-Borreliose

> *Die vielzitierte Klempner-Studie, auf die sich viele medizinische Gesellschaften stützen, ist derart bias-geprägt, dass das New England Journal of Medicine aufgefordert wurde, den Artikel über die Studienergebnisse zurückzuziehen.*

nicht wirksam. „Es gibt drei Arten von Lügen: Lügen, verdammte Lügen und Statistiken", wusste schon Benjamin Disraeli.

# *Nachwort*

Während sich die Borreliose immer weiter und schneller ausbreitet, verheddert sich die Medizin in ein kunstvoll gedrechseltes Kräftemessen über das Formal-Technische.

Die Frage, ob chronische Borreliose durch eine fortdauernde Infektion oder durch eine Auto-Immun-Reaktion verursacht wird, ist eigentlich formal. Die Antwort ist entscheidend. Soll weiter kausal, also mit Antibiotika behandelt werden? Oder soll nur etwas gegen die Symptome unternommen werden? Fragen, auf die behandelnde Ärzte eine Antwort finden müssen; am besten mit einem wachen Blick auf den Patienten, statt auf US-Leitlinien.

Sicher, es gibt keine einfachen Antworten. Schon gar nicht mitten im Aufruhr der immer noch laut tönenden Meinungsführer, die seit Jahren fragwürdige Therapie-Empfehlungen verbreiten, die sie mit verzerrten Studien untermauern. Hart arbeiten sie daran, widersprechende Forschungsergebnisse zu ignorieren, die Erfahrungen behandelnder Ärzte herunterzuspielen und deren Glaubwürdigkeit in Zweifel zu ziehen. Mit ungeheurem Rigorismus setzen sie jeden ins Unrecht, der die Lyme-Borreliose in einem anderen Licht sieht. Diese Menschen richten immensen Schaden an. Sie leiten Ärzte und Patienten in die Irre. Jeden Tag. Weltweit.

Platons Lehrer Sokrates beschreibt dem Schüler Glaukon den Bildungsweg des Philosophen mit einem Gleichnis. Das Höhlengleichnis ist eines der berühmtesten der abendländischen Philosophie. Platon stellt fest, dass Menschen in den Gefängnissen ihrer Meinungen leben. Er vergleicht ihre Gedankenwelt mit dem Leben in einer Höhle. Das Licht ist da und wirft einige Schatten. Die in der Höhle angebundenen Menschen erkennen nicht, dass sie in einer Höhle sind und glauben, das sei die Welt. Platons Höhlenvergleich geht noch weiter. Einer traut sich hinaus und sieht mehr von der Welt. Er berichtet darüber. Da wollen die anderen ihn erschlagen, damit er ihr Weltbild nicht durcheinander bringt.

Wenn es chronisch an Borreliose Erkrankten mit Antibiotika besser geht, als ohne, dann sollten Ärzte nicht einfach die Augen davor verschließen. Es geht nicht darum, mit dem Verweis auf irgendwelche Artikel im *Deutschen Ärzteblatt* oder auf die IDSA-Empfehlungen Recht behalten zu wollen. Ganze Nationen führen Kriege, weil ihre Regierungen meinen, Recht zu haben. Bei chronischer Borreliose kann es nicht darum gehen, wer Recht oder Unrecht hat, sondern darum, *nicht zu schaden.*

Der Patientenbeauftragte der Bundesregierung sagt über Borreliose, sie sei die am meisten unterschätzte und verharmloste Krankheit. Wohl wahr. Zecken und ihre Stiche sind gefährlich; die durch sie übertragenen Infektionen werden jedoch bagatellisiert, unterdiagnostiziert und untertherapiert. Es ist Zeit, endlich umzudenken!

Als Patient wünsche ich mir, dass Ärzten bewusst wird, auf welch' holprigem wissenschaftlichen Schotter die Lyme-Borreliose steht. Wir befinden uns nicht auf gebahnten Trassen. Die Wegränder sind immer noch ungesichert. Ich wünsche mir, dass Ärzte Borreliose-Patienten so behandeln, wie es der komplexen Multi-Organ-Erkrankung angemessen ist. Die Therapie einer Borreliose hält da einige Lehren bereit. Eine offensichtliche Lehre ist das limitierte medizinische Wissen und die stete Änderung, das Wachsen neuer Erkenntnisse. Noch vor 1975 mussten Borreliosepatienten in die diagnostische Klassifikation von rheumatischem Fieber, rheumatoider Arthritis oder Multiple Sklerose passen, falls man sie nicht der Hypochondrie bezichtigte. Dann sorgten einige Wenige des Wissenschaftsbetriebs dafür, dass man sich auf Lyme-Arthritis fokussierte. Die Patienten bekamen Aspirin.

Nach Burgdorfers Entdeckung wurde klar, dass man mit Antibiotika therapieren musste. Heutzutage werden Patienten nach einer vierwöchigen Antibiotikatherapie in ein Post-Lyme-Syndrom-Modell gepresst und nur noch symptomatisch behandelt. Dabei gerät aus dem Blickfeld, dass Studien längst gezeigt haben, über welch' raffinierte Flucht-Mechanismen *Borrelia burgdorferi* verfügt. Warum soll Patienten nach vier Wochen die ursächliche Therapie verweigert werden, obwohl noch viel zu wenig über die Pathogenese des Erregers geforscht wurde und es bislang keinen Beweis für ein Post-Lyme-Syndrom gibt?

Das, was mit Borreliosepatienten seit der Entdeckung des Krankheitserregers geschieht, sucht in der Medizingeschichte seinesgleichen. Auch wenn HIV/AIDS-Patienten in der Vergangenheit ebenfalls Diskriminierung und Leugnung zu beklagen hatten, so hat man doch in kürzester

Zeit die Kräfte in der Forschung gebündelt und bereits Erfolge erzielt. Die Geschichte der Lyme-Borreliose dagegen ist beispiellos.

Es wäre viel gewonnen, wenn Ärzte ehrlich zugäben, dass sie sich nicht wirklich gut mit Lyme-Borreliose und potenziellen Ko-Infektionen auskennen. Es wäre viel gewonnen, wenn sie dazulernen wollten. Wenn der Arzt sich nicht schlau macht, nützt es auch dem Patienten nichts, wenn er sich informiert. Es wäre viel gewonnen, wenn Ärzte und Patienten nicht länger auf US-Wissenschaftler hereinfielen, die aus den Souterrains der Forschung kommen und jeden Satz eigentlich mit „Nach meiner persönlichen, von XY gesponserten Meinung, ist die Lyme-Borreliose in jedem Fall nach 31 Tagen ausgeheilt" beginnen müssten.

Dr. med. Walter Berghoff, Mitglied der Deutschen Borreliose-Gesellschaft, hat die Probleme in „Klinische Grundlagen der antibiotischen Behandlung bei Borreliose" auf den Punkt gebracht:

❖ „Häufige bakterielle Infektionskrankheit (wahrscheinlich zunehmende Häufigkeit)

❖ Häufig chronischer Verlauf

❖ begrenzte therapeutische Möglichkeiten

❖ begrenzte Beweiskraft der Labordiagnostik

❖ unzureichende wissenschaftliche Studien, insbesondere im Hinblick auf chronische Verlaufsformen und deren Behandlung

❖ kontroverse wissenschaftliche Meinungen hinsichtlich Diagnose und Therapie

❖ ungelöste Probleme in Politik und Rechtssprechung"

Meine Mitpatienten möchte ich bitten kritisch zu bleiben. Glauben Sie nicht alles, was „Experten" behaupten, so wie Sie denken, dem Chinesisch-Übersetzer glauben zu müssen, weil Sie eh nichts nachprüfen können. Doch – das können Sie. 2007, nach meiner Diagnose, wusste ich fast nichts über Lyme-Borreliose, geschweige denn, dass ich es für möglich gehalten hätte, je ein Buch darüber zu schreiben.

Im Sommer 2007, nach einer – wie ich heute weiß – viel zu kurzen vier-wöchigen Antibiotikatherapie, ging es mir gesundheitlich sehr schlecht. Es hieß, das sei das bekannte Post-Lyme-Syndrom und ich solle abwarten.

Ich wartete, aber die Zweifel wuchsen. Waren nicht doch noch Bor-relien am Werk und sorgten für meine bunt schillernde Symptomatik? Erneut ließ ich mich testen. Dieses Mal in einem spezialisierten Labor und auch auf Ko-Infektionen. Und siehe da: Babesien und Ehrlichien tummel-ten sich in meinem Körper – gemeinsam mit Borrelien, die immer noch fröhliche Urständ feierten. Von wegen „Post-Lyme-Syndrom". Fragen drängten sich plötzlich auf. Stimmt etwas nicht mit dem Behandlungs-standard? Ist vielleicht etwas faul an den Informationen, die der Bevölke-rung vermittelt werden? Meine Suche nach Antworten begann.

Nahezu zwei Jahre lang wurde ich durchgehend therapiert; auch die Ko-Infektionen mussten angegangen werden. Nur den engagierten Ärzten und Ärztinnen, die sich mit der komplexen Infektion intensiv befassen und daher um ihre komplexe Pathophysiologie wissen, habe ich es zu ver-danken, dass es mir heute wieder gut geht. 2010 konnte ich sogar wieder einen meiner geliebten Halb-Marathons laufen.

Meine Bitte an Patienten, Angehörige und Freunde: Lassen Sie sich nicht unterkriegen, geben Sie die Hoffnung nicht auf, machen Sie sich schlau, arbeiten Sie aktiv an Ihrer Gesundung! Und denken Sie daran, auch Hoffnung und Freude sind gute Ärzte!

# *Anhang*

## Die 20 gefährlichsten Irrtümer über Zeckenstiche

**Was Sie über Zecken und Zeckenstiche wissen sollten und Ihnen niemand sagt.**

„Zecken-Alarm bei Hannover 96" meldet die *BILD*. Doch es scheint alles halb so wild. Die Zeitung schreibt weiter: „Damit die Spieler bei Aufwärmprogrammen durch Zeckenbisse keine schwerwiegenden Krankheiten bekommen, wird die Mannschaft noch komplett geimpft." Fußballprofi Emanuel Pogatetz lobt: „Zecken sind bei uns ein großes Problem, deshalb sind die meisten Österreicher auch geimpft. Dass 96 alle Spieler impfen lässt, zeigt, wie professionell mein neuer Klub arbeitet." Hier liegt der Fußballprofi nicht ganz richtig. Was uns zum Irrtum Nummer Eins führt.

### Irrtum Nr. 1
### „Ich bin gegen Zecken geimpft."

Ein gefährlicher Irrtum. Es gibt keine „Impfung gegen Zecken", sondern nur eine gegen das von Zecken übertragene FSME-Virus. FSME steht für Frühsommer-Meningoenzephalitis (Hirnhautentzündung). Doch erstens übertragen Zecken nur in bestimmten Regionen dieses Virus und zweitens ist FSME z. B. in Deutschland, mit durchschnittlich 200 bis 300 gemeldeten Infektionen pro Jahr, relativ selten. Vor der viel häufigeren Lyme-Borreliose und anderen, durch Zeckenstiche übertragenen Krankheitserregern, schützt die „Zeckenimpfung" nicht.

### Irrtum Nr. 2
### In Deutschland übertragen Zecken
### gar keine Krankheiten

Die in unseren Breiten heimische Schildzecke kann mit einem einzigen Stich sehr viele verschiedene, für Menschen gefährliche Krankheitserreger übertragen. Das „Angebot" des gemeinen Holzbocks reicht beispielsweise von Bakterien wie *Borrelia burgdorferi* (Lyme-Borreliose) und Ehrlichien über Einzeller wie Babesien bis zu Viren und Pilzen.

Zecken sind die gefährlichsten Krankheitsüberträger in der industrialisierten Welt; die Erkrankungszahlen steigen rasant. Über die Gründe wird noch spekuliert. Liegt es an klimatischen Veränderungen? Oder am veränderten Freizeitverhalten? Oder an beidem?

## Irrtum Nr. 3
### Zeckenstiche sind nur im Süden Deutschlands, in Österreich und der Schweiz gefährlich

Am häufigsten verursachen Zeckenstiche Lyme-Borreliose. Diese Infektion wird praktisch überall auf der Welt, dort wo es Zecken gibt, übertragen. Man kann sich zum Beispiel in Europa, Australien, China, Japan, in Russland, in manchen Gebieten in Zentralafrika, in Kanada und in den USA infizieren.

Die virusbedingte FSME ist sehr viel seltener. Man findet dieses Virus hauptsächlich in Bayern, Österreich, den Balkanländern, in Polen oder Südskandinavien. In einigen Gebieten ist jede zweite bis dritte Zecke mit Borrelien verseucht, während selbst in FSME-Risikogebieten nur jede tausendste Zecke das FSME-Virus in sich trägt.

Auf der Grundlage von Krankenkassen-Berechnungen und nach Angaben des Borreliose und FSME Bund e.V. soll Borreliose inzwischen sogar die häufigste bakterielle Infektionskrankheit in Deutschland. Hätten Sie das gedacht?

## Irrtum Nr. 4
### Borreliose wird nur von Zecken übertragen

Nicht nur. Osttiroler Wissenschaftler untersuchen die Übertragung durch Stechmücken. Vor allem Bremsen sind bereits in Fallbeschreibungen und einer US-Studie als Überträger in die Diskussion geraten. Darüber hinaus wird Borreliose auch von Mensch zu Mensch übertragen – Schwangere können ihren Fötus mit Borrelien infizieren. Gleiches gilt für die durch Zeckenstich übertragenen Babesien; auch sie können den Fötus befallen oder über Blutkonserven verbreitet werden.

## Irrtum Nr. 5
## Besonders im Wald drohen Zeckenstiche

Die Gefahr lauert in Wirklichkeit vor allem im eigenen Garten, bei der Gartenarbeit. Aber auch beim Joggen, Angeln, Golfen, Wandern, im Freibad und auf der Parkwiese.

Anlässlich eines Expertentreffens des Robert Koch-Instituts (RKI) warnen die Fachleute: „Die gängige Vorstellung, dass nur bei Wanderungen oder Waldspaziergängen das Risiko eines Zeckenstichs besteht, entspricht nicht den Tatsachen. Tätigkeit im eigenen Garten, Besuch eines Waldkindergartens, Wohnen in stadtnahen, ländlichen Gegenden sind in Studien als Risikofaktoren beschrieben worden." Werkeln im eigenen Garten als Risikofaktor für eine Borreliose? Haben Sie darüber jemals etwas in den einschlägigen Gartenmagazinen gelesen? Ich nicht. Die RKI-Experten schreiben: „[...] der direkte Kontakt mit Büschen in Gärten, insbesondere in Waldnähe, [scheint] ein bisher unterschätztes Risiko darzustellen, über Zeckenstiche an einer durch Bakterien (Borrelia burgdorferi) verursachten Lyme-Borreliose zu erkranken. [...] Als weitere Risikofaktoren erwiesen sich das Vorhandensein von Zecken an Haustieren und das Alter der Befragten."

Der FSME-Impfstoffhersteller Baxter informiert: „[...] 90 Prozent der FSME-Infizierten [sind] Menschen, die ihre Freizeit mit Gartenarbeit, Camping oder Wanderung gestalten." So sind bereits Babys und Kinder von Borreliose betroffen. Sie krabbeln über den Rasen, liegen auf der Freibadwiese und toben auf dem Fußballplatz.

Zecken warten unter nassem Laub, lauern auf Grashalmspitzen, in Wiesen, Büschen, auf Farn und im Unterholz. Vom Menschen unbemerkt lassen sie sich binnen einer Zehntelsekunde abstreifen. Risikoreich ist daher auch das Pilze- und Beeren-Sammeln, der Umgang mit Wild (Rehe) oder Zelten gehen. Ein ebenfalls verkanntes Risiko sind Haustiere wie Hund, Pferd oder Katze. Beim Streicheln von Hasso und Mieze wechseln die Zecken unbemerkt auf die Haut des Zweibeiners, um sich dort eine dünnhäutige Stelle wie beispielsweise die Achselhöhle oder Kniekehle zu suchen. Hat das Spinnentier zugestochen, sitzt es durch Widerhaken richtig fest in der Haut und übersteht sowohl Kratzen als auch Duschen.

## Tipp!

Es gibt keine chemischen oder natürlichen Mittel, die man im Garten gegen die Blutsauger einsetzen kann. Zecken lieben Schatten, feuchte Wiesen und nasses Laub. Lassen Sie daher einfach, wo immer es möglich ist, Flächen durch die Sonne bescheinen, vermeiden Sie Laubhaufen (Herbst!), halten Sie den Rasen so kurz wie möglich und lassen Sie den Rasensprenger im Schuppen. Die Devise lautet, den Garten so warm und trocken zu gestalten, wie möglich.

## Irrtum Nr. 6
### Insektensprays schützen vor Zeckenstichen

Die Stiftung Warentest testete im Mai 2008 zwanzig verschiedene Zecken-mittel. Einmal gut eingecremt oder eingesprüht und man ist geschützt? Von wegen! Viele Lotions und Sprays schützten noch nicht einmal ein paar Minuten lang – bereits nach wenigen Minuten stürzten sich die Parasiten wieder auf die Haut der Probanden.

12 der 20 getesteten Präparate erhielten ein „mangelhaft". Selbst die besten Mittel schützten nur gut zwei Stunden, bevor die Mini-Vampire wieder auf Jagd gingen. Zudem ist der Schutz individuell verschieden. Was bei einer Person wirklich zwei oder mehr Stunden schützt, klappt bei anderen nur für 40 Minuten.

Wie kann man sich dennoch schützen? Überall liest und hört man: Tragen Sie festes Schuhwerk, ein langärmeliges T-Shirt, lange Hosen und stopfen Sie die Hosenbeine in die Strümpfe. Sicher, das könnte klappen. Aber mal im Ernst, wer geht an einem Sommertag in einem solchen Aufzug in den Garten oder Park? Wer schickt seine Kinder bei 25 Grad mit langen Hosen, langärmeligen T-Shirts und in Stiefeln ins Freibad? Wirklich hilf-reich ist nur, den Körper, nach dem Aufenthalt im Grünen, gezielt abzu-suchen oder absuchen zu lassen.

## Irrtum Nr. 7
### Wenn man die Zecke schnell entfernt, verhindert man Infektionen

Nicht unbedingt. Es befinden sich Krankheitserreger bereits im Zecken-speichel, wie beispielsweise die FSME-Viren und Rickettsien. Sobald die Zecke sticht – sie sticht übrigens mit einem hochentwickelten Stech- und

Fräs-Apparat und beißt nicht – gelangt ihr infektiöser Speichel sofort in die Wunde. Auch etliche andere, durch Zecken übertragene Krankheitserreger können deutlich schneller, als vielfach angenommen, übertragen werden. Alleine das Quetschen der Zecke, wenn man vielleicht mit den Fingern oder ungeeigneten Instrumenten versucht, sie herauszuziehen, kann dazu führen, dass sie ihren Darminhalt sofort in die Stichstelle entleert, mit allen Krankheitserregern.

### Irrtum Nr. 8
### Im Winter ist das Risiko für einen
### Zeckenstich gleich Null

Leider nein. Zecken werden schon ab 7° C wieder munter – egal zu welcher Jahreszeit.

### Irrtum Nr. 9
### An Frühsommer-Meningoenzephalitis (FSME)
### erkrankt man nur im Frühling

Der Name ist irreführend. An FSME kann man das ganze Jahr hindurch erkranken, solange Zecken aktiv sind.

### Irrtum Nr. 10
### Borreliose ist ganz leicht an der
### Wanderröte zu erkennen

Viele Studien zeigen, dass nur etwa 50 Prozent der Infizierten überhaupt eine Wanderröte entwickeln. Damit wartet jeder Zweite vergeblich auf das allseits bekannte Frühsymptom und merkt nicht, dass er mit Borrelien infiziert ist. Eine Wanderröte kann zudem atypisch aussehen oder sich an Körperstellen bilden, wo sie unentdeckt bleibt. So wird die Borreliose nicht erkannt und die rechtzeitige Behandlung unterbleibt.

**Sie können an Borreliose leiden, auch wenn Sie nie eine Wanderröte an sich bemerkt haben.**

Die Lyme-Borreliose kann stattdessen wie eine Grippe oder Erkältung beginnen; kann sich aber auch durch Übelkeit, Magen-Darm-Probleme, Schwindel und andere Symptome bemerkbar machen. An einen

Zeckenstich oder an eine Zecke erinnern sich ebenfalls die Wenigsten. Das ist nicht weiter verwunderlich, da der Löwenanteil der Stiche durch Zeckennymphen verursacht wird. Nach der Larve ist die geschlechtslose Nymphe das nächste Entwicklungsstadium. Diese Teenies sind punktkleine Geschöpfe, die kaum jemand an sich bemerkt. Tagelang können sie saugen, ohne aufzufallen.

Überhaupt sind Zecken für ihre Blutmahlzeit perfekt ausgestattet. Die Zecke „fräst" mit ihren scherenartigen Mundwerkzeugen die Haut auf und gräbt mit ihrem Stachel eine Grube in das Gewebe, die sich schnell mit Blut füllt. Das Blut saugt sie ab. Anders als bei einem Wespenstich, merken wir davon gar nichts, weil Zecken mit ihrem Speichel ein Betäubungsmittel absondern. Damit nicht genug. Sie verhakt sich mit Widerhaken in der Wunde, wobei manche Zecken zusätzlich eine Art Klebstoff produzieren, der sie richtig fest mit der Haut des Wirts verbindet. Damit das Blut nicht verklebt, verfügt der Zeckenspeichel über Gerinnungshemmer. Vor allem aber sorgt ein Entzündungshemmer dafür, dass unsere Immunabwehr von dem schändlichen Treiben nichts mitbekommt.

## Sie können an Borreliose leiden, auch wenn Sie sich an keine Zecke oder einen Zeckenstich erinnern können.

Sollten Sie zu einem Arzt gehen und eine Borrelien-Infektion vermuten, werden Ihnen vermutlich zwei Fragen gestellt: „Können Sie sich an einen Zeckenstich erinnern?" und vielleicht noch „Hatten Sie eine Wanderröte, oder „Haben Sie einen roten Fleck bemerkt?"

Seien Sie auf der Hut. Falls Sie beide Fragen verneinen müssen, was aus den bereits genannten Gründen durchaus wahrscheinlich ist, wird eine Borreliose als mögliche Diagnose oft nicht mehr in Betracht gezogen. Welche Schwierigkeiten die Borreliosediagnose bereitet, ist auch daraus ersichtlich, dass man noch nicht einmal eine verbindliche Inkubationszeit festlegen kann. Bis zum Auftreten erster Symptome können Tage, Wochen, Monate – sogar Jahre vergehen. Ein borrelienverseuchter Zeckenstich ist wie eine Zeitbombe, von der man nicht sagen kann, wann sie explodieren wird.

Leidet man an Symptomen, wird es auch nicht einfacher. *Borrelia burgdorferi* verursacht eine Vielzahl neurologischer Störungen – von

Hirnnervenausfällen bis zu ausgeprägten Polyneuropathien (Nervenschädigungen). Auch Augenerkrankungen sind durchaus typisch, wie beispielsweise Aderhaut-, Netzhaut-, und Hornhautentzündungen. Hinzu kommen Erkrankungen der inneren Organe. Kopf- und Gliederschmerzen, Nachtschweiß, Müdigkeit, Magenbeschwerden, Kurzatmigkeit, Harndrang, Menstruationsunregelmäßigkeiten, Konzentrationsschwierigkeiten – die Liste möglicher Borreliose-Symptome ist außergewöhnlich lang. Herzprobleme, Hepatitis, Blasen- oder Schilddrüsenbeschwerden – immer kann *Bb* die zugrundeliegende Ursache sein. Kein Wunder, dass Ärzte, die sich verstärkt mit der schillernden Borreliose beschäftigen, ihren Kollegen mehr „diagnostische Phantasie" wünschen.

### Irrtum Nr. 11
**Meine Wanderröte ist inzwischen von selbst verschwunden, leide ich gar nicht mehr unter Borreliose?**
Die Wanderröte kann – auch ohne therapeutische Einwirkung – wieder verschwinden, damit aber nicht die Borreliose. Aus den Behandlungsempfehlungen der Deutschen Borreliose-Gesellschaft: „Das Erythema migrans (Wanderröte) ist für eine Lyme-Borreliose beweisend. Konsequenz: Sofortige antibiotische Behandlung. Je früher die antibiotische Behandlung einsetzt, umso besser kann die Infektion beherrscht werden. Schon 4 Wochen nach Infektionsbeginn ist der Behandlungserfolg deutlich geringer.

### Irrtum Nr. 12
**Mein Arzt hält die Wanderröte für eine Hautentzündung und hat mir eine Salbe verschrieben**
Die Wanderröte ist das erste sichtbare Anzeichen für eine Borreliose. Es muss umgehend antibiotisch behandelt werden, siehe Irrtum Nr. 11. Notfalls empfiehlt sich ein Arztwechsel.

### Irrtum Nr. 13
**Ich hatte vor Jahren eine Borreliose. Bin ich gegen eine neue Infektion immun?**
Es gibt keine Immunität nach einer durchgemachten Borreliose. Man kann sich jederzeit neu infizieren und erkranken.

## Irrtum Nr. 14
## Eine Borreliose ist mit einer drei- bis vierwöchigen Antibiotikatherapie ausgeheilt

Das könnte sich als falsch erweisen! Eine sehr früh entdeckte Infektion mag mit einer solchen Therapiedauer möglicherweise ausgeheilt werden; doch viele Infektionen werden erst nach Wochen, Monaten oder Jahren bemerkt, beziehungsweise richtig diagnostiziert. Dann kann man mit dieser relativ kurzen Therapiedauer den Borrelien, die – wie der Syphiliserreger – zur Gattung der Spirochäten-Bakterien gehören, oft nicht mehr so einfach beikommen. Hier sitzt man den äußerst umstrittenen medizinischen US-Leitlinien der IDSA (Infectious Diseases Society of America) auf, in denen eine maximale Therapiedauer von 2 – 4 Wochen für jedes Krankheitsstadium, unabhängig von der Krankheitsdauer, als ausreichend beschrieben und eine Chronifizierung der Borreliose, trotz anderslautender Studienergebnisse, verneint wird.

Die medizinische Deutsche Borreliose-Gesellschaft e.V. (DBG) schreibt in ihren Leitlinien: „Die wissenschaftliche Basis für die antibiotische Behandlung der LB [Lyme-Borreliose] ist mit Ausnahme des lokalisierten Frühstadiums (EM) immer noch unzureichend. Die erheblichen Defizite der wissenschaftlich-klinischen Analyse spiegeln sich in therapeutischen Leitlinien wider, deren Empfehlungsstärke und Evidenzbasis deutlich begrenzt sind [...] und den Anforderungen unter medizinischen und gesundheitspolitischen Aspekten nicht genügen.[...] Im Frühstadium, d. h. in den ersten 4 Wochen nach Infektionsbeginn, ist bei der Antibiotika-Behandlung mit einer Versagerquote von 10% zu rechnen.[...] Bei den chronischen Verlaufsformen liegt sie mit bis zu 50% wesentlich höher. [...] Bereits frühere Arbeiten hatten auf das Problemfeld der chronischen Lyme-Borreliose und deren begrenzter therapeutischer Beeinflussbarkeit hingewiesen. In all diesen Studien war die Behandlungsdauer i. d. R. auf höchstens vier Wochen begrenzt. Auch bei wiederholten Behandlungszyklen zeigten sich unter derartigen Bedingungen erhebliche therapeutische Versagerquoten. Die Behandlungsdauer ist für den Erfolg der antibiotischen Behandlung von entscheidender Bedeutung. Inzwischen liegen einige Studien vor, die den positiven Effekt und die Sicherheit einer antibiotischen Langzeittherapie belegen."

## Irrtum Nr. 15
## Meine Borreliose wird „leitliniengerecht" behandelt

Es wäre interessant zu wissen, welche Leitlinien gemeint sind. Es gibt in Deutschland für alle möglichen Erkrankungen medizinische Leitlinien zur Diagnose und Behandlung. Von A wie Adipositas bis Z wie Zervixkarzinom (Gebärmutterhalskrebs), aber es gibt keine einzige medizinische Gesamtleitlinie zur Diagnose und Behandlung der Multi-Organ-Infektion Lyme-Borreliose der AWMF. Die AWMF (Arbeitsgemeinschaft der Wissenschaftlichen Medizinischen Fachgesellschaften) koordiniert seit 1995 die Entwicklung von Leitlinien für Diagnostik und Therapie durch die einzelnen Wissenschaftlichen Medizinischen Fachgesellschaften.

Zur Lyme-Borreliose existieren lediglich jeweils zwei verschiedene „Empfehlungen" einzelner Fachgesellschaften (Dermatologie und Neurologie) mit geringer Evidenz. Der Begriff „Evidenz" bezieht sich darauf, dass Informationen aus klinischen Studien einen Sachverhalt erhärten oder widerlegen. Wenn Therapie-Empfehlungen auf „geringer Evidenz" basieren, heißt das nichts weiter, als dass sie nicht ausreichend durch Studienergebnisse belegt sind und eher die „Meinung" und subjektive Literaturauswahl der Autoren widerspiegeln.

Entscheidend ist, es gibt die Leitlinien der Deutschen Borreliose-Gesellschaft e.V. (DBG). Sie bilden in Deutschland den bislang einzigen Vorstoß, sich der komplexen Multi-Organ-Erkrankung interdisziplinär und damit angemessen zuzuwenden. Vergessen wir nicht, Borrelien können jedes Organ befallen. Borreliose ist keine Erkrankung der Haut oder der Nerven. Vor diesem Hintergrund mutet es nahezu kurios an, zu glauben, es reiche, sich nur der dermatologischen oder neurologischen Problematik anzunehmen.

Auf die amerikanischen Leitlinien der IDSA (Infectious Diseases Society of America) sollte man sich besser nicht stützen; sie waren Gegenstand juristischer Auseinandersetzungen. Der Vorwurf: Diese Leitlinien spiegelten eher die Interessen der Leitlinienautoren wider, als den aktuellen medizinischen Kenntnisstand.

## Irrtum Nr. 16
## Borreliose ist einfach zu diagnostizieren und zu behandeln

Labordiagnostisch kann man versuchen, die Infektion durch verschiedene Verfahren nachzuweisen. Das Problem: Kein Verfahren ist zu 100 Prozent zuverlässig. Des Weiteren erschweren die meist sehr diffusen Symptome – Borreliose gilt als „der große Imitator" – die richtige Diagnose.

Keine Wanderröte und auch keine Erinnerung an einen Zeckenstich? Dann wird es schwierig. Und selbst wenn die Borreliose-Diagnose erfolgt, befindet man sich hinsichtlich der Therapie erneut auf schwankendem Boden. Von keiner einzigen Borreliosebehandlung kann gesagt werden, dass sie – im Sinne einer Heilung – erfolgreich sein wird. Die Borreliose, insbesondere ihre Spät- und chronische Phase gehört zu den immer noch viel zu wenig erforschten Infektionen.

## Irrtum Nr. 17
## Die Blutuntersuchung war negativ. Dann kann eine Borreliose ausgeschlossen werden?

Der Suchtest (ELISA = Enzyme-linked Immunosorbent Assay), der zeigen soll, ob *Borrelia burgdorferi* die Beschwerden des Patienten verursacht, ist höchst unzuverlässig.

Dr. Armin Schwarzbach, Facharzt für Laboratoriumsmedizin und Mitglied der Deutschen Borreliose-Gesellschaft (DBG), berichtete 2010 in einem Vortrag über einen ELISA-Vergleich unterschiedlicher Testhersteller. Man fand heraus, dass die bisherige Diagnostik über ELISA bemerkenswert insensitiv ist (32% – 42%). Aber was bedeutet das? Wenn ein Test beispielsweise nur zu 32 Prozent sensitiv ist, erkennt er nur 32 von 100 Kranken oder anders ausgedrückt: 68 der durch *Borrelia burgdorferi* Erkrankten werden fälschlicherweise nicht als krank eingestuft. Kein Wunder, dass eine der Schlussfolgerungen lautet, es komme dadurch zu einer hohen „Ausschluss-Quote einer möglichen chronischen Borrelien-Infektion durch diagnostizierende Ärzte."

Auch im *Ärzteblatt* wurde über „zweifelhafte Borreliose-Tests" berichtet. Ein negatives Testergebnis kann eine Borreliose nicht ausschließen. Darüber hinaus sollte man auch an mögliche Ko-Infektionen denken und diese abklären lassen.

## Irrtum Nr. 18
## In der Blutuntersuchung wurden Borrelien-Antikörper gefunden. Ich fühle mich aber nicht krank

Der Arzt Dieter Hassler, der mehr als zwei Jahrzehnte über den Langzeitverlauf der Lyme-Borreliose forschte, sagt gegenüber dem Nachrichtenmagazin *DER SPIEGEL*: „Alle seropositiv Getesteten [Antikörper gegen *Bb* nachgewiesen] wurden spätestens nach acht Jahren klinisch symptomatisch." Das menschliche Immunsystem könne offensichtlich die Erreger nicht ausrotten. Wie Syphilis, HIV, und Hepatitis B und C sei auch Borreliose nicht selbstheilend, sondern müsse zum richtigen Zeitpunkt mit Antibiotika behandelt werden.

## Irrtum Nr. 19
## Nach spätestens vier Wochen Antibiotikatherapie ist eine Borreliose geheilt

Die Deutsche Borreliose-Gesellschaft und die medizinische US-Organisation ILADS (International Lyme and associated Diseases Society) haben in ihren Ausführungen viele Studienergebnisse zusammengestellt, die zeigen, dass es bislang keinen Nachweis für diese Feststellung der IDSA-Leitlinienschreiber gibt, sondern eher das Gegenteil der Fall ist.

Es gibt viele Studienergebnisse, die zeigen, dass nach 31 Therapietagen eine Borreliose durchaus noch nicht ausgeheilt sein kann. Der „Trick" der IDSA: Alle Symptome, die nach der 31-tägigen Therapie noch vorherrschen, werden nicht mehr der Lyme-Borreliose zugeordnet, sondern einem vermuteten, rein hypothetischen „Post-Lyme-Syndrom". Den Beweis für diese These und dafür, dass es sich nach einer vierwöchigen Behandlung tatsächlich nicht mehr um Lyme-Borreliose handelt, ist man bis heute schuldig geblieben.

## Irrtum Nr. 20
## Wenn Borreliose wirklich so weitverbreitet und gefährlich ist, würde man die Bevölkerung besser informieren

Experten untersuchten das Übertragungsrisiko in ausgewählten Gebieten Baden-Württembergs und kamen in einer Studie zu folgendem Schluss: „Bezogen auf alle Stiche beträgt das Infektionsrisiko 3%, bezogen auf

Stiche von mit B. burgdorferi durchseuchten Zecken 27%. Letzteres über-trifft bei weitem bisherige Vermutungen."

Obwohl inzwischen, angesichts Millionen Erkrankter in Deutsch-land, von einer Borreliose-Epidemie gesprochen werden kann, scheint man bestrebt zu sein, das wahre Ausmaß der Gesundheitsgefahr herun-ter zu spielen. Dabei wäre es, angesichts der Schwere und Häufigkeit der Erkrankung, dringend notwendig, die Bevölkerung und vor allem die Ärzte besser zu informieren. Stattdessen verschanzt man sich, teilweise auch aus Unwissenheit, hinter umstrittenen, medizinischen US-Leitli-nien und „offiziellen" Zahlen, die aus Zeiten stammen, als man für einen Liter Benzin noch 1,20 DM zahlte.

Bei der Allianz hat man die Zeichen der Zeit längst erkannt. „Auf-grund des steigenden Invaliditäts-Risikos bei Borreliose zahlt die Allianz jetzt auch bei Infektion durch einen Zeckenbiss", heißt es in einer Alli-anz-Pressemitteilung.

Immer wieder werden äußerst optimistische Szenarien in den Medien vermittelt, die einem Realitäts-Check kaum standhalten würden. Aber wer liest schon gerne schlechte Nachrichten?

# Hilfreiche Links

## *Deutschland*

**Deutsche Borreliose-Gesellschaft (DBG)**
**http://www.borreliose-gesellschaft.de**
Eine fächerübergreifende medizinische Gesellschaft. Ihre Mitglieder
sind Wissenschaftler und Ärzte, die sich mit der Lyme-Borreliose und
assoziierten Infektionskrankheiten befassen. Ihre Ziele sind
* der fachliche Austausch zwischen Forschung, Klinik und Praxis,
* die umfassende, aktuelle Information und Fortbildung über das
  komplizierte, vielfältige Krankheitsgeschehen der Lyme-Borreliose,
* die Förderung der Wissenschaft und Forschung, um das Verständnis,
  die Diagnostik und Therapie dieser weitverbreiteten Krankheit
  voranzubringen,
* und die Schaffung eines stärkeren Problembewusstsein in der
  Öffentlichkeit und Politik

**Diagnostik und Therapie der Lyme-Borreliose**
**Leitlinien der Deutschen Borreliose-Gesellschaft, Stand Dez. 2010**
**http://www.borreliose-gesellschaft.de/Texte/Leitlinien.pdf**


**Fortschritte im Verständnis der Lyme-Krankheit**
**Diagnostische Hinweise und Richtlinien für die Therapie der Lyme-**
**Borreliose und anderer durch Zecken übertragener Erkrankungen**
**16. Ausgabe, Stand 2008 von Dr. med. Joseph J. Burrascano jun.,**
**http://www.b-c-a.de/fileadmin/img/bca/BurrascanoLeitlinie2008deutsch.pdf**
Übersetzung: Birgit Jürschik-Busbach


**Borreliose und FSME Bund Deutschland e. V. (BFBD)**
**http://www.bfbd.de/de/bund/1.html**
Patientenorganisation Bundesverband. Aufklärung, Information und
Beratung bei zeckenübertragenen Erkrankungen.
Adressen der Beratungs- und Kontaktstellen der BFBD-Mitglieder sowie
eine bundesweite telefonische Beratung.


**BFBD-Forum - http://forum.bfbd.de**
Das europaweit größte Patientenforum rund um zeckenübertragene
Infektionen, mit über 15 000 Mitgliedern und mehr als 230 000 Beiträgen
(Stand: März 2011).

**Bundesverband Zecken-Krankheiten e. V. (BZK)**
http://www.bzk-online.de
Der Bundesverband Zecken-Krankheiten e. V. ist ein Zusammenschluss
der Selbsthilfe im Bereich der durch Zecken übertragbaren Infektions-
erkrankungen.

**Institut für durch Zecken übertragbare Krankheiten e. V.**
http://www.izkbf.de
Georg-Schacht-Str. 25
15295 Brieskow-Finkenheerd
Ziele des Instituts sind die wissenschaftliche Förderung der Verbesserung
der serologischen Diagnostik im Bereich der durch Zecken übertragenen
Infektionen, die Beratung von behandelnden Ärzten und Patienten,
insbesondere für solche Krankheiten, die in Brandenburg endemisch oder
epidemisch auftreten.

http://www.lymenet.de
Engagiert zusammengestellte, vielfältige Informationen zum Thema
Borreliose und Ko-Infektionen

## *Schweiz*

**Forum der Lyme-Borreliose Selbsthilfegruppen Schweiz**
http://www.borreliose.ch

**Liga für Zeckenkranke Schweiz (LiZ)**
http://www.zeckenliga.ch

## *USA*

**IDSA - Infectious Diseases Society of America**
http://www.idsociety.org
Die amerikanische Gesellschaft für Infektionskrankheiten repräsentiert
Wissenschaftler und Ärzte, die auf Infektionskrankheiten spezialisiert sind.
**Leitlinie:** The Clinical Assessment, Treatment, and Prevention of Lyme
Disease, Human Granulocytic Anaplasmosis, and Babesiosis: Clinical

Practice Guidelines by the Infectious Diseases Society of America

**ILADS - International Lyme and Associated Diseases Society**
**http://www.ilads.org**
Gemeinnützige, internationale und multidisziplinäre medizinische
Gesellschaft, die sich der Diagnose und adäquaten Therapie der Lyme-
Borreliose und mit ihr verbundener Erkrankungen widmet.
**Leitlinie:** Guidelines for the management of Lyme disease

**The Lyme Disease Network (LymeNet)**
**http://www.lymenet.org**

**LDA - Lyme Disease Association**
**http://www.lymediseaseassociation.org**

# Unterschiede zwischen IDSA und ILADS

**IDSA-Leitlinie: Practice guidelines for the treatment of Lyme disease**

**ILADS-Leitlinie: Evidence-based guidelines for the management of Lyme disease**

**IDSA-Positionen:**
Lyme-Borreliose (LB) ist selten und tritt nur in bestimmten Endemiegebieten auf.
LB ist einfach zu diagnostizieren.
LB-Bluttests sind zuverlässig.
Die Behandlung einer LB scheitert selten.
Chronische LB gibt es nicht.

**ILADS-Positionen:**
Lyme-Borreliose (LB) und Ko-Infektionen führen zu einer komplexen Erkrankung, die einer klinischen Abschätzung bei der Diagnose und Therapie bedarf.
LB und andere zeckenübertragene Ko-Infektionen sind weitverbreitet.
Ko-Infektionen erschweren die LB-Behandlung.
LB-Bluttests sind unzuverlässig.
Borrelia burgdorferi ist schwierig zu eliminieren und ein Versagen der Behandlung häufiger, als angenommen.
Längere antibiotische Therapien scheinen bei persistierender LB angemessen und nützlich zu sein.
Der starre IDSA-Ansatz führt zu Fehldiagnosen und unterlassener Behandlung bei vielen Tausenden Patienten pro Jahr und verursacht dadurch eine schwere Krankheits- und Kostenlast, weil diese Patienten chronisch krank werden, bis hin zur Behinderung.

**IDSA-Position zur Wanderröte und Neuroborreliose:**
Entscheidend ist die Wanderröte, die die Mehrzahl der Patienten aufweist.
Neuroborreliose ist selten.

**ILADS-Position zur Wanderröte und Neuroborreliose:**
Häufig ist die Borreliose eine neurologische Erkrankung, keine „Hautkrankheit". Je nach Studie entwickeln 35-68% der LB-Patienten eine Wanderröte, aber 40% entwickeln neurologische Beteiligungen (peripheres oder zentrales Nervensystem). Neuropsychiatrische Symptome resultieren in verpassten Diagnosen und einer künftigen Epidemie von LB in der Spätphase. IDSA-Studienzitate über die Häufigkeit des Erythema migrans (EM) sind durch Selektionsbias verzerrt.
Da die frühzeitige Behandlung entscheidend für den therapeutischen Erfolg ist, bleibt die Frage im Raum, warum die IDSA eine überzogen restriktive diagnostische Vorgehensweise unterstützt, die zu einem hohen Prozentsatz bei Patienten ohne EM zur chronischen Erkrankung führt?

**IDSA-Position zu serologischen Tests:**
Serologische Tests sind zuverlässig und erforderlich. „Klinische Ergebnisse allein sind nicht ausreichend für die Diagnose einer nicht-EM manifestierten LB. Diagnostische Tests ... sind zur Bestätigung erforderlich."

**ILADS-Position zu serologischen Tests:**
Das klinische Urteil, basierend auf Symptome, Vorgeschichte, Krankheitsverlauf ist entscheidend, da viele Tests mehr als die Hälfte der LB-positiven Fälle falsch-negativ ausweisen.
Serologische Tests haben höchstens eine unterstützende Funktion. Die Sensivität und Spezifität der gegenwärtig genutzten Tests sind für die Zweistufen-Diagnostik ungeeignet. Idealerweise sollte ein Screeningtest zumindest zu 95% sensitiv sein. Die kommerziellen ELISAs kommen nur auf 36,8-70,5%. Der Westernblot entdeckte 58,5-54,6%. Der Rest war falsch-negativ. Die IDSA empfiehlt Antikörpertests, nur 70% der dokumentierten LB-Patienten in den Studien von Aguerra-Rosenfeld zeigten eine signifikante Antikörper-Antwort.
Da die frühzeitige Behandlung entscheidend für den therapeutischen Erfolg ist, bleibt die Frage im Raum, warum die IDSA eine überzogen restriktive diagnostische Vorgehensweise unterstützt, die zu einem hohen Prozentsatz bei Patienten ohne EM zur chronischen Erkrankung führt?
FDA: „Ein Patient mit aktiver LB kann ein negatives Testergebnis erzielen." (Food & Drug Administration. Lyme disease test kits: potential for misdiagnosis. FDA Medical Bulletin, 1999, Summer, Final Issue.)

**IDSA-Position zur Zweistufendiagnostik:**
Die CDC-Überwachungskriterien sollen für die Diagnose genutzt werden. "Serumproben sollten mit dem zweistufigen Algorythmus, empfohlen von der CDC, getestet werden."

**ILADS-Position zur Zweistufendiagnostik:**
Die Diagnosekriterien der CDC sind nicht für die klinische Diagnose gedacht, sondern für Studien und Krankheits-Surveillance, was die CDC ausdrücklich vermerkt. Über 75% der positiven Bb-Fälle werden mit den CDC-Kriterien nicht erfasst.
Bakken LL, Callister SM, Wand PJ, Schell RF. Interlaboratory comparison of test results for detection of Lyme disease by 516 participants in the Wisconsin State Laboratory of Hygiene/College of American Pathologists Proficiency Testing Program. J Clin Microbiol 1997; 35(3):537-43.
Marangoni A, Sparacino M, Cavrini F, Storni E, Mondardini V, Sambri V, Cevenini R. Comparative evaluation of three different ELISA methods for the diagnosis of early culture-confirmed Lyme disease in Italy. J Med Microbiol 2005;54:361-367
Engstrom SM, Shoop E, Johnson RC. Immunoblot interpretation criteria for serodiagnosis of early Lyme disease. J Clin Microbiol 1995;33(2):419-27.
Luger SW, Krauss PJ. Serologic tests for Lyme disease: interlaboratory variability. Arch Intern Med 1990;150:761-763.
Aguero-Rosenfeld ME, Nowakowski J, McKenna DF, Carbonaro CA, Wormser GP. Serodiagnosis in early Lyme disease. J Clin Microbiol 1993;31:3090-3095.

Aguero-Rosenfeld ME, Nowakowski J, McKenna DF, Carbonaro CA, Wormser GP. Evolution of the serologic response to Borrelia burgdorferi in treated patients with culture-confirmed erythema migrans. J Clin Microbiol 1996;34:1-9.
Lyme Disease (Borrelia burgdorferi): 1996 Case Definition. CDC Case Definitions for Infectious Conditions under Public Health Surveillance. CDC Testimony before the Connecticut Department of Health and Attorney General's Office.
CDC's Lyme Prevention and Control Activities. http://www.hhs.gov/asl/testify/t040129. html Coulter P, Lema C, Flayhart D, Linhardt AS, Aucott JN, Auwaerter PG, Dumler JS. Two-Year Evaluation of Borrelia burgdorferi Culture and Supplemental Tests for Definitive Diagnosis of Lyme Disease. J Clin. Microbiol 2005;43:5080-5084 Letter from B. DeBuono of NY Dept. of Health to C. Fritz of CDC. April 15, 1996.

## IDSA-Position zur Therapie:

14-28 Tage antibiotischer Therapie heilt LB. „Es gibt keine überzeugenden biologischen Nachweise für die Existenz einer symptomatischen chronischen Bb-Infektion bei Patienten, nachdem sie die empfohlene LB-Therapie erhalten haben."
Antibiotika helfen nicht bei chronisch kranken LB-Patienten. „Antibiotische Therapie hat sich als nicht nützlich erwiesen und wird nicht für Patienten mit chronischen (6 Mon.) subjektiven Symptomen nach der empfohlenen Behandlung für LB, geraten."
„Bei vielen Patienten mit post-therapeutischen Symptomen scheinen die Schmerzen eher die Schmerzen des täglichen Lebens zu sein, als dass man sie der LD oder einer zeckenübertragenen Ko-Infektion zuordnen kann."

## ILADS-Position zur Therapie:

Die langsam wachsende, ausweichende (Immun-Escape) Spirochäte benötigt häufig längere Antibiotikabehandlungen. Es entstehen beträchtliche Therapieversager, wenn man die Standardbehandlung durchführt. Längere Behandlungszeiten können erforderlich sein. Bb kann bei Mensch und Tier über Monate oder Jahre persistieren, trotz einer robusten Immunantwort und Standard-Antibiotika-Therapie, insbesondere wenn die Behandlung verzögert eingesetzt und die Dissemination weitgestreut hat.
Zahlreiche Studien demonstrieren die Persistenz der Infektion trotz antibiotischer Therapie. Therapiedauer von 14-21 Tagen haben eine 26-50% Versagerquote.
Persistenz von Bb trotz antibiotischer Therapie wurde durch die Isolation von Bb nach Behandlung nachgewiesen.
Wahlberg P, Granlund H, Nyman D, Panelius J, Seppala I. Treatment of late Lyme borreliosis. J Infect 1994;29(3):255-61.
Oksi J, Marjamaki M, Nikoskelainen J, Viljanen M. Borrelia burgdorferi detected by culture and PCR in clinical relapse of disseminated Lyme borreliosis. Ann Med 1999; 31(3): 225-32.
Den meisten chronisch-kranken Patienten geht es mit einer längeren Behandlung besser. Klinische und Studien-Evidenz zeigen, dass eine längere antibiotische Behandlung eine signifikante Verbesserung der Lebensqualität der chronisch kranken LB-Patienten ermöglicht. Der potenzielle Schaden durch eine unbehandelte persistierende Infektion ist weitaus größer, als die Nebenwirkungen einer längeren antibiotischen Therapie. Wenn eine Langzeit-Antibiose bei Aknepatienten als sicher genug gilt, dann ist ihr Einsatz ganz sicher für chronische LB-Patienten gerechtfertigt. Intravenöse Therapie ist bei ernsten, refraktären Fällen oder jenen mit sicherer Beteiligung des ZNS gerechtfertigt.

Risiken können durch kenntnisreiche Ärzte, die die angemessenen Vorsichtsmaßnahmen walten lassen, minimiert werden. Zwei NIH-finanzierte doppelt-verblindete Studien unterstützen den Wiederbehandlungsansatz bei Patienten, die nach der Kurzzeittherapie nicht genesen. Eine kürzlich abgeschlossene Studie der Columbia Universität zeigte die Wirksamkeit einer mind. 10-wöchigen intravenösen Antibiotikatherapie. Krupp et al. wiesen die Wirksamkeit der Wiederbehandlung bei der schweren Erschöpfung nach. Fünf unkontrollierte Studien unterstützen die längeren Behandlungsansätze.
Fallon BA. Laboratory findings in chronic Lyme disease and results of the controlled treatment study. Lyme & Other Tick-Borne Diseases:Technology Leading the Way Conference; 2004, October 22, 2004; Rye Town, NY.
Krupp LB, Hyman LG, Grimson R, Coyle PK, Melville P, Ahnn S,Dattwyler R, Chandler B. Study and treatment of post Lyme disease (STOP-LD): a randomized double masked clinical trial. Neurology 2003; 60(12):1923-30.
Donta ST. Macrolide therapy of chronic Lyme Disease. Med Sci Monit 2003;9(11):136-42. PMID 14586290. Donta ST. Tetracycline therapy for chronic Lyme disease. Clin Infect Dis 1997;25(Suppl 1):S52-6. PMID 9233665.
Wahlberg P, Granlund H, Nyman D, Panelius J, Seppala I. Treatment of late Lyme borreliosis. J Infect 1994;29(3):255-61. PMID 7884218.
Oksi J, Nikoskelainen J, Viljanen MK. Comparison of oral cefixime and intravenous ceftriaxone followed by oral amoxicillin in disseminated Lyme borreliosis. Eur J Clin Microbiol Infec Dis 1998;17 (10):715-9. PMID 9865985.
Fallon BA, Tager F, Fein L, Liegner K, Keilp J, Weiss N, Liebowitz M. Repeated antibiotic treatment in chronic Lyme disease. J Spirochet Tick-Borne Dis 1999;6(3):94-102.

**IDSA-Position zu schwangeren Erkrankten:**
Schwangere an LB erkrankte Patienten brauchen sich keine Sorgen zu machen. „Es gibt nur eine geringe Evidenz, das kongenitale LB-Symptome auftreten."

**ILADS-Position zu schwangeren Erkrankten:**
Schwangere LB-Patienten sollten über die Risiken einer zeckenübertragenen Infektion informiert werden. LB kann, wie auch andere zeckenübertragene Infektionen, von der infizierten Mutter durch die Plazenta auf den Fötus übertragen werden, was zu Komplikationen bis hin zur Totgeburt führen kann.
MacDonald AB. Gestational Lyme borreliosis. Implications for the fetus. Rheum Dis Clin North Am 1989;15(4):657-77.
Schlesinger PA, Duray PH, Burke BA, Steere AC, Stillman MT. Maternal-fetal transmission of the Lyme disease spirochete, Borrelia burgdorferi. Ann Intern Med 1985;103 (1): 67-8.
Gardner T. Lyme disease. In: Remington JS and Klein JO, editor(s). Infectious diseases of the fetus and newborn infant. Philadelphia: Saunders; 1995. p. 447-528. Silver RM, Yang L, Daynes RA, Branch DW, Salafia CM, Weis JJ. Fetal outcome in murine Lyme disease. Infect Immun 1995;63(1):66-72.
Schmidt BL, Aberer E, Stockenhuber C, Klade H, Breier F, Luger A. Detection of Borrelia burgdorferi DNA by polymerase chain reaction in the urine and breast milk of patients with Lyme borreliosis. Diagn Microbiol Infect Dis 1995; 21(3):121-8.

# Chronik der Lyme-Borreliose und der Ko-Infektionen

**1883 bis 1913** Ein Dutzend Ärzte, vornehmlich in Deutschland und Skandinavien, berichten über frühe und chronische Hautmanifestationen der Lyme-Borreliose.

**1888** Der rumänische Forscher Victor Babes entdeckt Babesien bei kranken Rindern.

**1909** präsentiert der schwedische Hautarzt Arvid Afzelius seine Forschungsergebnisse über eine sich ausbreitende, ringförmige Hautrötung.

**1949** zeigen Studien an 57 Patienten mit der atrophischen Hauterkrankung ACA, dass Penizillin eine wirksame Therapie ist.

In Europa gibt es bereits in den 1950ern zahlreiche Hinweise und Studien, die darauf hindeuten, dass es sich bei Arthritis, der Wanderröte oder der atrophischen Hauterkrankung ACA um eine durch Zecken übertragene bakterielle, systemische Infektion handelt, die man mit Penizillin wirksam therapieren kann.

**1951** Dr. Burgdorfer wechselt an das Rocky Mountain Laboratory (RML) in Hamilton, Montana, USA.

**1956** wird die Wanderröte in den USA in einem medizinischen Lehrbuch erstmals beschrieben.

**1957** wird Babesiose beim Menschen das erste Mal wissenschaftlich beschrieben.

**1958** hatte Janson in seinem Artikel „Häufigkeit, klinisches Bild, Therapie und Ätiologie des Erythema chronicum migrans", publiziert, dass 58 seiner 65 Patienten gut auf eine Behandlung mit Penizillin ansprachen. Zu diesem Zeitpunkt waren innerhalb der vergangenen 30 Jahre, sowohl in den USA, als auch in Europa 18 Artikel veröffentlicht worden, die die Wirksamkeit der Antibiotika bei der Behandlung der Wanderröte beschrieben.

**1959** zieht die Familie Murray nach Lyme, Connecticut, USA.

**1970** bezieht sich Rudolph Scrimenti auf die Arbeiten des Schweden Hellerström und veröffentlicht eine Beschreibung des ersten Falls einer Wanderröte in den USA.

**1970** berichtet Scrimenti über die erfolgreiche Behandlung der Wanderröte nebst Folgeerscheinungen mittels Bicillin (Penizillin).

**1973** ruft Polly Murray aus Lyme, US-Bundesstaat Connecticut, das Connecticut Department of Health an und bringt den Stein ins Rollen.

**1975** fährt Polly Murray zur Yale-Universität – ein Arzt, Anfang dreißig, begrüßt sie freundlich. Sein Name: Dr. Allen Caruthers Steere.

**1976** Sommer – das Yale-Team und Steere suchen nach den Ursachen der rätselhaften Krankheit in Lyme. Sie untersuchen die Insekten der Region und fangen alle möglichen Tiere ein, in der Hoffnung, Parasiten zu finden. Das Grundwasser und Tierhalter werden getestet.

**1977** veröffentlichen Mast und Burrows im *Journal of the American Medical Association* einen Artikel über die erfolgreiche Wanderröte-Therapie mit dem Antibiotikum Erythromycin.

**1977** werden Studien veröffentlicht, die exakt das berichten, was Steere erst 1985 meint herausfinden zu müssen: Obwohl nicht in allen Fällen wirksam, so geht es Wanderröte-, und „Arthritis"-Patienten mit einer Penizillin-Therapie sehr viel besser, als den mit Aspirin und Kortison behandelten Yale-Patienten.

**1979** berichten Steere et al., dass Lyme Disease, definiert durch eine Wanderröte, auch „neurologische,- kardiologische,- oder Gelenk-Beteiligungen" beinhalten kann. Die Lyme-Arthritis wird zur Lyme Disease, zur „Lyme-Krankheit". Eine unbedeutende Kleinstadt zieht damit in die englische Sprache ein.

**1980/1981** beginnen Steere und seine Kollegen damit, mögliche Antibiotika-Therapien zu untersuchen. Sie entdecken erst jetzt, was viele Kollegen bereits wissen: Antibiotika helfen, meistens.

**1981** herrscht in den USA große Angst vor dem Wiederauftreten des gefährlichen Rocky Mountain Fleckfiebers – innerhalb weniger Jahre waren bereits etliche Menschen daran gestorben. Dr. Willy Burgdorfer sucht die Zeckenspezies, die den Erreger des Rocky Mountain Fleckfiebers überträgt. Burgdorfer tippt auf die Hundezecke. Tausende Hundezecken werden gesammelt und an Burgdorfers Labor geschickt. Er seziert sie, doch von *R. rickettsii*, dem gesuchten Erreger, keine Spur. Dafür findet er *Borrelia burgdorferi*, damals noch B-31 genannt.

**1982** Burgdorfer veröffentlicht seine Erkenntnis, dass die durch Zeckenstiche übertragenen Spirochätenbakterien bzw. Borrelien die rätselhafte Lyme-Krankheit auslösen.

**1982** findet der Kölner Neurologe, Rudy Ackermann, in Schafzecken 19 verschiedene Spirochätenspezies. Er hatte die Schafzecken an drei unterschiedlichen Stellen in Deutschland gefunden, in denen Menschen an Wanderröte litten. Ackermann behandelt die Wanderröte und andere Erscheinungen der Krankheit erfolgreich antibiotisch mit Penizillin und Tetrazyklin.

**1983** In Yale wird das erste Internationale Symposium über Lyme-Borreliose abgehalten. Diskutiert wird, wie die neue Spirochäte genannt werden soll. B-31 wird in *Borrelia burgdorferi* umbenannt.

**1984** Dem Mikrobiologen Russell Johnson gelingt es, das Erbgut der neuen Spirochäte zu entschlüsseln. Ja, es ist tatsächlich eine bis dato ganz und gar unbekannte neue Borrelienspezies.

**1985** Endlich räumen auch die Rheumatologen ein, dass Antibiotika bei Lyme-Borreliose wirken. Steere veröffentlicht einen Artikel über die Wirksamkeit von Antibiotika bei der Behandlung arthritischer Manifestationen der Lyme-Borreliose und schreibt: „Wir folgern, dass Lyme-Arthritis häufig erfolgreich mit […] Penizillin behandelt werden kann."

**1985** findet in Wien das Zweite Internationale Symposium über Lyme Disease und mit ihr verbundene Erkrankungen statt. Um die Begriffe zu vereinheitlichen, wird vorgeschlagen, den Oberbegriff „Lyme-Borreliose" einzuführen.

**1989** Ehrlichien werden entdeckt.

**1992** Entdeckung von *Bartonella henselae.*

**1994** auf einer Konferenz in Dearborn, USA, wird – im Vorfeld der geplanten Impfstoffeinführung – ein neuer Standard für die serologische Diagnostik festgelegt. Wichtige und signifikante diagnostische Marker für Lyme-Borreliose „verschwinden" aus dem Westernblot. Es wird genau festgelegt, welche Banden der Patient im Westernblot haben muss, damit der Test als positiv gilt.

**1998** Der Impfstoff LYMErix wird zugelassen.

**1999** Die LYMErix-Impfungen beginnen.

**2000** erscheinen die ersten IDSA-Leitlinien zur Diagnostik und Therapie der Lyme-Borreliose.

**2002** nimmt SmithKline Beecham, inzwischen als Glaxo SmithKline firmierend, den Impfstoff wieder vom Markt.

**2004** Die in der ILADS organisierten klinisch tätigen Ärzte veröffentlichen ihre „Evidenzbasierten Leitlinien für das Management der Lyme-Borreliose".

**2006** die IDSA-Autoren veröffentlichen „überarbeitete" Leitlinien über die Diagnostik und Therapie der Lyme-Borreliose. Sie sind deutlich restriktiver als die 2000er Leitlinien. Insbesondere die genau festgelegte Therapiedauer von maximal einem Monat ist von Anfang an heftig umstritten. Der Kampf um die Deutungshoheit entbrennt.

**Juni 2007** Der IDSA-Leitlinienautor Shapiro beeilt sich, das Borreliose-Kapitel im „Textbook of Pediatrics" (18 ed.) zu schreiben. Jetzt werden auch Kinderärzte auf die Kurzzeittherapie (maximal 30 Tage) eingeschworen.

**2007 und 2008** Die IDSA-Leitlinienautoren Steere und Krause halten fernsehübertragene Vorlesungen an verschiedenen US-Universitäten. Sie erklären allen angehenden Medizinstudenten, dass Lyme-Borreliose mit einer 30-Tage-Therapie geheilt werden kann.

**2008** Richard Blumenthal, Justizminister des US-Bundesstaats Connecticut, beschuldigt die IDSA, bei der Leitlinienerstellung ihre Monopolstellung ausgenutzt und andere Studienergebnisse systematisch ausgeblendet zu haben. Gegenüber dem Justizministerium von Connecticut muss sich die IDSA bereit erklären, die Überprüfung ihrer Leitlinien durch ein neues Gremium zuzulassen.

IDSA-Leitlinienautor Halperin spricht weiterhin unverdrossen in den Universitäten über sein Lieblingsthema: „Lyme-Borreliose: Fakten und Mythen". Auch für das Kapitel „Nervous system Lyme Disease" für die Infectious Disease Clinics of North America (Vol. 22, Issue 2) lässt Halperin seine Meinung, nach 30 Tagen Antibiose sei die Lyme-Borreliose geheilt, einfließen.

**Juni 2008** Dr. Wormser, Vorsitzender der denkwürdigen IDSA-Leitlinienkommission aus dem Jahr 2006, informiert Hausärzte über die IDSA-Sicht auf Lyme-Borreliose.

**19. Januar 2009** Die IDSA verkündet, dass sie selbst eine neue „unabhängige" Kommission einsetzen wird, um die Leitlinien überprüfen zu lassen. Doch alle praktizierenden Ärzte, die Lyme-Borreliose therapieren und mehr als 10 000 US-Dollar jährlich damit verdienen, sind nicht dabei. Ärzte, die mehr als einen Borreliosepatienten pro Woche behandeln, werden von der IDSA ebenfalls wegen Bias (drohender Verzerrung) ausgeschlossen. So lässt sich verhindern, dass borrelioseerfahrene, klinisch tätige Haus- und Fachärzte an der Leitlinienüberprüfung teilnehmen. Zwar sind praktizierende Ärzte bei anderen Krankheiten generell zur Formulierung medizinischer Leitlinien zugelassen; doch die IDSA entscheidet sich für die eher unübliche Vorgehensweise.

Die nächste Hürde: Die IDSA möchte nur akademische Forscher zulassen, die bereits Erfahrung mit der Formulierung von Leitlinien haben. Der Coup gelingt. Gerade mal 50 Bewerbungen erreichen die IDSA. 20 Bewerbungen stammen von Wissenschaftlern, die eine längere Therapiedauer befürworten. Niemand von diesen 20 wird genommen.

Mit dem Justizminister von Connecticut ist vereinbart, dass kein ehemaliger Borreliose-Leitlinienautor Mitglied des neuen Überprüfungsgremiums werden darf. Doch die IDSA nominiert Arthur Weinstein, der bereits an den Leitlinien zur Diagnostik und Therapie der Borreliose im Jahr 2000 mitgearbeitet hatte. Arthur Weinstein ist ein enger Gefolgsmann des Vorsitzenden Wormser. Erst nach heftigen Protesten wird er wieder aus dem Überprüfungsteam entfernt, was im Prinzip keinen Unterschied macht, denn Weinsteins Stelle nimmt Dr. Carol Baker ein. Ihres Zeichens ehemalige IDSA-Vorsitzende und Autorin der pädiatrischen Borreliose-Leitlinien.

**18. Februar 2009** Dr. Eugen Shapiro hält Vorlesungen an der Berkeley Universität. Er erklärt: „Es gibt keine chronische Borreliose". Seine Begründung:

„Medizinisch nicht-erklärbare Symptome sind üblich und häufig." Und bevor wir's vergessen, er empfiehlt eine Verhaltenstherapie als wirksame Borreliosebehandlung

**24. Februar 2009** Die IDSA schlägt vor, jedes Mitglied des Prüfungsgremiums müsse nur fünf Seiten der eingereichten Arbeiten überprüfen. Fünf Seiten. Ein Witz, angesichts der unzähligen Artikel und Studienergebnisse aus drei Jahren Forschung seit 2006, alle mit neuen Ergebnissen, zusätzlich zu den zuvor ignorierten. Nachdem von vielen Seiten Bedenken geäußert werden, erhöht die IDSA die zu überprüfenden Dokumente auf sage und schreibe zehn Seiten pro Person.

**21. März 2009** Die IDSA setzt das Datum für die Anhörung auf den 27. April 2009 fest. Einen Monat vorher sollten eigentlich Ort und potenzielle Teilnehmer bekannt gegeben werden, was die IDSA einfach unterlässt. Die Anhörung muss nun auf den 30. Juli 2009 verschoben werden.

**27. März 2009** Die IDSA verkündet, die Anhörung finde unter Ausschluss des Publikums statt.

**1. April 2009** Die IDSA verteilt gratis und großzügig eine „Informationsbroschüre" über Borreliose an praktizierende Ärzte, geschrieben von den 2006er-Autoren.

**6. April 2009** Die IDSA verkündet das neue Anhörungsdatum, beschränkt die Anhörung jedoch – unüblich angesichts einer Evidenz-Anhörung – auf einen Tag und gibt zwei Vertretern von Patientenorganisationen gerade mal 15 Minuten Redezeit.

**23. April 2009** Die ILADS-Ärzte überreichen eine 1600 Seiten umfassende Analyse nebst Studien. Nur annähernd 300 Seiten bestätigen die ursprüngliche Analyse der IDSA.

**29. Juli 2009** Die Anhörung soll jetzt doch öffentlich, und zwar online auf der IDSA-Website verfolgt werden können. Dafür entwirft die IDSA einen komplexen Registrierungsprozess, der Datenschutzrechte verletzt. Nach heftigen Protesten vereinfacht man schließlich die Registrierung. Manche meinen, es sei ein missglückter IDSA-Versuch gewesen, den Zugang zur „öffentlichen" Anhörung zu erschweren.

**5. Januar 2010** Die IDSA-lastige „American Lyme Disease Foundation" (ALDF) veröffentlicht ein kanadisch-europäisches Konsenspapier über Borreliose auf ihrer Website. Eine Zusammenfassung wird der europäischen EUCALB-Gruppe präsentiert und erweckt den Eindruck, dass unabhängige Borreliose-Experten *rein zufällig* zu den gleichen Schlussfolgerungen kommen, wie in den IDSA-Leitlinien. Doch EUCALB wird von den IDSA-Leitlinien-Autoren Stanek und Strle unterhalten. Stanek selbst hat Jahre zuvor im *New England Journal of Medicine* über eine chronische Form von Herzmuskelentzündung berichtet – die Ursache waren verbliebene Borrelien im Herzmuskel. Auch er weiß, dass nach der IDSA-Vier-Wochen-Therapie die Infektion noch lange nicht in jedem Fall ausgeheilt ist.

Die IDSA verbreitet ihre „Empfehlungen" jetzt auch über die internistische Fachgesellschaft ACP (American College of Physicians), über die Fachgesellschaft der Neurologen, AAN (American Academy of Neurology) und über die der Rheumatologen, ACR (American College of Rheumatology). In allen Institutionen finden sich einflussreiche Mitglieder, die im Jahr 2006 Autoren der IDSA-Leitlinien waren.

**1. Februar 2010** Das Justizministerium von Connecticut äußert in einem Brief an die IDSA Befürchtungen, der Abstimmungsprozess über die Leitlinien könne unsauber und manipuliert gewesen sein.

**5. Februar 2010** Der Abstimmungsprozess verläuft anders, als mit dem Justizministerium von Connecticut vereinbart. „Prozessuale Verletzungen" wie es so schön heißt, verzögern die Entwicklung.

**22. April 2010** Das IDSA-Gremium verkündet das wenig überraschende Ergebnis ihrer eigenen Überprüfungen. Man sehe keine Veranlassung, die eigenen Leitlinien neu zu formulieren, doch werde man regelmäßig überprüfen, ob es künftig neue Erkenntnisse gebe, die eine grundlegende Änderung der Empfehlungen notwendig erscheinen lassen. Hatte man ernsthaft etwas Anderes erwartet? Bei 68 der 69 IDSA-Empfehlungen war sich das von der IDSA eingesetzte Überprüfungsgremium immer einig. Einstimmig wurde für die Beibehaltung gestimmt. Völliger Konsens bei jeder wissenschaftlichen Frage. Erstaunlich.

Während der vergangenen drei Jahre, seit die Leitlinien-Untersuchung begann, habe die IDSA immer wieder gezeigt, dass sie nicht willens oder in der Lage sei, die Unkorrektheiten und Manipulationen der wissenschaftlichen Grundlagen ihrer medizinischen Leitlinien zu korrigieren und offenzulegen, lautet der Vorwurf seitens des Justizministeriums.

Kaum hatten die Untersuchungen des Justizministeriums begonnen, beeilte sich die IDSA ihre „Empfehlungen" über das ganze medizinische Informationsnetz, auch in Europa zu verbreiten. Insbesondere praktizierende Ärzte sind die Adressaten, die für entsprechende IDSA-„Weiterbildungen" Punkte erhalten, wenn sie die IDSA-Online-Kurse absolvieren. Keine Gelegenheit wird ausgelassen, die IDSA-„Meinung" in die medizinischen Lehr- und Handbücher, in Vorlesungstexte und in die Fachmagazine zu bringen. Es ist ein Lehrstück darüber, wie eine Handvoll Wissenschaftler die Diagnose und Therapie von Patienten weltweit kontrolliert.

**2010** Die Deutsche Borreliose-Gesellschaft (DBG), ein Zusammenschluss von Ärzten und Wissenschaftlern, veröffentlicht ihre zweite überarbeitete Leitlinie.

**2012** Eine S3-Leitlinie zur Diagnostik und Therapie der Lyme-Borreliose ist in Deutschland bei der AWMF angemeldet.

# Bibliographie und Quellen

*Leitlinien und Empfehlungen*

Academy of Neurology, New Guideline for Treating Lyme Disease, 23.05.2007, http://www.aan.com

AWMF: Leitlinien – Kutane Manifestationen der Lyme Borreliose, Registernummer 013-044, Klassifikation S1, Stand 01.02.2009, gültig bis 31.12.2012

AWMF: Leitlinien – Neuroborreliose, Registernummer 030-071, Klassifikation S1, Stand 01.10.2008, gültig bis 01.10.2013

Canadian Public Health Laboratory Network: The laboratory diagnosis of Lyme Borreliosis, Guidelines from the Canadian Public Health Laboratory Network, Golightly, MG; Thomas, JA; Viciana, AL, The Canadian Journal of Infectious Diseases & Medical Microbiology, 03./04.2007, Vol. 18, Issue. 2, S. 145-148

DBG – Deutsche Borreliose-Gesellschaft: Diagnostik und Therapie der Lyme-Borreliose Leitlinien, http://www.borreliose-gesellschaft.de/Texte/Leitlinien.pdf

IDSA – Infectious Diseases Society of America: Guideline, The Clinical Assessment, Treatment, and Prevention of Lyme Disease, Human Granulocytic Anaplasmosis, and Babesiosis: Clinical Practice Guidelines by the Infectious Diseases Society of America, Gary P. Wormser, Raymond J. Dattwyler, Eugene D. Shapiro, John J. Halperin, Allen C. Steere, Mark S. Klempner, Peter J. Krause, Johan S. Bakken, Franc Strle, Gerold Stanek, Linda Bockenstedt, Durland Fish, J. Stephen Dumler, and Robert B. Nadelman, Infectious Diseases Society of America, Clinical Infectious Diseases, 2006, Volume 43, S.1089–1134

ILADS – International Lyme and Associated Diseases Society: Evidence-based guidelines for the management of Lyme disease, 2004/01.11.2006, http://www.ilads.org/lyme_disease/treatment_guidelines.html, http://www.ilads.org/files/ILADS_Guidelines.pdf

Burrascano JR: Advanced topics in Lyme Disease, diagnostic hints and treatment, Guidelines for Lyme and other tick borne illnesses, 16. Edition, 10.2008, ILADS

*Literatur*

Aberer, E; Koszik, F; Silberer, M: Why is chronic lyme borreliosis chronic?, Clinical Infectious Diseases, 1997, Vol. 25, Supplement 1, S.n 64-70

Ackermann, R et al.: Spirochäten-Ätiologie der erythema-chronicum-migrans-Krankheit. Deutsche medizinische Wochenschrift, 1984, Vol. 109, No. 3, S. 92-97

Afzelius, A.: Verhandlungen der Dermatologischen Gesellschaft zu Stockholm, Arch Dermatol Syph, 101:404. (1910)

Akst, Jef: I hate your paper – Many say the peer review system is broken. Here's how some journals are trying to fix it, 01.08.2010, The Scientist, Volume 24, Issue 8, S. 36

Asch, ES; Bujak, DI; Weiss, M; Peterson, MG; Weinstein, A: Lyme disease: an infectious and postinfectious syndrome, The Journal of Rheumatology, 1994, Journal 21, No. 3, S. 454-461

Auwaerter PG: Point: antibiotic therapy is not the answer for patients with persisting symptoms attributable to lyme disease, Clinical Infectious Diseases, 2007, Volume 45, Issue Supplement 2, S. 149-157

Auwaerter, PG; Aucott, J; Dumler, J. Stephen: Lyme borreliosis (Lyme disease): molecular and cellular pathobiology and prospects for prevention, diagnosis and treatment, Expert Reviews in Molecular Medicine, Cambridge University Press, 2004, 6, S. 1-22

Barbour A et al.: In vivo activities of ceftriaxone and vancomycin against Borrelia spp. In the mouse brain and other sites, Antimicrobial Agents and Chemotherapy, 11.1996, Volume 40, No. 11, S. 2632-2636

Barbour, A.: Isolation and cultivation of Lyme Disease spirochetes, Yale Journal of Biology and Medicine, 1984, Vol. 57, S. 521-525

Bashir, IN; Chaudhry, ZI; Ahmed, S; Saeed, MA: Epidemiological and vector identification studies on canine babesiosis, Pakistan Veterinary Journal, 2009, 29(2), S. 51-54 bzw. 64-66

Benach, JL; Barbour, AG; Burgdorfer, W et al.: Spirochetes Isolated from the Blood of Two Patients with Lyme Disease, The New England Journal of Medicine, 31.03.1983, Volume 308, No. 13, S. 740-742

Bennett, Robert: Fibromyalgia, JAMA – The Journal of the American Medical Association, 1987, Vol. 257, No. 20, S. 2802-2803

Berger, Bernard W: Erythema Chronicum Migrans of Lyme Disease, Archives of Dermatology, 1984, Vol. 120, No. 8, S. 1017-1021

Bodenheimer, Thomas: Uneasy Alliance – Clinical Investigators and the Pharmaceutical Industry, The New England Journal of Medicine, 18.05.2000, Volume 342, No.20, S. 1539-1544

Bohr, Tom: Painful Questions about Fibromyalgia, JAMA The Journal of the American Medical Association, 1987, Vol. 258, No. 1, S. 1476

Brooks, Chad S; Vuppala, Santosh R; Jett, Amy M; Akins, Darrin R: Identification of Borrelia burgdorferi Outer Surface Proteins, Infection and Immunity, American Society for Microbiology, 01.2006, Vol. 74, No. 1, S. 296-304

Brorson, Øystein; Brorson, Sverre-Henning: An in vitro study of the susceptibility of mobile and cystic forms of Borrelia burgdorferi to hydroxychloroquine, International Microbiology, 2002, Vol. 5, S. 25-31

Brorson, Øystein; Brorson, Sverre-Henning: In vitro conversion of Borrelia burgdorferi to cystic forms in spinal fluid, and transformation to mobile spirochetes by incubation in BSK-H medium, Infection, 05./06.1998, Vol. 26, No. 3, S. 144-150

Brorson, Øystein; Brorson, Sverre-Henning: An in vitro study of the susceptibility of mobile and cystic forms of Borrelia burgdorferi to tinidazole, International Microbiology, 2004, Volume 7, S.139-142

Buchwald, A.: Ein Fall von diffuser idiopathischer Haut-Atrophi, Arch Dermatol Syph, 10:553-556, (1883)

Burgdorfer, Willy: How the discovery of Borrelia burgdorferi came about, Clinics in Dermatology, 07.-09.1993, Volume 11, Issue 3, S. 335-338

Burgdorfer, Willy; Barbour, AG; Hayes, SF; Benach, JL; Grunwaldt, E; Davis, JP: Lyme disease-a tick-borne spirochetosis?, Science, Vol. 216, No. 4552, S. 1317-1319

Buskila, Dan: Developments in the scientific and clinical understanding of fibromyalgia, Arthritis Research & Therapy, 2009, Volume 11, Issue 5, S. 242

Choudhry, Niteesh K; Stelfox, Henry Thomas; Detsky, Allan S: Relationships between Authors of Clinical Practice Guidelines and the Pharmaceutical Industry, JAMA – The Journal of the American Medical Association, 2002, Vol. 287, No. 5, S. 612-617

Clifford, TJ et al.: Funding source, trial outcome and reporting quality: are they related? Results of a pilot study, BMC Medical Research Methodology, 04.09.200, Volume 2:18

Coulter, Peggy; Lema, Clara; Flayhart, Diane; Linhardt, Amy S.; Aucott, John N.; Auwaerter, Paul G.; Dumler, J. Stephen: Two-Year Evaluation of Borrelia burgdorferi Culture and Supplemental Tests for Definitive Diagnosis of Lyme Disease, Journal of Clinical Microbiology, 2007, Volume 45

Crowder, CD; Matthews, HE; Schutzer, S; Rounds, MA; Luft, BJ et al.: Genotypic Variation and Mixtures of Lyme Borrelia in Ixodes Ticks from North America and Europe, PLoS ONE, 05.2010, Volume 5, Issue 5

Dattwyler, Raymond J; Volkman, David J; Luft, Benjamin J; Halperin, John J; Thomas, Josephine; Golightly, Marc G: Seronegative Lyme Disease, The New England Journal of Medicine, 01.12.1988, Volume 319, S. 1441-1446

Dattwyler, Raymond J et al.: Immunologic Aspects of Lyme Borreliosis, Clinical Infectious Diseases, 1989, Volume 11, Supplement 6, S. 1494-1498

Dattwyler, RJ; Halperin, JJ; Volkman, DJ; Luft, BJ: Treatment of late Lyme-Borreliosis – Randomised comparison of Ceftriaxone and Penicillin, The Lancet, 28.05.1988, Volume 1, Issue 8596, S. 1191-1194

Dattwyler, RJ; Wormser, GP et al.: Ceftriaxone compared with doxycycline for the treatment of acute disseminated Lyme disease, The New England Journal of Medicine, 31.07.1997, Volume 337, No. 5, S. 289-294

Dekonenko, EJ; Steere, AC; Berardi, VP; Kravchuk, LN: Lyme borreliosis in the Soviet Union: a cooperative US-USSR report, The Journal of Infectious Diseases, 10.1988, Volume 158, Issue 4, S. 748-753

Steere, AC; Dinerman, Hal: Lyme Disease Associated with Fibromyalgia, Annals of Internal Medicine, 15.08.1992, Vol. 117, No. 4, S. 281-285

Donta, S.: Late and chronic lyme disease, Medical Clinics of North America, 2002, 86 (2), S. 341-349

Donta, Sam T: Tetracycline Therapy for Chronic Lyme Disease, Clinical Infectious Diseases, 1997, Volume 25, S. S52-S56

Donta, Sam T: Treatment of Patients with Persistent Symptoms and a History of Lyme Disease, The New England Journal of Medicine, Correspondence, 08.11.2001, Volume 345, S.1424-1425

Donta, Sam T: Late and chronic Lyme disease, Medical Clinics of North America, 03.2002, Vol. 86, Issue 2, S. 341-349

Edelman R: Perspective on the development of vaccines against Lyme disease, Vaccine, 08.1991, Vol. 9, No. 8, S. 531-532

Embers, Monica E.; Ramamoorthy, Ramesh; Philipp, Mario T.; Survival strategies of Borrelia burgdorferi, the etiologic agent of Lyme disease, Microbes and Infection, 03.2004, Volume 6, Issue 3, S. 312-318

Falco, RC; McKenna, DF; Daniels, TJ; Nadelman, RB; Nowakowski, J; Fish, D; Wormser, GP: Temporal relation between Ixodes scapularis abundance and risk for Lyme disease associated with erythema migrans, American Journal of Epidemiology, 15.04.1999, Volume 149, Issue 8, S.771-776

Fallon, BA et al.: A randomized, placebo-controlled trial of repeated IV antibiotic therapy for Lyme encephalopathy, Neurology, 25.03.2008, Vol. 70, No. 13, S. 992-1003

Fallon, BA et al.; Inflammation and central nervous system Lyme disease, Neurobiology of Disease, 03.2010, Volume 37, Issue 3, S. 534-541

Steere, AC; Feder, Henry M; Shapiro, ED; Wormser, GP et al.: A Critical Appraisal of Chronic Lyme Disease, FDA – Food and Drug Administration – Center for Biologics evaluation and research, The New England Journal of Medicine, 04.10.2007, Volume 357, S. 1422-1430

Fikrig, E et al.: Vaccination against Lyme disease caused by diverse Borrelia burgdorfer, Journal of Experimental Medicine, Vol. 181, S. 215-221

Fraser CM et al.: Genomic sequence of a Lyme disease spirochaete, Borrelia burgdorferi, Nature, 11.12.1997, 390 (6660), S. 580-586

Garin, CH; Bujadoux, C: Paralysie par les tiques, J. Med. Lyon, 1922, 71, S. 765-767

Georgilis, K;, Peacocke, M; Klempner, MS: Fibroblasts protect the Lyme disease spirochete, Borrelia burgdorferi, from ceftriaxone in vitro, The Journal of Infectious Diseases, 1992, Volume 166, Issue 2, S. 440-444

Goldenberg, Don L: Fibromyalgia Syndrome, An Emerging but Controversial Condition, JAMA, The Journal of the American Medical Association, 1987, Vol. 257 No. 20, S. 2782-2787

Gomes-Solecki, M. et al.: Recombinant Chimeric Borrelia Proteins for Diagnosis of Lyme Disease, Journal of Clinical Microbiology, 07.2000, Vol. 38, No. 7, S. 2530-2535

Gowers, William R: A Lecture on Lumbago: Its Lessons and Analogues, British Medical Journal, Delivered at the National Hospital for the Paralysed and Epileptic, BMJ, 16.01.1904, Volume 1, S. 117-121

Halperin JJ et al.: A perspective on the treatment of Lyme borreliosis, Rev Infect Dis, 09/10.1989, Supplement 6, S. 1518-1525

Halperin, JJ et al.: Lyme Neuroborreliosis, Central Nervous System Manifestations, Neurology, 1989, Volume, S. 753-759

Halperin, JJ; Shapiro ED; Logigian, E et al.: Practice Parameter: Treatment of nervous system Lyme disease (an evidence-based review), Report of the Quality Standards – Subcommittee of the American Academy of Neurology, American Academy of Neurology, Prepublished online 23.05.2007

Halperin, JJ et al. : PCR detection of Borrelia burgdorferi DNA in cerebrospinal fluid of Lyme neuroborreliosis patients, Neurology, 01.01.1992, Volume 42, No 1, S. 32

Handysides, S; Goalen, V; Soltanpoor, N: CDR Review.s editorial process in 1997 and the introduction of blinded peer review prepare the way for Communicable Disease and Public Health, Communicable Disease and Public Health, 03.1998, Volume 1

Hassler, D. et al.: Cefotaxime versus penicillin in the late stage of Lyme disease – prospective, randomized therapeutic study, Infection, 01.1990, Volume 18, Number 1, S. 16

Hassler, D.: Pulsed high dose cefotaxime therapy in refractory Lyme borreliosis, The Lancet, 20.07.1991, Vol. 338, No. 8760, S. 193

Hassler, D: Phasengerechte Therapie der Lyme-Borreliose, Chemotherapie Journal, 2006, 15. Jahrgang, Heft 4

Hayes, EB; Dennis, DT: Correction Immunization against Lyme Disease, The New England Journal of Medicine, 26.11.1998; Volume 339, S.1637-1639

Hazemeijer, I.; Rasker, H.: Fibromyalgia and the therapeutic domain. A philosophical study on the origins of fibromyalgia in a specific social setting, Rheumatology, 2003, Volume 42, Issue 4, S. 507-515

Hilton, Eileen; Devoti, James; Sood, Sunil: Recommendation To Include OspA and OspB in the New Immunoblotting Criteria for Serodiagnosis of Lyme Disease, Journal of Clinical Microbiololgy, 06.1996, Vol. 34, No. 6, S. 1353–1354

Hodzic, E; Feng, S; Holden, K; Freet, KJ; Barthold, SW: Persistence of Borrelia burgdorferi following antibiotic treatment in mice, Antimicrobial Agents and Chemotherapy, 05.2008, Volume 52, No. 5, S. 1728-1736

Hsieh, Yu-Fan; Krause, Peter J et al.: Serum Reactivity against Borrelia burgdorferi OspA in Patients with Rheumatoid Arthritis, Clinical and Vaccine Immunology, 11.2007, Vol. 14, No. 11, S. 1437-1441

Hsu, Vivien M; Patella, Sondra J; Sigal, Leonard H: "Chronic lyme disease" as the incorrect diagnosis in patients with fibromyalgia, Arthritis & Rheumatism, 11.1993, Volume 36, Issue 11, S. 1498-1499

Hunfeld, Klaus-Peter et al.: In vitro susceptibility testing of Borrelia burgdorferi sensu lato isolates cultured from patients with erythema migrans before and after antimicrobial chemotherapy, Antimicrobial Agents and Chemotherapy, 04.2005, Vol. 49, No. 4, S. 1294-1301

Janson, P: Incidence, Clinical Picture, Treatment, Etiology of Erythema Chronicum Migrans, (Due to Ixodes Ricinus), Med Klin (Munich), 07.08.1953, 48(32), S. 1139-1140

Johnson, L; Stricker, RB: Attorney General forces Infectious Diseases Society of America to redo Lyme guidelines due to flawed development process, Journal of Medical Ethics: Clinical ethics, 2009, Vol. 35, Issue 5, S. 283-288

Johnson, Russell C; Schmid, George P et al.: Borrelia burgdorferi sp. Nov.: Etiologic Agent of Lyme Disease, International Journal of Systematic Bacteriology, 10.1984, Vol. 34, No. 4, S. 496-497

Kalish RA et al.: Association of Treatment-Resistant Chronic Lyme Arthritis with HLA-DR4 and Antibody Reactivity to OspA and OspB of Borrelia burgdorferi, (1993), Infection and Immunity, American Society for Microbiology, Vol. 61, No. 7, S. 2774-2779

Kaplan, RF; Klempner MS et al.: Cognitive function in posttreatment Lyme disease: do additional antibiotics help?, Neurology, 24.06.2003, Vol. 60, No. 12, S. 1916-1922

Kipen, Howard M; Fiedler, Nancy: The Role of Environmental Factors in Medically Unexplained Symptoms and Related Syndromes: Conference Summary and Recommendations, Environmental Health Perspectives, 08.2002, Volume 110, Supplement 4, S. 591–595

Klemann, W; Huismans, BD: Patienten mit Erreger-Direktnachweis bei chronischer Lyme-Borreliose; Klinik, Labordiagnostik, Antibiotika Therapie und Krankheitsverlauf, Eine retrospektive Studie, Umwelt Medizin Gesellschaft, 2009, 22, S. 132–138

Klempner, MS et al.: Two controlled trials of antibiotic treatment in patients with persistent symptoms and a history of Lyme disease, The New England Journal of Medicine, 2001, Volume 345, No. 2, S. 85-92

Klempner, MS; Georgilis, K; Peacocke, M: Fibroblasts protect the Lyme Disease Spirochete, Borrelia burgdorferi, from Ceftriaxone in vitro, The Journal of Infectious Diseases, 1992, Vol. 166, S. 440-444

Klempner, MS; Noring, R; Rogers, RA: Invasion of human skin fibroblasts by the Lyme disease spirochete, Borrelia burgdorferi, The Journal of Infectious Diseases, 1993, Vol 167, Issue 5, S. 1074-1081

Korn, David: Conflicts of Interest in Biomedical Research, JAMA The Journal of the American Medical Association, 2000, Vol. 284, No. 17, S. 2234-2237

Kraiczy Peter et al.: Immune evasion of Borrelia burgdorferi; Insufficient killing of the pathogen by complement and antibody, International Journal of Medical Microbiology, 2002, Volume, 291, S. 141-146

Kraiczy, Peter et al.: Mechanism of complement resistance of pathogenic Borrelia burgdorferi isolates, International Immunopharmacology, 03.2001, Volume 1, Issue 3, S. 393-401

Krause, PJ. et al.: Concurrent Lyme Disease and Babesiosis, Evidence for Increased Severity and Duration of Illness, JAMA – The Journal of the American Medical Association, 1996, Vol. 275, No. 21, S. 1657-1660

Krause, PJ; Ryan, R; Telford, S; Persing, D; Spielman A: Efficacy of immunoglobulin M serodiagnostic test for rapid diagnosis of acute babesiosis, Journal of Clinical Microbiololgy, 08.1996, Vol. 34, No. 8, S. 2014-2016
Krupp, LB; Hyman, LG; Grimson, R; Coyle, PK; Melville, P; Ahnn, S; Dattwyler, R; Chandler, B: Study and treatment of post Lyme disease (STOP-LD) – A randomized double masked clinical trial, Neurology, 24.06.2003, Volume 60, Nr. 12, S. 1923-1930

Kudryashev, Mikhail; Cyrklaff, M; Baumeister, W; Simon, MM; Wallich, R; Frischknecht, F: Comparative cryo-electron tomography of pathogenic Lyme disease spirochetes, Molecular Microbiology, 03.2009, Volume 71, Issue 6, S. 1415-1434

Kurtenbach, Klaus et al.: Distinct Combinations of Borrelia burgdorferi Sensu Lato Genospecies Found in Individual Questing Ticks from Europe, Applied and Environmental Microbiology, 10.2001, Volume 67, No. 10, S. 4926-4929

Lavoie, PE et al.: Death 8-Day Old Californian Baby Boy, Culture positive seronegative transplacental Lyme borreliosis infant mortality, Arthritis & Rheumatism, 1987, Volume 30, Number 4, S. 50

Lavoie, PE; et al. : Culture positive transplacental lyme borreliosis infant mortality, Arthritis & Rheumatism, 1987, Volume 30, Issue 4, S. 50

Lennhoff, C: Spirochetes in aetiologically obscure disease, ActaDermato Venereologica, 1948, Volume 28, Issue 3, S. 295-324

Lewis, Steven; Baird, Patricia; Evans, Robert G; Ghali, William A; Wright, Charles J ; Gibson, Elaine; Baylis, Françoise: Dancing with the porcupine: rules for governing the university-industry relationship, CMJA, Canadian Medical Association, 18.09.2001, 165(6), S. 783-785

Lightfoot, RW; Steere, AC et al.: Empirical Parenteral Antibiotic Treatment of Patients with Fibromyalgia and Fatigue and a Positive Serologic Result for Lyme Disease: A Cost-Effectiveness Analysis, Annals of Internal Medicine, 15.09.1993, Vol. 119, No. 6, S. 503-509

Livengood JA et al.: Invasion of human neuronal and glial cells by an infectious strain of Borrelia burgdorferi, Microbes and Infection, 11./12.2006, 14-15, S. 2832-2840

Loa CC et al.: Serological diagnosis of human babesiosis by IgG enzyme-linked immunosorbent assay, Current Microbiology, 2004, Band 49, S. 385-389

Logigian, EL; Kaplan, RF; Steere, AC: Chronic neurologic manifestations of Lyme disease, The New England Journal of Medicine, 22.11.1990, Volume 323, No. 21, S. 1438-1444

Logigian, EL; Kaplan, RF; Steere, AC: Successfull Treatment of Lyme Encephalopathy with iv. Ceftriaxone, The Journal of Infectious Diseases, 02.08.1999, Volume 180, Issue 2, S. 377-383

Luanne, M. Metz et al.: Minocycline reduces gadolinium-enhancing magnetic resonance imaging lesions in multiple sclerosis, Annals of Neurology, 05.2004, Volume 55, Issue 5, S. 756

Luger, SW et al.: Comparison of Cefuroxime Axetil and Doxycycline in Treatment of Patients with Early Lyme Disease Associated with Erythema Migrans, Antimicrobial Agents and Chemotherapy, 03.1995, Vol. 39, No. 3, S. 661-667

Luger SW: Lyme disease transmitted by a biting fly, The New England Journal of Medicine, 14.06.1990, Volume 322, No. 24, S. 1752

Luger, SW; Krauss, E: Serologic tests for Lyme disease: interlaboratory variability, Archives of Internal Medicine, 1990, Volume 150, No. 4, S. 761-763

MacDonald, AB; Gestational lyme-borreliosis implications for fetus, Rheumatic diseases clinics of North America, 1989, Vol. 15, No. 4, S. 657-677

Magnarelli, LA; Anderson, JF: Ticks and biting insects infected with the etiologic agent of Lyme disease, B. burgdorferi, Journal of Clinical Microbiology, 1988, Vol. 26, No. 8, S. 1482-1486

Magnarelli, LA; Anderson, JF; Barbour, AG: The etiologic agent of Lyme Disease in deer flies, horse flies and mosquitos, The Journal of Infectious Diseases, 1986, Volume 154, S. 355-358

Maier B et al.: Multiple cross-reactive self-ligands for Borrelia burgdorferi-specific HLA-DR4-restricted T cells, European Journal of Immunology, 2000, Volume 30, Issue 2, S. 448-457

Maiwald, Matthias et al.: Transmission risk of Borrelia burgdorferi sensu lato from Ixodes ricinus ticks to humans in southwest Germany, Epidemiology and Infection, 08.01.1998, 121, S. 103-108

Maraspin V et al.: Treatment of Erythema Migrans in Pregnancy, Department of Infectious Diseases, University, Medical Centre, Lubljana, Slovenia, Clinical Infectious Diseases, 1996, Volume 22, S. 788-793

Marcia, Angell: The Pharmaceutical Industry – To Whom is It Accountable?, The New England Journal of Medicine, 22.06.2000, Volume 342, S. 1902-1904

Marco, Ignasi; Velarde, Roser; Castellà, Joaquim; Ferrer, David; Lavín, Santiago: Presumptive Babesia ovis infection in a spanish ibex (Capra pyrenaica), Veterinary Parasitology, 01-2000, Volume 87, Issues 2-3, S. 217-221

Marshall WF et al.: Detection of Borrelia burgdorferi DNA in museum specimens of Peromyscus leucopus, The Journal of Infectious Diseases, 10.1994, Volume 170, Issue 4, S. 1027-1032

Martinson, Brian C et a.: Scientist behaving badly, Nature, 09.06.2005, Volume 435, S. 737-738

Mast, William E. et al.: Erythema chronicum migrans in the United States, JAMA – The Journal of the American Medical Association, 1976, Vol. 236, No. 7, S. 859-860

Masters, Edwin J et al.: Rocky Mountain Spotted Fever a Clinician's Dilemma, Archives of Internal Medicine, 14.04.2003, Vol. 163, S. 769-774

Matuschka Franz-Rainer et al.: Antiquity of the Lyme-disease spirochaete in Europe, The Lancet, 18.11.1995 Vol.346, No. 8986, S. 1367

McMasters, Kelly M: Disclosure of Authors' Conflicts of Interest — A Follow-up, The New England Journal of Medicine, 13.07.2000, Volume 343, S. 146-147

Molloy, PJ; Berardi, VP; Persing, DH; Sigal, LH: Detection of Multiple Reactive Protein Species by Immunoblotting after Recombinant Outer Surface Protein A Lyme Disease Vaccination, Clinical Infectious Diseases, 2000, Volume 31, 1, S. 42-47

Morgenstern, K; Hunfeld, KP et al.: In Vitro Susceptibility of Borrelia spielmanii to Antimicrobial Agents Commonly Used for Treatment of Lyme Disease, Antimicrobial Agents and Chemotherapy, 03.2009, Vol. 53, No. 3, S. 1281-1284

Muhlemann, MF: Erythema chronicum migrans, London, Journal of the Royal Society of Medicine, Volume 80, 11.1987, S. 705

Nadelman, RB; Wormser, GP et al.: Prophylaxis with Single-Dose Doxycycline for the Prevention of Lyme Disease after an Ixodes scapularis Tick Bite, The New England Journal of Medicine, 12.07.2001, Volume 345, S. 79-84

Narasimhan, Sukanya: Examination of the Borrelia burgdorferi Transcriptome in Ixodes scapularis during Feeding, Journal of Bacteriology, 06.2002, Vol. 184, No. 11, S. 3122-3125

Nigrovic, LE; Thompson, KM: The Lyme vaccine: a cautionary tale, Epidemiology and Infection, 2006, Volume 135, Issue 1, S. 1–8

Nordgard, Michael V et al. : Dermal Inflammation Elicited by Synthetic Analogs of Treponema pallidum and Borrelia burgdorferi Lipoproteins, Infection and Immunity, American Society for Microbiology, 04.1995, Vol. 63, No. 4, S. 1507-1515

Önk, Gülzade et al.: Gestational lyme disease as a rare cause of congenital hydrocephalus, Journal of Turkish-German Gynecological Association, 2005, Volume 6, Issue 2, S. 156-157

Pachner, AR; Amemya, K et. al.: Lyme borreliosis in rhesus macaques: effects of corticosteroids on spirochetal load and isotype switching of anti-Borrelia burgdorferi antibody, Clinical and Diagnostic Laboratory Immunology, 03.2001, Volume 8 (2), S. 225-232

Padilla, ML; Callister, SM; Schell, RF et al.: Characterization of the protective borreliacidal antibody response in humans and hamsters after vaccination with a Borrelia burgdorferi outer surface protein A vaccine, The Journal of Infectious Diseases, 10.1996, Volume 174, Issue 4, S. 739-746

Papanikolaou, GN et al.: Reporting of conflicts of interest in guidelines of preventive and therapeutic interventions, BMC Medical Research Methodology, 04.06.2001, Volume 1:3

Pfister, HW; Preac-Mursic, V; Wilske, B; Schielke, E; Sörgel, F; Einhäupl, KM: Randomized comparison of ceftriaxone and cefotaxime in Lyme neuroborreliosis, The Journal of Infectious Diseases, 02.1991, Volume 163, Issue 2, S. 311-318

Phillips SE et al.: A proposal for the reliable culture of Borrelia burgdorferi from patients with chronic Lyme disease, even from those previously aggressively treated, Infection, 11.1998, Volume 26, Number 6, S. 364-367

Phillips, Steven: Chronic Lyme, An Evidence-Based Review, 2007, International Lyme and Associated Diseases Society

Piesman, Joseph: Transmission of Lyme Disease Spirochetes (Borrelia burgdorferi), Experimental & Applied Acarology, 1989, Volume 7, Number 1, S. 71-80

Preac-Mursic, V; Weber, K; Pfister, HW; Wilske, B; Gross, B; Baumann, A; Prokop, J: Survival of Borrelia burgdorferi in antibiotically treated patients with Lyme borreliosis, Infection, 11.1989, Volume 17, Number 6, S. 355–359

Priem, S. et al.: Epidemiologie und Therapie der Lyme Arthritis und anderer Manifestationen der Lyme Borreliose in Deutschland: Resultate einer landesweiten Erhebung, Zeitschrift für Rheumatologie, 10.2003, Volume 62, Number 5, S. 450-458

Probert, William Scott; Crawford, Melissa; LeFebvre, Rance B et al.: Antibodies to OspB prevent infection of C3H mice challenged with Borrelia burgdorferi isolates expressing truncated OspB antigens,Vaccine, 01.1997, Volume 15, Issue 1, S. 15-19

Qiu, WG; Bruno, JF; McCaig, WD; Xu, Y; Livey, I; Schriefer, ME; Luft, BJ: Wide distribution of a high-virulence Borrelia burgdorferi clone in Europe and North

America, CDC Emerging Infectious Diseases, 07.2008, Vol. 14, No. 7, S. 1097-1104
Raveche, Elizabeth S; Schutzer, Steven E; Fernandes, Helen; Bateman, Helen;
McCarthy, Brian A; Nickell, Steven P; Cunningham, Madeleine W: Evidence of
Borrelia Autoimmunity-Induced Component of Lyme Carditis and Arthritis, Journal
of Clinical Microbiology, 02.2005, Vol. 43, No. 2, S. 850-856

Richter, Dania et al.: Relationships of a Novel Lyme Disease Spirochete, Borrelia
spielmani sp. nov., with Its Hosts in Central Europe, Applied and Environmental
Microbiology, 11.2004, Volume 70, No. 11, S. 6414-6419

Rosé, CD; Fawcett, PT; Gibney, KM: Arthritis following recombinant outer surface
protein A vaccination for Lyme disease, The Journal of Rheumatology, 01.11.2001,
Vol. 28, No. 11, S. 2555-2557

Schlesinger, PA; Duray, PH; Burke, BA; Steere, AC; Stillman, MT: Maternal-fetal
transmission of the Lyme disease spirochete, Borrelia burgdorferi, Annals of Internal
Medicine, 1985, Volume 103, No. 1, S. 67-68

Schutzer, SE; Coyle, PK: Correspondence, Detection of Lyme Disease after OspA
Vaccine, The New England Journal of Medicine, 11.09.1997, Volume 337, S. 794-795

Schutzer, SE; Coyle, PK; Krupp, LB; Deng, Z; Belman, AL; Dattwyler, R; Luft,
BJ: Simultaneous expression of Borrelia OspA and OspC and IgM response in
cerebrospinal fluid in early neurologic Lyme disease, The Journal of Clinical
Investigation, 15.08.1997, Volume 100, Issue 4, S. 763-767

Schutzer, Steven E: Lyme Disease : Molecular and Immunologic Approaches, Cold
Spring Harbor Laboratory Press, 1992

Margos G et al.: MLST of housekeeping genes captures geographic population
structure and suggests a European origin of Borrelia burgdorferi, PNAS –
Proceedings of the National Academy of Sciences of the USA, 2008, Vol. 105, No. 25,
S. 8730-8735

Scrimenti, Rudolph J: Erythema Chronicum Migrans, Archives of Dermatology,
1970, Vol. 102, No. 1, S. 104-105

Seinost, Gerald; Dykhuizen, Daniel E; Dattwyler, Raymond J ; Golde, William
T; Dunn, John J; Wang, Ing-Nang; Wormser, Gary P; Schriefer, Martin E; Luft,
Benjamin J: Four Clones of Borrelia burgdorferi Sensu Stricto Cause Invasive
Infection in Humans, Infection and Immunity, American Society for Microbiology,
07.1999, Vol. 67, No. 7, S. 3518–3524

Shadick, Nancy A; Phillips, Charlotte B; Logigian, Eric L; Steere, Allen C; Kaplan, Richard F; Berardi, Victor P; Duray, Paul H; Larson, Martin G; Wright, Elizabeth A; Ginsburg, Katherine S; Katz, Jeffrey N; Liang, Matthew H: The Long-Term Clinical Outcomes of Lyme Disease: A Population-Based Retrospective Cohort Study, Annals of Internal Medicine, 15.10.1994, Volume 121, Nr. 8, S. 560-567

Shapiro, Eugene D: Putting Lyme disease, other parental fears in perspective, Yale School of Medicine Patient Care, Medical Group, Originally published in the July/August 2007 issue of Yale Practice

Shor, Samule: Lyme Disease presenting as chronic fatigue syndrome, Journal of chronic fatigue syndrome, 04.2007, Vol 13, Issue 4, S. 67-75

Sigal, LH ; Hassett, AL; Cone, JD; Patella, SJ: The role of catastrophizing in the pain and depression of women with fibromyalgia syndrome, Arthritis & Rheumatism, 11.2000, Volume 43, Issue 11, S. 2493-2500

Sigal, LH: Cross-reactivity between Borrelia burgdorferi flagellin and a human axonal 64,000 molecular weight protein, The Journal of Infectious Diseases, 06.1993, Volume 167, Issue 6, S. 1372–1378

Sigal, LH: Lyme Disease Controversy: Use and Misuse of Language, Annals of Internal Medicine, 5.11.2002, Volume 137, No. 9, S. 776-777

Sigal, LH: Summary of the first 100 patients seen at a Lyme disease referral center, American Journal of Medicine, 06.1990, Vol. 88, No. 6, S. 577-581

Sigal, LH; Hassett, AL: Contributions of societal and geographical environments to "chronic Lyme disease": the psychopathogenesis and aporology of a new "medically unexplained symptoms" syndrome, Environmental Health Perspectives, 08.2002, Volume 110, Suppl. 4, S. 607-611

Sigal, LH; Tatum, AH: Lyme disease patients' serum contains IgM antibodies to Borrelia burgdorferi that cross-react with neuronal antigens, Neurology, 1998, Vol. 38, No. 9, S. 1439–1442

Sigal, LH; Williams, S: A monoclonal antibody to Borrelia burgdorferi flagellin modifies neuroblastoma cell neuritogenesis in vitro: a possible role for autoimmunity in the neuropathy of Lyme disease. Infection and Immunity, American Society for Microbiology,1997, Volume 65, No. 5, S. 1722–1728

Sikutova, Silvie et al.: Novel spirochetes insolated from mosquitoes and black flies in the Czech Republik, Journal of Vector Ecology, 06.2010, Vol. 35, No. 1, S. 50-55

Silver, RM; Yang, L; Daynes, RA; Branch, DW; Salafia, CM; Weis, JJ: Fetal outcome in murine Lyme disease, Infecttion and Immunity, 1995, 63(1), S. 66–72

Singh, G; Sehgal, R: Transfusion-transmitted parasitic infections, Asian Journal of Transfusion Science, 2010, volume 4, Issue 2, S. 73-77

Spinhirne, J: Evaluation of Tests for Lyme Disease, Journal of Clinical Microbiology, 04.2006, Volume 44, No. 4, S. 1616-1617

Stanek, G: Büchse der Pandora: Krankheitserreger in Ixodes ricinus-Zecken in Mitteleuropa, Wiener klinische Wochenschrift, 2009, Volume 121, S. 673-683

Stanek, G; Robertson, J; Guy, E; Andrews, N; Wilske, B; Anda, P; Granstrom, M; Hauser, U; Moosmann, Y; Sambri, V; Schellekens, J; Gray, J: A European Multicenter Study of Immunoblotting in Serodiagnosis of Lyme Borreliosis, Journal of Clinical Microbiology, 06.2000, Vol. 38, No. 6, S. 2097–2102

Stanek, G; Strle, F: Lyme borreliosis, The Lancet, 15.11.2003, Volume 362, S. 1639-1647

Stanek, G; Klein, J; Bittner, R; Glogar, D: Isolation of Borrelia burgdorferi from the Myocardium of a Patient with Long-Standing Cardiomyopathy, The New England Journal of Medicine, 25.01.1990, Volume 322, S. 249-252

Steere, AC et al.: Cost Effectiveness of Oral as Compared with Intravenous Antibiotic Therapy for Patients with Early Lyme Disease or Lyme Arthritis, The New England Journal of Medicine, 1997, Volume 337, S. 357-364

Steere, A C; C Nichol, Graham; Lightfoot, Robert et al.: Test-Treatment Strategies for Patients Suspected of Having Lyme Disease: A Cost-Effectiveness Analysis, Annals of Internal Medicine, 01.01.1998, Vol. 128, No. 1, S. 37-48

Steere, AC et al.: An epidemic of oligoarticular arthritis in children and adults in three Connecticut communities, Arthritis & Rheumatism, 01./02.1977, Volume 20, Issue 1, S. 7–17

Steere, AC; Reik et al.: Neurologic Abnormalities of Lyme Disease, Medicine, 07.1979, Volume 58, Issue 4, S. 281-294

Steere, AC et al.: Detection of Borrelia burgdorferi DNA by Polymerase Chain Reaction in Synovial Fluid from Patients with Lyme Arthritis, The New England Journal of Medicine, 27.01.1994; Volume 330, S. 229-234

Steere, AC et al.: Duration of Antibiotic Therapy for Lyme Disease, 06.05.2003, Annals of Internal Medicine, Volume 138, S. 761-762

Steere, AC et al.: Erythema Chronicum Migrans and Lyme Arthritis, The Enlarging Clinical Spectrum, Annals of Internal Medicine, 1977, Volume 86, No. 6, S. 685-698

Steere, AC et al.: Longitudinal assessment of the clinical and epidemiological features of Lyme disease in a defined population, The Journal of Infectious Diseases, 1986, Volume 154, S. 795

Steere, AC et al.: Lyme Arthritis, An Epidemic of Oligoarticular Arthritis in Children and Adults in Three Connecticut Communities, Arthritis and Rheumatism, 01./02.1977, Vol. 20, No. 1, S. 7-17

Steere, AC et al.: Successful parenteral Penicillin therapy of established Lyme Arthritis, The New England Journal of Medicine, 1985, Volume 312, S. 869-874

Steere, AC et al.: The Clinical Spectrum and Treatment of Lyme Disease, Yale Journal of Biology and Medicine, 1983, Vol. 57, S. 453-461

Steere, AC et al.: The Long-Term clinical Outcomes of Lyme Disease, A population-based retrospective cohort study, Annals of Internal Medicine, 1994, 121, S. 560-567

Steere, AC et al.: The overdiagnosis of Lyme disease, JAMA – The Journal of the American Medical Association, Vol. 269, No. 14, S. 1812–1816

Steere, AC et al.: Vaccination against Lyme Disease with Recombinant Borrelia burgdorferi Outer-Surface Lipoprotein A with Adjuvant, The New England Journal of Medicine, 23.07.1998, Volume 339 S. 209-215

Steere, AC et al.: We remain skeptical that antibiotic therapy that at this point only symptomatic treatment is feasible, Annals of Internal Medicine, 1977, Vol. 86, S. 685-698

Steere, AC: Lyme Disease, The New England Journal of Medicine, 2001, Volume 345, S. 115-125

Steere, AC: Lyme Disease, The New England Journal of Medicine, 1989, Volume 321, S. 586-596

Steere, AC: Musculoskeletal manifestations of Lyme disease, American Journal of Medicine, 24.04.1995, Volume 98, Issue 4, S. 44S-51S

Steere, AC: Seronegative Lyme disease, JAMA – The Journal of the American Medical Association, 1993, Vol. 270, S. 1369

Steere, AC; Glickstein L: Review, Elucidation of Lyme arthritis, Nature Reviews Immunology 01.02.2004, 4, S. 143–152

Steere, AC; Grodzicki, RL; Kornblatt, AN; Craft, JE; Barbour, AG; Burgdorfer, W; Schmid, GP; Johnson, E; Malawista, SE: The spirochetal etiology of Lyme disease, The New England Journal of Medicine, 31.03.1983, Volume 308, S. 733-740

Steere, AC; Hardin, JA; Malawista, SE: Lyme arthritis: a new clinical entity, Hospital Practice, 1978, Volume 3, No. 4 S. 143–158

Steere, AC; Hutchinson, GJ; Rahn, DW; Sigal, LH; Craft, JE; DeSanna, ET; Malawista, SE: Treatment of the early manifestations of Lyme disease, Annals of Internal Medicine, 1983, Volume 99, No. 1, S. 22-26

Steere, AC; Hutchinson, GJ; Rahn, DW; Sigal, LH; Craft, JE; DeSanna, ET; Malawista, SE; Summary of the first 100 patients seen at a Lyme disease referral center, Annals of Internal Medicine, 06.1983, Volume 99, Number 1

Steere, AC; Logigian, Eric L; Kaplan, Richard F: Chronic Neurologic Manifestations of Lyme Disease, The New England Journal of Medicine, 22.11.1990, Volume 323, S. 1438 – 1444

Steere, AC; Malavista, SE et al.: First International Symposium on Lyme disease, Yale Journal of Biology and Medicine, 1984, Vol. 54, S. 445-471

Steere, AC; Malawista, SE: Cases of Lyme disease in the United States: locations correlated with distribution of Ixodes dammini, Annals of Internal Medicine, 1979; Vol. 91, No. 5, S. 730-733

Steere, AC; Malawista, SE; Newman, JH; Spieler, PN; Bartenhagen, NH: Antibiotic therapy in Lyme disease, Annals of Internal Medicine, 01.07.1980, Volume 93, Number 1, S. 1-8

Steere, AC; Schoen, Robert T; Taylor, Elise: The clinical evolution of Lyme arthritis, Annals of Internal Medicine, 1987, Vol. 107, S. 725–731

Steere, AC; Sikand, VK: The Presenting Manifestations of Lyme Disease and the Outcomes of Treatment, The New England Journal of Medicine, 12.06.2003, Volume 348, S. 2472-2474

Steneck, Nicholas H: Protection the Integrity of Science, Scientific Misconduct, AAAS Forum on Sience & Technology Policy, 20.-21.04.2006, Washington DC

Stricker, RB et al.: Safety of intravenous antibiotic therapy in patients referred for treatment of neurologic Lyme disease, Minerva Med, 2010, 101(1), S. 1–7

Stricker, RB: Counterpoint: long-term antibiotic therapy improves persistent symptoms associated with lyme disease, Counterpoint to "Clinical Infectious Diseases, 2007, Volume 45, Issue Supplement 2, S. 149-157", Antibiotic Therapy and Lyme Disease, 15.07.2007, S. 149-157

Stricker, RB; Johnson, L: Searching for autoimmunity in "antibiotic-refractory" Lyme arthritis, Molecular Immunology, 06.2008, Volume 45, Issue 11, S. 3023-3024

Stricker, RB; Phillips, SE: Lyme disease without erythema migrans: cause for concern?, The American Journal of Medicine, Volume 115, Issue 1, 07.2003, S. 72-73

Szer, Ilona S; Taylor, Elise; Steere Allen C: The long-term course of Lyme arthritis in children, New England Journal of Medicine, 18.07.1991, Volume 325, No. 3, S. 159-163

Terassini, Flavio A et al.: Comparison of two methods for collecting free-living ticks in the Amazonian forest, Ticks and Tick-borne Diseases, Volume 1, Issue 4, 12.2010, S. 194-196

Thanassi, WT; Schoen, RT: The Lyme Disease Vaccine: Conception, Development, and Implementation, Annals of Internal Medicine, 18.4.2000, Volume 132, S. 661-668

Thomas, Vanetta et al.: Coinfection with Borrelia burgdorferi and the Agent of Human Granulocytic Ehrlichiosis Alters Murine Immune Responses, Pathogen Burden, and Severity of Lyme Arthritis, Infection and Immunity, American Society for Microbiology, 05.2001, Vol. 69, No. 5, S. 3359-3371

Thyresson N: The penicillin treatment of acrodermatitis chronica atrophicans (Herxheimer), Acta Derm Venereol (Stockh), 1949, 29, S. 572-621

Turner EH et al.: Selective publication of antidepressant trials and its influence on apparent efficacy, The New York Journal of Medicine, 17.01.2008, Volume 358, No. 3, S. 252-260

Wagner, Luke et al.: Erythema Chonicum Migrans, A possibly infectious disease imported from Northern Europe, The Western Journal of Medince, 06.1976, Volume 124, S. 503-505

Walker DH; Dumler, JS: Emergence of the ehrlichioses as human health problems, CDC Emerging Infectious Diseases, Volume 2, 1, S. 18-29

Walsh, CA et al.: Lyme Disease in Pregnancy: Case Report and Review of the Literature, Obstetrical & Gynecological Survey, 012007, Volume 62, Issue 1, S. 41-50

Weatherall, D: Academia and industry: increasingly uneasy bedfellows, The Lancet, 06.05.2000, Volume 355, Issue 9215, S. 1574

Weber, K; Bratzke, HJ; Neubert, U; Wilske, B, Duray, PH: Borrelia burgdorferi in a newborn despite oral penicillin for Lyme borreliosis during pregnancy, Pediatric Infectious Disease Journal, April 1988, Volume 7, Issue 4, S. 286-288

Wilske, B et al.: Immunological and Molecular Polymorphisms of OspC, an Immunodominant Major Outer Surface Protein of Borrelia burgdorferi, Infection and Immunity, American Society for Microbiology, 05.1993, Vol. 61, No. 5, S. 2182-2191

Wolcott, RD; Ehrlich, GD: Biofilms and Chronic Infections, JAMA – The Journal of the American Medical Association, 2008, Vol. 299, No. 22, S. 2682-2684

Wormser, GP et al.: Duration of Antibiotic Therapy for Early Lyme Disease, A Randomized, Double-Blind, Placebo-Controlled Trial, Annals of Internal Medicine, 2003, Volume 138, No. 9, S. 697-707

Wormser, GP et al.: Supplemental test for definitive diagnosis of Lyme disease, Reply to Pollock, Donta, Wilson and Arnez, Clinical Infectious Diseases, 2007, volume 44, S. 1137-1139

Wormser, GP: Early Lyme Disease, The New England Journal of Medicine, 29.06.2006, Volume 354, S. 2794-2801

Wormser, GP; Nadelman, RB; Pavia, CS; Magnarelli, LA: Isolation of Borrelia burgdorferi from the blood of seven patients with lyme disease, The American Journal of Medicine, 01.1990, Volume 88, Issue 1, S. 21-26

Wormser, GP; Shapiro, ED: Implications of gender in chronic Lyme disease, Journal of Womens Health, 12.06.2009, 18(6), S. 831-834

Wormser, GP; Dattwyler, RJ; Shapiro, ED; Halperin, JJ; Steere, AC; Klempner, MS; Krause, PJ; Bakken, JS; Strle, F; Stanek, G; Bockenstedt, L; Fish, D; Dumler, JS; Nadelman, RB: The clinical assessment, treatment, and prevention of lyme disease, human granulocytic anaplasmosis, and babesiosis: clinical practice guidelines by the Infectious Diseases Society of America, Clinical Infectious Diseases, 01.11.2006, Volume 43, S. 1089-1134

Yang, Xiaohua; Nguyen, Andrew; Qiu, Dan; Luft, Benjamin J.: In vitro activity of tigecycline against multiple strains of Borrelia burgdorferi, Jurnal of Antimicrobial Chemotherapy, 2009, 63, S. 709-712

Yunus, M: Primary fibromyalgia (fibrositis): Clinical study of 50 patients with matched normal controls, Seminars in Arthritis and Rheumatism, 08.1981, Volume 11, Issue 1, S. 151-171

Ziska MH et al.: Physician preferences in the diagnosis and treatment of Lyme disease in the United States, Infection, 03.1996, Volume 24, Number 2, S. 182-186

Ziska, MH; Donta, ST; Demarest, FC: Physician Preferences in the Diagnosis and Treatment of Lyme Disease in the United States, Infection, 03.1996, Volume 24, Number 2, S. 182-186

### Weitere Medien; Veröffentlichungen

Bean, C A; Fein, LA: Beating Lyme, Understanding and Treating This Complex and Often Misdiagnosed Disease, Amacom Books, 2008

Blech, J.: Leben auf dem Menschen, Rowolth, 4. Auflage, 2004
Di Troccio, F.: Der große Schwindel, Betrung und Fälschung in der Wissenschaft, Rowohlt Taschenbuch Verlag, 1999

Eckart, W. U.: Geschichte der Medizin, Springer Medizin Verlag, 6. Auflage, 2009

Engelbrecht, T.; Köhnlein, C.: Virus Wahn, Vogelgrippe (H5N1), SARS, BSE, Hepatitis C, AIDS, emuverlag, 2. Auflage, 2006

Fischer, U., Siegmund, B.; Borreliose-Jahrbuch 2010, BOD

Gabel, H.P.: Zecken-Borreliose, Die neue Seuche: Zecken-Borreliose auf dem Vormarsch, Selbstverlag zag, 2006

Georgi, P.; Bierbach, E.: Infektionskrankheiten und Infektionsschutzgesetz, 2. Auflage, Urban & Fischer, München, 2007

Hopf-Seidel, P.: Krank nach Zeckenstich, Borreliose erkennen und wirksam behandeln, MensSana, Knaur Verlag, 2008

Horst, H., Hrsg.: Einheimische Zeckenborreliose (Lyme Krankheit) bei Mensch und Tier, PERIMED-spitta Medizinische Verlagsgesellschaft, 2. Auflage, 1993

Huismans, B.D.; Kleemann, W.: Langzeitbehandlung mit Antiinfektiva bei persistierender Borreliose mit Borrelien-DNA-Nachweis durch PCR, Grin Verlag, 1. Aufl. 2008

Kimmig, P.; Hassler, D.; Braun, R.: Zecken ⊠ Kleiner Stich mit bösten Folgen, Verlagsgruppe Lübbe, 3. Auflage, 2001

Karlen, A.: Biography of a Germ, Pantheon Books, New York, 1. Auflage, 2000

Langhoff, P. J.: The Baker's Dozen & the Lunatic Fringe, Allegory Press LLC, 2008

Miksits, K.; Hahn, H.: Basiswissen Medizinische Mikrobiologie und Infektiologie, Springer-Verlag, 3. Auflage, 2004

Murray, P.: The Widening Circle, Lyme Disease Pioneer Tells Her Story, St. Martin's Press, 1. Ausgabe, 1996

Porter, R.: Die Kunst des Heilens, Spektrum Akademischer Verlag, 2003

Roth, J. ; Nübel, R. , Fromm, R.: Anklage unerwünscht! Korruption und Willkür in der deutschen Justiz, Frankfurt am Main, Eichborn, 2007
Schaffer-Suchomel, J.; Krebs, K.: Du bist, was Du sagst, mvg Verlag, 2006

Schaller, James: The diagnosis and treatment of Babesia, 2006, Hope Academic Press, Tampa, Florida, USA, S. 10 und 93

Vanderhoof-Forschner, K.: Everything you need to know about Lyme Disease, John Wiley & Sons, New Jersey, 2003, 2. Auflage

Weintraub, P.: Cure Unknown: Inside the Lyme Epidemic, St. Martins Press, New York, 2008

Zankl, H.: Fälscher, Schwindler, Scharlatane - Betrug in Forschung und Wissenschaft, WILEY-VCH Verlag, 1. Auflage, 2003 abc News: Lyme Disease Relapse Often a New Infection, Source: IDSA, Robert Preidt, http://abcnews.go.com

abc News: No Proof Long-Term Antibiotics Fight Nervous System Lyme Disease – Neurologist's group say the drugs can help fight nerve damage in the short-term, Preidt, Robert, 23.05.2007, http://abcnews.go.com

Berghoff, Walter: Klinische Grundlagen der antibiotischen Behandlung bei Borreliose, 27.08.2007, http://www.praxis-berghoff.de

Berghoff, Walter: Problemfelder und Meinungsdifferenzen bei Diagnostik und Therapie der Lyme-Borreliose, Rheinbach, Februar 2009

Berghoff, Walter: Symptomatik der Lyme-Borreliose (LB) und der Lyme-Neuroborreliose (LNB), Oktober 2009, Berlin

Berghoff, Walter: Kritische Stellungnahme zum Artikel Deutsches Ärzteblatt Heft 5, 30.01.09, Lyme-Borreliose - Aktueller Kenntnisstand, R. Nau, HJ Christen, H Eiffert

Berghoff, Walter: Häufigkeit der Borreliose in der Bundesrepublik Deutschland

Berghoff, Walter: Antibiotika-refraktäre Lyme-Arthritis und HLA-DR-Moleküle, die Borrelia burgdorfori Peptide binden

Biodiversität und Klima Forschungszentrum: Rückblick: Konferenz - Alien and native vectors – risks for human and animal health, 29.10.2009 – 31.10.2009, http://www.bik-f.de

Bölsche, Jochen: Wachsende Gefahr, SPIEGEL Jahres-Chronik 2009, 10.12.2009, http://www.spiegel.de

Braunschweiger Zeitung online, Hildebrandt, Uwe: Bei Borreliose gibt es klar strukturiertes Vorgehen, 17.07.2009

Businessweek: A Vaccine Worse Than the Disease?, Angry patients claim that LYMErix presents serious risks, Naomi Freundlich, 23.10.2000, http://www.businessweek.com

Cameron, DJ: Proof that chronic lyme disease exists, Interdisciplinary Perspectives on Infectious Diseases, 25.05.2010

Canadian Lyme Disease Foundation: http://www.canlyme.com
Erythema Migrans
Historic Move by CT Attorney General to Investigate IDSA Guidelines Process Gives
Hope to Thousands of Lyme Disease Patients, Pat Smith, President, Lyme Disease
Association, 16.11.2006
The Lyme Enterprise, 07.04.2004

Capitol Broadcasting Company: Charlotte Doctor Accused Of Negligence In Lyme's
Diagnoses, Amanda Lamb, 14.06.2006, Raleigh, NC, http://www.wral.com

CBS HealthWatch: Debate Rages Over Lyme Disease Vaccine, Debbie Carvalko,
24.04.2001, http://www.anapsid.org

CBS News: The Man With No Work, NIH Researcher Makes Big Bucks But Isn't
Given Anything To Do, Dann Collins, 27.06.2003, http://www.cbsnews.com

CNN: Single Dose of Antibiotics Prevents Lyme Disease, 17.06.2001

Cohen, Joel: Brain Fog: Has Lyme Disease Affected Your Child?, Emerging Worlds of
Progressive Medicine, 02.2001

Cochrane-Glossar, http://www.cochrane.de

Connolly, Daniel: Building a medical city – More lab space could draw researchers,
companies and jobs – The Commercial Appeal, Memphis Bioworks Foundation,
12.10.2008, http://www.memphisbioworks.org

Czernotta, Annegret: Das gefährlichste Tier der Schweiz, Gesundheit, Sprechstunde,
04/2008, S. 18-21

Dattwyler, Raymond J: The Vaccines and related biologics products advisory
committee, Food and Drug Administration, Center for Biologics Evaluation and
Research, 07.06.1994

DER SPIEGEL: Biofilme, Bakterien verteidigen sich mit Chemie-Kampfstoff,
23.07.2008, http://spiegel.de

DER SPIEGEL: Der Teufel steigt von der Wand, Erwin Chargaff, Ausgabe 39/180

DER SPIEGEL: Lyme-Borreliose „Die ewige Krankheit", Brigitte Zander, 06.06.2008

DER SPIEGEL: Medizin, Kampf auf allen Ebenen, Rainer Paul, 07.08.2000

DER SPIEGEL: WHO, Skandalöse Machenschaften der Tabakindustrie, 02.08.2000

DER SPIEGEL: Erwin Chargaff, Heft 27/2002, 01.07.2002

Der Standard online: Wie gefährlich sind Zecken wirklich?, Michel Reimon, 12.04.2007

Der Tagesspiegel, Falsche Diagnose, Adelheid Müller-Lissner, 12.06.2009, http://www.tagesspiegel.de

Der Westen, WAZ-Mediengruppe Borreliose: Zecken, die gefährlichen Biester, 12.08.2010, Daniel Freudenreich, http://www.derwesten.de

Dickson, Kathleen M: The problem is the Dearborn/Dressler IgG standard, Transcripts of the June 1994 FDA Lyme vaccine meeting, http://www.fda.gov

Die Süddeutsche online, Borreliose - Das umkämpfte Leiden, Christina Berndt, 15.05.2009, http://www.sueddeutsche.de

Die Zeit: Chronic Fatigue Syndrome – Die unfassbare Schwäche, Christian Heinrich, 18.02.2010

Deutscher Bundestag: Schriftliche Frage: Sieht die Bundesregierung vor dem Hintergrund der Forderung zur Einführung einer bundesweiten Meldepflicht der Lyme-Borreliose anlässlich eines interdisziplinären Expertentreffens am Robert Koch-Institut Lyme-Borreliose: Forschungsbedarf und Forschungsansätze Bedarf zur Änderung des Infektionsschutzgesetzes, und wenn nein, warum nicht?, Terpe, Harald, MdB, 16. Wahlperiode, Drucksache 16/11611, 16.01.2009, S. 20-21

Donta, Sam T: Late and Chronic Lyme Disease: Symptom Overlap with Chronic Fatigue Syndrome & Fibromyalgia, 15.05.2002

Eberhardt, Reinhild; Kori-Lindner, Claus: Fraud and Misconduct in Clinical Trials, Vortrag: 38. DGPharMed-Arbeitskreis Bayern, 27.09.2002, Pharmalog. Institut für klinische Forschung, München

Erbguth, Frank: Neuro-Borreliose oder Borrelien-Neurose, Klinik für Neurologie, Klinikum Nürnberg, 2008

Fingerle, Volker: Lyme-Borreliose: Eine überdiagnostizierte Infektion?, Deutsche Gesellschaft für Wehrmedizin und Wehrpharmazie e.V.(VdSO), Bereichsgruppe Rheinland-Pfalz, Symposium, Koblenz, 10.09.2005

FOCUS: Schummel-Forscher, Lug und Trug mit Doktorhut, Martin Kunz, 20.02.1995, http://www.focus.de

Frankfurter Allgemeine Zeitung: Familienzuwachs bei Borrelien, Nr. 293, 15.12.2004

Frankfurter Allgemeine Zeitung: Biofilme: Hort gefährlicher Keime, Uta Bilow, 27.05.2008

Fried, Richard: Corporate Greed Infects Medicine, http://www.kimbertonclinic.com/essay2.pdf

Frost & Sullivan: Enormes Potenzial für Fibromyalgie-Medikamente in Europa, 17.11.2008, Unternehmensberatung Frost & Sullivan http://www.frost.com

General Anzeiger Bonn: Die Sandmücke sticht nun auch in Deutschland, Bonner Forscher befürchtet, dass globale Temperaturerhöhung längst auch hierzulande Krankheitserreger begünstigt, Johannes Seiler, 26.03.2001, http://www.general-anzeiger-bonn.de

KaiserPapers.org: Excerpts from Public Law 107-116, Signed by President Bush 1/10/02, Departments of Labor, Health, and Human Services, and Education, and Related Agencies Appropriations, http://lyme.kaiserpapers.org

Kerksiek, Kristen: Leben im Schleim: Biofilme beherrschen die Welt, 03.09.2008, http://www.infection-research.de

KidsHealth: Lyme Disease, Stephen C. Eppes, 04.2009, http://kidshealth.org

Kintrup Martin et al.: Träger und Verfahren zum Nachweis von Anti-Borrelia-Antikörpern sowie Testkit zur Verwendung in der Diagnostic von Lyme-Borreliose-Infektionen, Europäisches Patentamt, Anmeldenummer: 05011134.3, 23.05.2005

Gorbach, Sherwood: ILADS Responds to IDSA New Lyme Treatment Protocol, 25.10.2006, Editor Clinical Infectious Diseases Tufts University School of Medicine, Boston, Massachusetts

Grier, Thomas M: The Complexities of Lyme Disease, A Microbiology Tutorial: Part 1

Hamburger Abendblatt: „DIN EN 12586" – Die Schnullerkettenverordnung, 15.08.2008, http://www.abendblatt.de

Hassler, D: Langzeitbeobachtungen zum Krankheitsbild der Lyme-Borreliose in einem Endemiegebiet, Habilitationsschrift Universität Heidelberg, 1997

Häuser, W et al.: Was sind die Kernsymptome des Fibromyalgiesyndroms? Umfrageergebnisse der Deutschen Fibromyalgievereinigung, Der Schmerz, Volume 22, Number 2, S. 176-183

Henle Friedrich Gustav Jacob: Von den Miasmen und Contagien und von den miasmatisch-contagiösen Krankheiten, 1840, http://www.britannica.com

Hildebrandt, Anke: Prävalenz von Ehrlichien der Ehrlichia phagocytophila Genogruppe und Borrelien des Borrelia burgdorferi sensu lato Komplexes in Ixodes ricinus Zecken aus dem Ilmtal, Dissertation zur Erlangung des akademischen Grades doctor medicinae (Dr. med.), Medizinische Fakultät der Friedrich-Schiller-Universität Jena, 2002

Hopf-Seidel, Petra: Die chronische Borreliose, Klink, Diagnostik, Therapie, 58. Jahrestagung der Norddeutschen Gesellschaft für Kinder- und Jugendmedizin, 15.05.2009, Wolfsburg

Hopf-Seidel, Petra: Die persistierende Borreliose – Klinik, diagnostisches Procedere und ein ganzheitliches Behandlungsregime dieser Multiorganerkrankung, 02.2007, http://www.zeckenbiss-borreliose.de

Infobroker.de: Impfstoffe – Impfen ist wieder angesagt, Hersteller reiben sich die Hände, 10.2007, http://www.infobroker.de

Innovationsreport: Neue Zeckenart in Berlin-Brandenburg auf dem Vormarsch, 19.05.2005

Kimmig, P; Hartelt, K; Oehme, R: Ticks and tick-borne diseases in Southern Germany, Umweltbundesamt, Berlin, 27. und 28 .09.2007, Impact of Climate Change on Vectors and Rodent Reservoirs

Klein, Bernd: Lügen der Wissenschaftler, Statistik im Dienst der Medizin

Kölner Stadtanzeiger: Immer mehr Borreliose-Fälle in NRW, 14.08.2009

Kölner Stadtanzeiger: Zeckenhysterie – Borreliose wird zur "Modekrankheit" Gesundheitsexperten warnen vor einer Zecken-Hysterie in Deutschland, 27.08.2007

Kori-Lindner, Claus: Betrug in klinischen Prüfungen

Kraiczy, Peter: Immunescape-Mechanismen von Borrelia burgdorferi, dem Erreger der Lyme Borreliose, Klinikum und Fachbereich Medizin Johann Wolfgang Goethe-Universität Frankfurt am Main, Arbeitsgruppe Prof. Dr. phil. nat. Peter Kraiczy, 25.02.2011

Krickau, Wilfried: Zeckenborreliose, Vorbeugung, Diagnose, Behandlung. Die neuesten Therapiemöglichkeiten bei Zeckenbissen, Die Entdeckung des Erregers, Südwest, 04.2005

Krönig, Jürgen: Die Panikindustrie, Berliner Republik, Das Debattenmagazin, 6/2005
Kuratorium für Verkehrssicherheit, Bereich Heim, Freizeit & Sport: Zecken: Mangelndes Wissen als zusätzliche Gefahr, 05.06.2008, http://www.kfv.at

kvportal: NRW-Gesundheitsministerin Barbara Steffens fordert Erstattung von Borreliose-Tests durch Krankenkassen, Gesundheitswesen Magazin, 13.08.2010, http://www.kvportal.de

Laborjournal: Das verhinderte Vakzin, Warum es weltweit keinen Borreliose-Impfstoff mehr gibt, Winni Köppelle, Laborjournal 06/2004, S. 5456

Landers, Susan J: Lyme treatment accord ends antitrust probe, amednews.com, 09.06.2008

Landtag von Baden-Württemberg: Epidemiologische Entwicklung der FSME – und Borreliose-Erkrankungen durch Zeckenbisse, Antrag der Abg. Andreas Hoffmann u. a. CDU und Stellungnahme des Ministeriums für Arbeit und Soziales, Drucksache 14 / 2579, 15. Wahlperiode, 04.04.2008

Landtag von Baden-Württemberg: Antrag und Stellungsnahme des Ministeriums für Wissenschaft, Forschung und Kunst: Borreliose – und Zecken-Forschung in Baden-Württemberg, Hoffmann, Andreas, Andrea Hoffmann, Krueger, Rüeck, Dr. Lasotta, Teufel CDU ´, 14. Wahlperiode, Drucksache 14/ 5687, 15.01.2010

Landtag von Baden-Württemberg: Einführung einer Meldepflicht für Borreliose-Erkrankungen, Kleine Anfrage der Abg. Andrea Krueger CDU und Antwort des Ministeriums für Arbeit und Soziales, Drucksache 14/4008, 11.02.2009

Lind-Albrecht, Gudrun: Das Fibromyalgie-Syndrom. Teil 1: Krankheitsbild, Häufigkeit und Diagnosestellung, Rheuma-online, 26.01.2007

Loeffler, Friedrich: Untersuchung über die Bedeutung der Mikroorganismen für die Entstehung der Diphtherie beim Menschen, bei der Taube und beim Kalbe, Mittheilungen aus dem kaiserlichen Gesundheitsamte 2, 1884, S. 421-499

Lorenz, Martina, Die Borrelioseerkrankungen und ihre neuro-psychiatrischen Symptome, Fachärztin für Neurologie und Psychiatrie, http://www.borreliose-lorenz.de

Lyme Disease Vaccine Safety Update, Vaccines and related biological products advisory committee, 30.-31.01.2001, Bethesda, Maryland

Lymenet: The much-heralded vaccine against Lyme disease is now said to cause crippling side effects, Edward R. Silverman, New Star Ledger, Business Section

MacDonald, AB; Gestational lyme-borreliosis implications for fetus, Rheumatic diseases clinics of North America, 1989, Vol. 15, No. 4, S. 657-677

MacDonald, AB: Biofilms of Borrelia burgdorferi and clinical implications for chronic Borreliosis, 07.07.2008, Lyme Disease Symposium, University of New Haven

Margos G et al.: MLST of housekeeping genes captures geographic population structure and suggests a European origin of Borrelia burgdorferi, PNAS – Proceedings of the National Academy of Sciences of the USA, 2008, Vol. 105, No. 25, S. 8730-8735

Mead, Paul: Testimony, Hearing: CDC's Lyme Disease Prevention and Control Activities, United States Department of Health & Human Services, 29.01.2004

Medizinauskunft: Ärztliche Behandlungsfehler: Ihre Zahl steigt, die Hälfte ist vermeidbar, WANC, 09.12.2004, http://www.medizinauskunft.de
Medical News today: Second Lyme Infection Likely Means Two Tick Bite, 08.10.2007, http://www.medicalnewstoday.com

Medizinische Universität Wien: Klimawandel, Globalisierung und neue durch Arthropoden übertragene Infektionen beim Menschen in Mitteleuropa, Julia Walochnik, Abteilung für Medizinische Parasitologie Klinisches Institut für Hygiene und Medizinische Mikrobiologie, http://www.meduniwien.ac.at

Medizinische Universität Wien: Muskuloskeletale Erkrankungen, http://www.meduniwien.ac.at

Munkelt, Katja: Epidemiologische Studie zur Symptomatik, Diagnostik und Therapie der Lyme-Borreliose in Deutschland, Dissertation, Zur Erlangung des akademischen Grades Doctor medicinae

NASA Science News: Tracking Ticks via Satellite, 04.05.2010, http://science.nasa.gov

National Geographic, Nov. 2011, "Iceman Autopsy" by Stephen S. Hall

Newsday.com: Lyme vaccine dangers, Lyme Vaccine Fears, Concerns newly approved drug can cause arthritis, Ridgely Ochs, 09.03.2000

Newsweek: My Father's Mystery Illness, on the 35th anniversary of its discovery, Lyme disease continues to be a tricky diagnosis, Russ Juskalian, 24.08.2010, http://www.newsweek.com

Newswise: Discovery of Lyme Disease Bug Clone May Explain Disease Spread,

Source: Stony Brook University Medical Center, 25.06.2008, http://www.newswise.com

New York Medical College: Researcher and clinician team up to find oral wildlife vaccine to stop spread of Lyme disease, inTouch, 01.2007, http://www.nymc.edu

National Vaccine Information Center: Protecting the health and informed consent rights of children since 1982, Kathi Willams, 06.02.2001, Vienna, Virginia, http://www.iahf.com

Nationale Forschungsplattform für Zoonosen, Ein interdisziplinäres Informations – und Servicenetz für die Zoonose-Forschung: Interview mit Prof. Dr. Stephan Ludwig, Prof. Dr. Martin Groschup und Sebastian C. Semler zum Start der Nationalen Forschungsplattform für Zoonosen, 02.2009

Ndao, M; Ward, B; Krause, P; Duncan, MW; Edwards, M; Spithill, TW: Biomarkers for Babesia, 21.06.2007, World intellectual property organization, http://www.wipo.int

Nicolson, Garth L: Bacterial and Viral Infections in Neurodegenerative and Neurobehavioral: Lyme Disease, www.medscape.com

Niedersächsischer Landtag: Bekämpfung und Behandlung der durch Zecken übertragenen Erkrankung, Borreliose, verbessern, Prävention verstärken, Drucksache 15/1143, 15. Wahlperiode, Hannover, 12.06.2004

Ochs, R: Lyme Disease Vaccinations led to 298 reports of adverse reactions last year, New Jersey minister Zelma Johnson is filing a lawsuit against the drug company, alleging that the vaccine caused her arthritis, 11.03.2000, http://www.nccn.net

Ohnishi, J; Piesman, J; de Silva, AM: Antigenic and genetic heterogeneity of Borrelia burgdorferi populations transmitted by ticks, PNAS – Proceedings of the National Academy of Sciences of the USA, 16.01.2001, Vol. 98, No. 2, S. 670-675

Orasch, Christina; Itin, Peter; Flückiger, Ursula: Lyme-Borreliose in der Schweiz, SMF Schweizerisches Medizin-Forum, 2007, Nr. 7, S. 850-855

ORF: Auch Stechmücken übertragen Borreliose, Tirol, 17.08.2010, http://tirol.orf.at

ORF: Impfung gegen Borreliose, Modern Times, Sylvia Unterdorfer, http://sciencev1.orf.at

ORF: Medienpräsenz bestimmt Bild von Krankheiten, ORF On Science, 7.11.2008

Pamela Weintraub: The Bitter Feud over LYMErix, Big Pharma Takes on the Wrong Little Osp, 06.07.2001

Papanikolaou, GN et al.: Reporting of conflicts of interest in guidelines of preventive and therapeutic interventions, BMC Medical Research Methodology, 04.06.2001, Volume 1:3

Patienten-Initiative Pro-Dr. Ledwoch, http://www.pro-dr-ledwoch.de

Public Health Alert: World Renowned Lyme Disease Doctor Joseph James Burrascano, Jr. Retires, Research Begins, Susan Williams, http://www.publichealthalert.org

Püttmann, Andreas: Diagnosekriterien der Lyme-Borreliose: Wie nagele ich einen Pudding an die Wand? Für eine Ausweitung des Blickwinkels vom Erreger- bzw. Antikörpernachweis auf andere, typischerweise mit LB assoziierte pathologische Messwerte, http://www.andreaspuettmann.de.vu/

Reuters: Few docs recognize "chronic" Lyme disease, 22.10.2010

Rheinische Post: Diagnose oft spät oder falsch, Borreliose: Die unterschätzte Zeckeninfektion, Annika Westphal, 20.08.2010, http://www.rp-online.de

Rheinische Post: Wesel Zecken-Doktor nach Amerika, Fritz Schubert, 12.05.2007, http://www.rp-online.de

Sapi, Eva: Biofilms: A New Hideout for Borrelia burgdorferi?, University of New Haven, Department of Biology and Environmental Sciences, 23.02.2010, http://www.biofilmcommunity.org

Schaller, JL et al.: Are Various Babesia Species a Missed Cause for Hypereosinophilia? A follow-up on the first reported case of imatinib mesylate for idiopathic hypereosinophilia, Medscape General Medicine, 27.02.2007, Volume 9 (1), S. 38

Sievers, Martin et al.: Zecken, Gefahr und Schutz, Hochschule Wädenswil, Biotechnologie/Molekuarbiologie, 5.2006

Schlotzhauer, Anja: Untersuchungen zur Genregulation eukaryoter Gene in Borrelien-infizierten Endothelzellen, Dissertation, 2003, Fachbereich Chemie der Universität Hannover

Schröder, Andreas Sönke: Dynamik adhäsiver und zytoskelettaler Prozesse bei der Interaktion von Staphylococcus aureus mit lebenden Endothelzellen, Dissertation, Fakultät für Biologie der Ludwig-Maximilians-Universität München, 2006

Schutzer, Steven E: Lyme Disease : Molecular and Immunologic Approaches, Cold Spring Harbor Laboratory Press, 1992

Schwarzbach, Armin: Vergleich Borrelia-ELISA unterschiedlicher Testhersteller mit Immunoblot: Hochspezifische, aber niedrig-sensitive Testverfahren, Vortrag Deutsche Borreliose-Gesellschaft e.V., 28.05.2010, Bad Herrenalb

Schwarzbach, Armin: Zunehmende Bedeutung der Co-Infektionen bei Borreliose-Patienten, Borreliose Centrum Augsburg, 12.11.2008

Schweizer Klub für Wissenschaftsjournalismus: Bulletin, 11.2009, http://www.science-journalism.ch

Science Daily: Lyme Disease Bacterium Came From Europa Before Ice Age, 30.06.2008

Scientific American: A scientific family tradition, Linda Bockenstedt, 28.07.2008, http://www.scientificamerican.com

Scientific Red Cards: About scientific misconduct, http://www.scientificredcards.org Serck-Hanssen, Lena: Rickettsiose: unbekannte Zeckenkrankheit, Universität Zürich, 09.01.2009, Artikel 2533

Shapiro, Eugene D: Putting Lyme disease, other parental fears in perspective, Yale School of Medicine Patient Care, Medical Group, Originally published in the July/August 2007 issue of Yale Practice

Shor, Samule: Lyme Disease presenting as chronic fatigue syndrome, Journal of chronic fatigue syndrome, 04.2007, Vol 13, Issue 4, S. 67-75

Sicklinger, Martin: In-vitro-Sensibilität von Borrelia burgdorferi sensu lato gegenüber vier Antibiotika: ein Vergleich der Genospezies Borrelia afzelii, Borrelia garinii und Borrelia burgdorferi sensu stricto, Dissertation zum Erwerb des Doktorgrades der Medizin, Medizinische Fakultät der Ludwig-Maximilians-Universität zu München, 2006

Sigal, L: Clinical Trial Demonstrates Pasteur Merieux Connaught's Candidate Lyme Disease Vaccine Reduces Overall Occurrence of Lyme Disease in Participants, Study Results to be Presented at the Infectious Diseases Society Annual Meeting, PR Newswire, 15.09.1997, http://www.thefreelibrary.com

Stanek, G: Erkrankungen nach Zeckenstich, Medizinische Universität Wien,

Klinisches Institut für Hygiene und Medizinische Mikrobiologie, 11.05.2007, http://www.vu-wien.ac.at
Stanek, G: Schildzecken-Borreliose und andere durch Zecken vermittelte Erkrankungen, Klinisches Institut für Hygiene und Medizinische Mikrobiologie, Medizinische Universität Wien

Stanek, G et al.: Bemerkungen zur Epidemiologie der Lyme-Borreliose, Lyme-Borreliose, Symposium Eibsee 6. und 7. September 1989, Editiones Roche, Grenzach-Wyhlen, 1989

Statistisches Bundesamt Deutschland: Bevölkerungsstand 2009
http://www.destatis.de

Steneck, Nicholas H: Protection the Integrity of Science, Scientific Misconduct, AAAS Forum on Sience & Technology Policy, 20.-21.04.2006, Washington DC

Stiftung Warentest, Mittel gegen Zecken: „12 von 20 mangelhaft", 05/2008, http://www.test.de

Straubinger, Reinhard; Al-Robaiy, Samiya: Auf dem Weg von der Spirale zur Zyste. Mögliche Überlebensstrategie von Borrelia burgdorferi, Universität Leipzig, Biotechnologisch-Biomedizinisches Zentrum

Simon, Markus: Borreliose-Impfstoff – Interview mit Prof. Markus Simon zum Stand der Forschung, 06.09.2010, http://www.MedizInfo.de

Smith, Harold: Two-tier testing system must go, Lyme Times, 2000, Number 29

Sozialverband VDK e.V. Deutschland: Borreliose – Zeckeninfektion mit Tarnkappe, 29.06.2010

Süddeutsche Zeitung: Borreliose Das umkämpfte Leiden, Christina Berndt, 15.05.2009, http://www.sueddeutsche.de

Süddeutsche Zeitung: Maladien für Millionen, Marcus Anhäuser, Süddeutsche Zeitung Wissen, 30.11.2005, http://www.sueddeutsche.de

Südkurier: Streitfall Zecken: Ärger um Meldepflicht, 21.03.2009, http://www.suedkurier.de

Südkurier: Markus Simon, 17.10.2008, http://www.suedkurier.de

SWR: Zeckenhysterie, Odysso – Wissen entdecken, Wagner, Axel, 29.05.2008, http://www.swr.de

Techniker Krankenkasse: Je milder der Winter, desto größer die Gefahr, Ulrike Fieback, Sprecherin der TK Niedersachsen

Tages Anzeiger: Bakterien ändern Strategie, Eduard Gautschi, 04.05.2006

The Charlotte Observer N.C.: Patient testifies treatment made her ill: Hearing begins before N.C. Medical Board, Karen Garloch, 15.06.2006

The Guardian: A question of ethics, Medical journals are an immoral marketing tool for drug companies, according to a former editor (Richard Smith) of the British Medical Journal BMJ, Sarah Boseley, 30.06.2005

The Johns Hopkins Newsletter: Bacterial antibiotic resistance genes discovered, Aleena Lakhanpal, 11.05.2009

The Medical Letter – On Drugs and Therapeutics: Treatment of Lyme Disease, 23.05.2005, Volume 47, Issue 1209

The New York Times: 3 Suits Say Lyme Vaccine Caused Severe Arthritis, Holcomb B. Noble, 13.06.2000, http://www.nytimes.com

The New York Times: Doctors Seek Test for Lyme Disease That Is Reliable in Early Stages, Dava Sobel, 03.11.1998, http://www.nytimes.com

The New York Times: 2 firms seeking approval of Lyme Disease vaccination, Andrew Revkin, 04.02.1997, http://www.nytimes.com

The New York Times: Concerns Grow Over Reactions To Lyme Shots, Holcomb B. Noble, 21.11.2000, http://www.nytimes.com

The New York Times: DNA of organism in Lyme Disease is decoded, Nicholas Wade, 11.12.1997, http://www.nytimes.com

The New York Times: Doctor's Pain Studies Were Fabricated, Hospital Says, Gardiner Harris, 10.03.2009, http://www.nytimes.com

The New York Times: Doctors Seek Test for Lyme Disease That Is Reliable in Early Stages, Dava Sobel, 03.11.1988, http://www.nytimes.com

The New York Times: Findings Boost Hope for Better Lyme Vaccine, Holcomb B. Noble, 20.02.2001, http://www.nytimes.com

The New York Times: First shot is fired in the war of Lyme Disease, 24.01.1999
The New York Times: Lyme Disease Is Hard to Catch and Easy to Halt, Study Finds, Gina Kolata, 13.06.2001, http://www.nytimes.com

The New York Times: Lyme Disease: Does it really linger?, 24.08.1993, Elisabeth Rosenthal, http://www.nytimes.com

The New York Times: Lyme Doctors Rally Behind A Colleague Under Inquiry, Holcomb B. Noble, 10.11.2000, http://www.nytimes.com

The New York Times: Lyme vaccine is approved, with caveat, Lawrence K. Altman, 22.12.1998, http://www.nytimes.com

The New York Times: Mystery of Lyme disease is believed solved, Jane E. Brody, 18.11.1982, http://www.nytimes.com

The New York Times: New Biolabs Stir a Debate Over Secrecy and Safety, 10.02.2004, http://www.nytimes.com

The New York Times: Personal Health, Jane E. Brody, 25.08.1993, http://www.nytimes.com

The New York Times: Questioning Long-Term Lyme Cases, Holcomb B. Noble, 23.05.2000, http://www.nytimes.com

The New York Times: Stalking Dr. Steere over Lyme Disease, David Grann, 17.06.2001, http://www.nytimes.com

The New York Times: Scientist at work: Allen C. Steere; Lyme Expert Developed Big Picture of Tiny Tick, 04.05.1999, http://www.nytimes.com

The Washington Post: NIH Scientist Says He's Paid To Do Nothing, 04.07.2003, Tanja Branigan, http://www.washingtonpost.com

Todar's Online Textbook of bacteriology: Borrelia burgdorferi and Lyme Disease, http://www.textbookofbacteriology.net

Universität Leipzig: Bakterien als Überlebenskünstler, Journal, 11.2003, Heft 6/2003

University of Connecticut Health Center: Debate Deepens Over Lyme Treatment, William Hathaway, 11.10.2007, http://today.uchc.edu

Vector-Borne and Zoonotic Diseases: Investigator Profile, Interview with Willy Burgdorfer, Ph.D., Vicky Glaser, Mary Ann Liebert, Inc., 2006, Volume 6, Number 4 Verim Research: Sample Reports, Verim Research Medical Study Analysis, http://www.verimresearch.com

Walker DH; Dumler, JS: Emergence of the ehrlichioses as human health problems, CDC Emerging Infectious Diseases, Volume 2, 1, S. 18-29

Walsh, CA et al.: Lyme Disease in Pregnancy: Case Report and Review of the Literature, Obstetrical & Gynecological Survey, 012007, Volume 62, Issue 1, S. 41-50

Warde, Ibrahim: Der Ausverkauf der Wissenschaft – Vom Marktplatz der Ideen zur marktwirtschaftlichen Universität, Le Monde diplomatique, Edition No 6, S. 60-62

Wbalt TV, Baltimore TV: Lyme Disease Controversial, Unknown – Doctors Not Sure Why Symptoms Recur After Treatment, www.wbaltv.com

Wellsphere: Lyme discoverer Willy Burgdorfer breaks silence on heated controversy, Andy Wilson, Interview with Willy Burgdorfer, 09.06.2009 http://www.wellsphere.com

Welt online: Gefahr durch Zecken – Mehr Anstrengungen gegen Borreliose gefordert, 13.08.2010, http://www.welt.de

Welt Online: Infizierte Zecken beißen inzwischen auch im Winter, 12.03.2011, http://www.welt.de

Welt Online: Vogelgrippe bricht erneut in Deutschland aus, 09.10.2008, http://www.welt.de

Wikipedia: Henle-Koch-Postulate, http://de.wikipedia.org

WIPO World Intellectual Property Organization: Groups of Borrelia Burgdorferi and Borrelia Afzelii that cause Lyme disease in humans, Research Foundation of State University New York, Inventors: Raymond J. Dattwyler, Gerald Seinost, Daniel Dykhuizen, Benjamin J. Luft, Maria Gomes-Solecki, WO/2000/078966, http://www.wipo.int

Wir in NRW Blog: Kommentar von Heike N, 28.12.2010, http://www.wir-in-nrw-blog.de

Wisconsin Department of Health Services: Lyme Disease, 03.08.2010, http://www.dhs.wisconsin.gov

*Weitere Fachpresse*

Allgemeinarzt-online.de: Westernblot bei Borrelien-Infektion, http://www.allgemeinarzt-online.de

American College of Physicians, For early Lyme disease, 10 days of therapy are as good as 20, 05.2003, http://scienceblog.com

Ärzteblatt Thüringen, Kaiser, Reinhard et al.: Praxis-Tipp: Lyme-Borreliose an der Haut ablesen,. 2006, 17, S. 263 – 268

Ärzte Zeitung: Borreliosetest ist nur mit Klinik sinnvoll, 10.06.2009

Ärzte Zeitung: Kritik an Meldepflicht für Therapien wegen Piercings und Tattoos, 02.07.2008, http://www.aerztezeitung.de

Ärzte Zeitung, Meissner, Thomas: Was tun bei Borrelioseverdacht? Gesellschaft gibt Tipps für die Diagnostik nach Zeckenstich, 15.02.2008, http://www.aerztezeitung.de

Ärzte Zeitung: Viele Zecken in Deutschland mit Rickettsien infiziert, 26.04.2006, http://www.aerztezeitung.de

Ärzte Zeitung: Was tun bei Borrelioseverdacht? Gesellschaft gibt Tipps für die Diagnostik nach Zeckenstich, Thomas Meissner, 15.02.2008, http://www.aerztezeitung.de

Ärzteblatt Sachsen: Anmerkungen und Ergänzungen zum Artikel Lyme-Borreliose: Die wichtigsten Fakten von Ch. Baerwald und B. R. Ruf, Ärzteblatt Sachsen, Heft 3/2008, S.n 101-104, Heft 4/2008, S.n 153-154

Brandenburgisches Ärzteblatt, Talaska, T; Krause, A: Lyme-Borreliose - mehr Probleme als Lösungen?, 07./08.2005, 15. Jahrgang, S. 217

Brandenburgisches Ärzteblatt, Talaska, Thomas: Borreliose-Epidemiologie (unter besonderer Berücksichtigung des Bundeslandes Brandenburg), 11/2002, 12. Jahrgang

Brandenburgisches Ärzteblatt, Talaska, Thomas: Infektionen mit Rickettsia Slovaca und Rickettsia Helvetica, 3/2004, 14. Jahrgang, S. 89

Bundesgesundheitsblatt: Lyme-Borreliose: Forschungsbedarf und Forschungsansätze, Ergebnisse eines interdisziplinären Expertentreffens am Robert Koch-Institut,

Bundesgesundheitsbl – Gesundheitsforsch – Gesundheitsschutz 2008, Springer Medizin Verlag, 2008, S. 1329-1339
Bundesgesundheitsblatt – Gesundheitsforschung – Gesundheitsschutz, 05.02.2001, Vol. 44, No. 2. S. 116-136, Faulde, M; Hoffmann, G: Vorkommen und Verhütung vektorassoziierter Erkrankungen des Menschen in Deutschland unter Berücksichtigung zoonotischer Aspekte

Bundesministerium für Bildung und Forschung: Gesundheitsforschung ist Thema des Wissenschaftsjahres 2011, Pressemitteilung 123/2010, 08.07.2010

Bundesministerium für Bildung und Forschung: Schavan: Wissen bündeln im Kampf gegen Infektionskrankheiten, Pressemitteilung 192/2009, 28.07.2009

Der Nervenarzt, Kaiser, Reinhard: Verlauf der akuten und chronischen Neuroborreliose nach Behandlung mit Ceftriaxon, 2004, Volume 75, Number 6, S. 553-557

Deutsches Ärzteblatt, Behandlungsqualität: Irren ist menschlich – und ärztlich, Rüdiger Meyer, Deutsches Ärzteblatt, 2001, Jg. 98, Heft 17, S. A-1089 / B-925 / C-869

Deutsches Ärzteblatt , Kramer, Michael: Lyme-Borreliose: Stand und Perspektiven der Diagnostik und Impfstoffentwicklung, 2000, Jg. 97, Heft 49, S. A-3352/B-2822/C-2620

Deutsches Ärzteblatt: Borreliose: Patientenbeauftragter sieht Handlungsbedarf, 2010, Jg. 107, Heft 33, S. A-1548 / B-1380 / C-1360

Deutsches Ärzteblatt: Chronische Bronchitis: Antibiotika bei akuten Exazerbationen, Christine Vetter, 05.03.2004, Jg. 101, Heft 10, S. A663

Deutsches Ärzteblatt, Siegmund-Schultze, Nicola: Infektion nach Zeckenstich: Zweifelhafte Borreliose-Tests, , 2007, Jg. 104, Heft 26, S. A-1891 / B-1670 / C-1606

Deutsches Ärzteblatt: Durch Zecken übertragene Erkrankungen: Impfstoffe erforderlich, Eva Richter, 2001, Jg. 98, Heft 20, A-1302/ B-1107/ C-1035

Deutsches Ärzteblatt: Leichter Rückgang der Borreliose, 29.03.2010, http://www.aerzteblatt.de

Deutsches Ärzteblatt: Masern-Mumps-Röteln-Impfung: Wie ein Impfstoff zu Unrecht in Misskredit gebracht wurde, Hildegard Kaulen, 2007, Jg. 104, Heft 4, S. A-166/B-149/C-145

Deutsches Ärzteblatt, Multiple Sklerose: Antibiotika verbessern möglicherweise die Wirkung von Interferonen, 11.12.2007
Deutsches Ärzteblatt, Hammer Gael P. et al.: Vermeidung verzerrter Ergebnisse in Beobachtungsstudien: Teil 8 der Serie zur Bewertung wissenschaftlicher Publikationen, 09.10.2009, Jg. 106, Heft 41, S. 664-668

Deutsches Ärzteblatt: Neuroborelliose: US-Leitline beschränkt Antibiotika auf 2 Wochen, 30.05.2007, http://www.aerzteblatt.de

Deutsches Ärzteblatt: US Schmerzforscher soll 21 Studien gefälscht haben, 11.03.2009, http://www.aerzteblatt.de

Deutsches Ärzteblatt, Müller, Hans E.: Infektionsschutzgesetz: Problematische Bestimmungen 2002, Jg. 99, Heft 5, S. A258/B-202/C-190

Deutsches Ärzteblatt, Nau, Roland; Christen, Hans-Jürgen; Eiffert, Helmut: Lyme-Borreliose – aktueller Kenntnisstand, Lyme Disease – Current State of Knowledge, 25.10.2011, 2009, Jg. 106, Heft 5, S. 72-81

Deutsches Ärzteblatt: Versorgungsforschung: Mehr Transparenz bei Interessenkonflikten, Deutsches Ärzteblatt, 2008, Jg. 105, Heft 18, S. A-943/B-819/C-807

Deutsches Ärzteblatt, Fleckfieber und andere Rickettsiosen: Alte und neu auftretende Infektionen in Deutschland, 2009, Jg. 106, Hef 20, S. 348-354

Eurosurveillance: Surveillance report, Surveillance of Lyme borreliosis in Germany, 2002 and 2003, Prävention und Kontrolle von Infektionskrankheiten, Europäisches Journal für die Epidemiologie, 01.04.2005, Volume 10, Issue 4

Eurosurveillance, Mehnert, WH; Krause, G: Surveillance of Lyme borreliosis in Germany, 2002 and 2003. Volume 10, Issue 4, 01.04.2005

Medical Tribune: Diagnose und Therapie nach Antikörpern richten? Fallen im Borreliose-Dschungel, MMA 2005, Medical Tribune 21/2005, http://www.medical-tribune.at

Medical Tribune: Evidence-Based Medicine: Wer fürchtet sich vor Leitlinien?, MMA Medizin Medien Austria, Wien, 44/2006, http://www.medical-tribune.at

Medical Tribune: Schwangere lehnt Antibiotika ab trotz Erythema migrans, Borreliose: Gerät der Fetus in Gefahr?, 41. Jahrgang, Nr. 19/2009, http://www.medical-tribune.at

Schleswig-Holsteinisches Ärzteblatt , Ollenschläger Günter; Lelgemann, Monika; Sänger, Sylvia: Nationale VersorgungsLeitlinien, , 2/2007, S. 69-77
Ticks and Tick-borne Diseases, Terassini, Flavio A et al.: Comparison of two methods for collecting free-living ticks in the Amazonian forest, Volume 1, Issue 4, 12.2010, S. 194-196

Wiener klinische Wochenschrift, Stanek, G: Büchse der Pandora: Krankheitserreger in Ixodes ricinus-Zecken in Mitteleuropa, 2009, Volume 121, S. 673-683

Zeitschrift für Rheumatologie, Priem, S. et al.: Epidemiologie und Therapie der Lyme Arthritis und anderer Manifestationen der Lyme Borreliose in Deutschland: Resultate einer landesweiten Erhebung, , 10.2003, Volume 62, Number 5, S. 450-458

## Organisationen

### ALDF – American Lyme Disease Foundation

Chandra, Abhishek; Wormser, Gary P; Klempner, Mark S; Trevino, Richard P; Crow, Mary K; Latov, Norman; Alaedini, Armi: Anti-neural antibody reactivity in patients with a history of Lyme borreliosis and persistent symptoms
O'Connell, Sue: Recommendations for diagnosis and treatment of Lyme borreliosis: guidelines and consensus papers from specialist societies and expert groups in Europe and North America, Southampton University Hospitals Trust

### ÄZQ, Ärztliches Zentrum für Qualität in der Medizin

Evidenz in der Medizin, 05.11.2010

### Baden-Württemberg Stiftung

Prävention Lyme-Borreliose. Einfache Möglichkeiten für effektiven Schutz, Baden-Württemberg Stiftung gGmbH

### BFBD – Borreliose und FSME Bund Deutschland e.V.

Durchbruch bei Meldepflicht für Borreliose, Pressemitteilung, 06.12.2010
Pressemappe, 12.08.2010, Pressekonferenz in Berlin
Unrealistisches Bild der Borreliose, Pressemitteilung, 03.10.2008

### Bayerisches Landesamt für Gesundheit und Lebensmittelsicherheit

Klier, Christiane: Klimawandel und zeckenübertragene Infektionskrankheiten – der bayerische Forschungsverbund VICCI (Vector-borne Infectious Diseases in Climate Change Investigations), 16.06.2010

### CDC – Centers for Disease control and Prevention

Mountain Spotted Fever – United States, 1981, 21.05.1982, MWR – Morbidity and

Mortality Weekly Report, Volume 31, No. 19, S. 261-263
The Cost Effectiveness of Vaccinating against Lyme Disease, Martin I. Meltzer, David
T. Dennis, Kathleen A. Orloski, Atlanta, Georgia, Emerging Infectious Diseases,
05.06.1999, Vol. 5, No. 3, S. 321-328
Lyme Disease Treatment and Prognosis, 29.09.2009, http://www.cdc.gov
Probable Congenital Babesiosis in Infant, Sonia Sethi, David Alcid, Hemant
Kesarwala, Robert W. Tolan, Emerging Infectious Diseases, 05.2009, Vol. 15, No. 5,
S. 788-791
US Public Health Service Syphilis Study at Tuskegee, The Tuskegee Timeline,
National Center for HIV/AIDS, Viral Hepatitis, STD, and TB Prevention, 12.02.2009
US Public Health Service Syphilis Study at Tuskegee, Tuskegee Study 1932-1972
National Center for HIV/AIDS, Viral Hepatitis, STD, and TB Prevention, 28.02.2011
Epidemic Intelligence Service (EIS), History

**Columbia University Medical Center**
The Columbia Specimen resource repository, Lyme and Tick-Borne Diseases
Research Center

**DBG – Deutsche Borreliose-Gesellschaft**
Laser, Thomas: Fibromyalgie oder Borreliose, Programm zur Jahresversammlung
20.–22.03.2009, Vortragszusammenfassung

**DFV – Deutsche Fibromyalgie-Vereinigung e.V. Bundesverband**
Pongratz, D: Welche Forschungen wurden und werden hinsichtlich der Fibromyalgie
betrieben?, 2006

**Deutsche Gesellschaft für Muskelkranke e.V.: Fibromyalgie**
Eine aktuelle Standortbestimmung, D. Pongratz, Management of Neuromuscular
Diseases, 2006, Letter Nr. 32

**Deutsche Multiple Sklerose Gesellschaft**
Landesverband Berlin e.V.: Fehldiagnose MS, Kompass, Karl Baum, Ausgabe 2/2002,
S. 12-13

**Europäische Kommission**
Zoonosen, Lyme-Borreliose, Website der Europäischen Kommission – Tiere +
Menschen = Eine Gesundheit, http://one-health.eu

**Europäisches Parlament**
Entscheidung des Rates: Zur Überwachung von Zoonosen und Zoonoseerregern
und zur Änderung der Entscheidung 90/ 424/EWG des Rates sowie zur Aufhebung
der Richtlinie 92/117/EWG des Rates, Amtsblatt L 325/31, Richtline 2003/99/EG,
17.11.2003

**Helmholtz Zentrum für Infektionskrankheiten**
Wir über uns

**IDSA – Infectious Diseases Society of America**
http://www.idsociety.org:
Lyme Disease Review Panel Hearing WBCAST, Infectious Diseases Society of
Amercica, 30.07.2009

**ILADS – International Lyme and Associated Diseases Society**
http://www.ilads.org
Astonishment as medical panel rubber stamps its own controversial guidelines,
Robert Bransfield, 27.04.2010
ILADS' Position Paper on the CDC's Statement Regarding Lyme Diagnosis,
Lyme Disease Guideline Comparison
Lyme Hearing Highlights a Broken System, Leah Zerbe, 01.08.2009
The LDA and ILADS conferences 2008 – Summary of scientific and medical
presentations with commentary, David C Owen, 20.10.2008
DeLong, Allison: Hearing of the IDSA Lyme Disease Review Panel, Challenge to
IDSA Recommendations for Late Neurologic Lyme Disease, Treatment and Post
Lyme Syndrome: A Statistical Review of NIH Funded Treatment Studies, 30.07.2009
Liegner, Kenneth B: Talk to Accompany PowerPoint Presentation to the IDSA Lyme
Disease Guidelines Panel, 30.07.2009
Phillips, Steven: Chronic Lyme, An Evidence-Based Review, 2007, International
Lyme and Associated Diseases Society
Stricker, R; Phillips, S; Bransfield, R; Sherr, V; Brand, S; Smith, H; Dickson, K:
Evaluation of Antibiotic Treatment in Patients with Persistent Symptoms of Lyme
Disease, An ILADS Position Paper – April, 2003
Stricker, RB: Retraction of "The clinical assessment, treatment, and prevention of
Lyme disease, human granulocytic anaplasmosis, and babesiosis: Clinical practice
guidelines by the Infectious Diseases Society of America.", Pressemitteilung ILADS,
25.10.2006

**Institut für durch Zecken übertragbare Krankheiten e.V.**
Wie können Zecken Krankheiten übertragen?

**LDF – Lyme Disease Foundation, Inc.**
The controversies surrounding Lyme Disease diagnosis and treatment and why it
is not uncommon for patients to experience persistent symptoms despite receiving
conventional (short-term) antibiotic therapy for Lyme disease
Federal Public Law 107-116, http://www.lyme.org

**LDA – Lyme Disease Association, Inc.**
Conflicts of Interest in Lyme Disease: Laboratory Testing, Vaccination, and
Treatment Guidelines, 2001, Jackson, New Jersey

**LiZ – Liga für Zeckenkranke Schweiz**
www.zeckenliga.ch

**MedRID – Medical Research by Independent Doctors**
Fachkontroverse betreffend Diagnostik und Therapie bei Erkrankung an Borreliose,
2007

**Medico International e.V.**
Patienten, Patente und Profite – Globale Gesundheit und geistiges Eigentum,
medico-Report 27, 2008

**NIAID – National Institute of Allergy and Infectious Disease**
Clinical Alert: Chronic Lyme Disease Symptoms Not Helped by Intensive Antibiotic
Treatment, 12.06.2001, Press releases
Finding the Cause of Lyme Disease, 09.06.2008
Lyme Disease – Co-Infection – The Problem, 05.12.2007, WWW.niaid.nih.gov

**NRFTD – National Research Fund for Tick-Borne Diseases Inc.**
January 15, 2011, Announces 2010 Research Results, www.nrftd.org

**RKI – Robert Koch-Institut**
Berliner Ärzte, Hellenbrand, Wiebke; Poggensee, Gabriele: Zecken auf dem
Vormarsch: Borreliose und FSME im Gepäck, 5/2007
Epidemiologisches. Bulletin Nr. 17, 03.05.2010, FSME: Risikogebiete in Deutschland
(Stand April 2010)
Epidemiologisches Bulletin Nr. 49, 09.12.2005, In eigener Sache
Epidemiologisches Bulletin Nr. 12, 29.03.2010, Lyme-Borreliose: Analyse der
gemeldeten Erkrankungsfälle der Jahre 2007 bis 2009 aus den sechs östlichen
Bundesländern
Epidemiologisches Bulletin Nr. 32, 12.08.2005, Neuerkrankungen an Lyme-
Borreliose im Jahr 2004
Epidemiologisches Bulletin Nr. 9, 27.02.2004, SARS
Epidemiologisches Bulletin Nr. 38, 21.09.2007, Zur Situation in den östlichen
Bundesländern, analyse der Meldedaten aus dem 5-Jahreszeitraum von 2002 bis 2006
Zur Situation in den östlichen Bundesländer, Analyse der Meldedaten aus dem
5-Jahreszeitraum von 2002 bis 2006
Epidemiologisches Bulletin Nr. 40, 02.10.2008, Zur Priorisierung von

Infektionskrankheiten im ÖGD
Infektionsepidemiologisches Jahrbuch meldepflichtiger Krankheiten für 2009,
Datenstand: 01.03.2010
Aufgaben und Gesetzliche Grundlagen des Robert Koch-Instituts

**Nationales Referenzzentrum Borrelien/ Bayerisches Landesamt für Gesundheit und Lebensmittelsicherheit**
Borreliose durch Zecken, LGL Jahresbericht 2008, S. 38-42
Lebensmittelsicherheit: Zum Verständnis der Wirkprinzipien der Lyme-Borreliose-Impfung, Fingerle, Volker, 16.07.2008
Post Lyme Syndrom, Fingerle, Volker, 16.07.2008
Fingerle, Volker; Wilske, Bettina: Abschlussbericht der Studie Epidemiologische Aspekte zecken-übertragener Erkrankungen in Bayern: Lyme-Borreliose, 12.2005

**Time for Lyme Inc.**
Groundbreaking News for all those affected by Lyme Disease,
News: Time for Lyme funds the fight to end Lyme Disease Epidemic, 10.2010

**Umweltbundesamt**
Pressestelle: Gesundheitliche Anpassung an den Klimawandel, Dessau-Roßlau
Mögliche Auswirkungen von Klimaveränderungen auf die Ausbreitung von primär humanmedizinisch relevanten Krankheitserregern über tierische Vektoren sowie auf die wichtigen Humanparasiten in Deutschland, Forschungsbericht 200 61 218/11, UBA-FB 000454, Climate Change 05/03

**United States General Accounting Office, GAO**
Emerging Infectious Diseases, Review of State and Federal Disease Surveillance Efforts, 09.2004
Lyme Disease, HHS Programs and Resources, 06.2001

**United States Senate, Committee on Labor and Human Resources**
Lyme Disease: A Diagnostic and Treatment Dilemma, 06.08.1993, Hearing, 130.
Congress, first session on examing the adequacy of current diagnostic measures and research in the prevention and treatment of Lyme disease

**WHO – World Health Organization**
Elisabet Lindgren, Thomas G.T. Jaenson: Lyme borreliosis in Europe: influences of climate and climate change, epidemiology, ecology and adaptation measures, 2006
WHO, Keyfacts Malaria
Summary of probable SARS cases with onset of illness from 1 November 2002 to 31 July 2003 (Based on data as of the 31 December 2003), 21.04.2004

**Zentrum für Sozialpolitik, Universität Bremen**
Helmert, Uwe: Vom Teufel bezahlt, Die verhängnisvolle verdeckte Zusammenarbeit zwischen der Tabakindustrie ... ZeS-Arbeitspapier Nr. 01/2010

# Abkürzungsverzeichnis

## ❖ Organisationen in Deutschland

**AWMF**
Arbeitsgemeinschaft der Wissenschaftlichen Medizinischen Fachgesellschaften in Deutschland
**BCA**
Borreliose Centrum Augsburg
**BFBD e. V.**
Borreliose und FSME Bund Deutschland e. V. –Patientenorganisation
**BZK e. V.**
Bundesverband Zeckenkrankheiten – Patientenorganisation
**DBG e. V.**
Deutsche Borreliose-Gesellschaft, medizinische Organisation
**NRZ**
Nationales Referenzzentrum Borrelien
**RKI**
Robert Koch-Institut

## ❖ Organisationen in Europa

**EUCALB**
European Concerted Action on Lyme Borreliosis

## ❖ Organisationen in den USA

**CDC**
Centers of Disease Control and Prevention
**FDA**
Food and Drug Administration
**IDSA**
Infectious Diseases Society of America
**ILADS**
International Lyme and associated diseases Society
**EIS**
Epidemic Intelligence Service der CDC
**NIH**
National Institutes of Health

# NOTIZEN

* Umschlag, Quelle des Zitats von Wolfgang Zöller:

http://www.bundesregierung.de/nn_1272/Content/DE/Artikel/2010/08/2010-08-13-zeckenbisse.html